临床心电图诊断与应用

主　编　窦春江
副主编　徐盛开　顾巧玲
编　委（按姓氏笔画排序）
　　　　顾巧玲（西北民族大学）
　　　　徐盛开（甘肃省人民医院）
　　　　窦春江（西北民族大学）

科学出版社
北　京

内 容 简 介

　　本书结合最新的心电图学研究文献，系统阐述了心电图的基本原理及心电图的临床诊断与应用。通过详细的心电图实例探讨，重点研究心电图的分析难点和阅读技巧，文字深入浅出，内容贴近临床，是医学生、临床各科医师以及心电图工作者研究学习心电图的最佳选择。

　　为便于读者理解复杂的心电图学理论，全书精心插图 450 余幅，是一本图文并茂的临床心电图学专著。

图书在版编目(CIP)数据

临床心电图诊断与应用 / 窦春江主编. —北京：科学出版社，2015.2

ISBN 978-7-03-043292-6

Ⅰ. ①临… Ⅱ. ①窦… Ⅲ. ①心电图 – 诊断 Ⅳ. ①R540.4

中国版本图书馆 CIP 数据核字(2015)第 026400 号

责任编辑：朱　华 / 责任校对：钟　洋
责任印制：赵　博 / 封面设计：范璧合

科学出版社出版
北京东黄城根北街 16 号
邮政编码：100717
http://www.sciencep.com

北京科印技术咨询服务有限公司数码印刷分部印刷
科学出版社发行 各地新华书店经销
*

2015 年 2 月第 一 版　　开本：787×1092　1/16
2025 年 1 月第八次印刷　　印张：17 1/4
字数：400 000

定价：69.80 元
（如有印装质量问题，我社负责调换）

前　言

　　心电图在临床上应用极为广泛，凡涉及心血管病的患者几乎无例外地要做心电图检查。追溯心电图的历史已有百年，19世纪80年代，荷兰生理学家Einthoven通过毛细静电计首次从体表记录到心电波形，1901年他改进方法利用弦线电流计记录心电图，至1910年心电图检查技术开始用于临床，并逐渐成为临床医学中一项重要的诊断手段。目前心电图诊断技术已非常成熟，因其操作简便、无创伤、价格适中，同时又能为临床提供极有用的信息，比如诊断缺血性心脏病、识别潜在威胁生命的心律失常、评价抗心律失常药物疗效等，已成为各级医院最普及的医疗检查方法之一，但是心电图的解读实属不易，即使理论熟记于心，当面对一份临床心电图时仍感困难。因此，本着紧贴临床、实用性强、重点突出、条理清晰的原则，结合我们从事心内科及心电图临床研究和教学近二十年的工作经验，参考国内外心电学领域最新研究进展编写了本书，力求以深入浅出、通俗易懂的文字，使读者迅速提高识图水平，轻松分析心电图。本书具有以下特点：

　　1. 本书共分五篇（二十章），第一篇是心电学基础知识，详细说明心电图的产生原理、心电图导联体系及导联轴的临床应用价值；第二篇介绍正常心电图与正常变异心电图的特点；第三篇是常见心脏疾病的心电图特点；第四篇介绍心律失常的分类、发生机制、分析方法、图形特点以及抗心律失常药物的选择；第五篇介绍人工心脏起搏器的工作原理及各型起搏器的心电图表现。

　　2. 本书按照循序渐进的原则，从基本简单的心电图判读到复杂疑难的心电图辨析，从心电改变的基本机制到其与临床的关系，认真组织每一章节，以逐步提高读者的阅图水平。

　　3. 本书密切结合临床，介绍重要的心电变化，特别是对心律失常的分析，突出常见错误和易混淆的知识点，使读者抓住重点和难点。

　　4. 本书精心采编了450心电图和示意图，同时配以详细的文字说明，明确分析思路和分析要点，培养读者在图形判读时的独立思考能力。

　　本书可作为心电图教学的参考用书，供医学院校的本科生和研究生使用，也是临床各科医师以及心电图工作者学习心电图的最佳选择。

　　本书由窦春江主编和负责全书的统稿工作。全书撰写的具体分工是：窦春江撰写第一章至第六章、第八章、第十八章、第十九章和附录部分；徐盛开撰写第十三章至第十七章，以及第二十章；顾巧玲撰写第七章、第九章至第十二章。

由于编者水平所限，书中疏漏、甚至错误之处在所难免，诚恳地希望专家和读者提出宝贵意见和建议，以便修改完善。

窦春江

2014年12月于兰州

西北民族大学医学院

目　　录

第五篇　人工心脏起搏器

第一篇
临床心电学基础知识

第一章　心电学基础知识

第一节　心电的产生原理

心脏在机械收缩之前，首先产生电激动，其所产生的微小电流在体表的不同部位产生不同的电位，将体表两点间的电位差记录下来就形成了心电图(electrocardiogram，ECG)，其实质是心房肌细胞和心室肌细胞在除极和复极过程中形成的动作电位在体表的一种反映，因此体表心电图与心肌细胞的动作电位密切相关。

一、心肌细胞的静息电位与极化状态

心肌细胞在静息状态下，细胞膜外排列阳离子带有正电荷，细胞膜内排列同等比例阴离子带负荷，这种分布状态称为极化状态。此时存在于细胞膜内外两侧的电位差即是静息电位，若以细胞外侧电位为 0，则细胞内电位约为−90mV，其机制是由于细胞膜内外的离子分布不均及细胞膜对不同离子的通透性各异所致(表1-1)。在静息状态下细胞外钠离子的浓度虽然远高于细胞内钠离子浓度，但细胞膜对钠离子的通透性很低，极少渗入膜内；而细胞内钾离子的浓度远高于细胞外钾离子的浓度约 35 倍之多，且细胞膜对钾离子的通透性很高。因此钾离子便顺其浓度梯度持续向细胞外渗透，当钾离子外渗时，膜内的负离子亦尾随其后，但由于细胞膜对负离子的通透性很差，结果使膜外形成一层正离子，膜内形成一层同等数量的负离子，形成极化状态；随着钾离子外渗越多，则留在膜内的负离子也越多，因而膜内负电位也越大，即形成电梯度。由于膜内负离子越来越多，便吸引带正电荷的钾离子，使钾离子逐渐不能外渗，当此电位差的作用力与钾离子浓度差的作用力均衡时，钾离子便不再向膜外扩散，膜内负电位便维持在恒定的−90mV 左右的水平上，这样就形成了静息电位。

表 1-1　心肌细胞内外几种主要离子浓度及平衡电位

离子	细胞内液(mmol/L)	细胞外液(mmol/L)	膜内/膜外	平衡电位(mV)
Na^+	30	140	1：4.6	+41
K^+	140	4	35：1	−94
Ca^{2+}	10^{-4}	2	1：20000	+132
Cl^-	30	104	1：3.5	−33

二、心肌细胞的动作电位

在静息电位的基础上，心肌细胞受到一个适当的外来刺激或内在变化而兴奋，其膜电位可发生迅速且可扩布性的极性倒转和复原，膜电位的这种波动称为动作电位，主要由除极过程和复极过程来完成。

(一) 除极与复极

以心室肌细胞为例，其动作电位可分为 5 个时相：0 位相为除极，1、2、3 位相为复极，4 位相为静息期(图 1-1)。

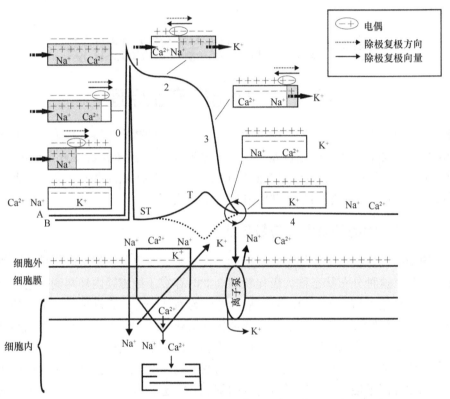

图 1-1　心室肌细胞除极和复极的动作电位与电离子活动示意图

A. 动作电位曲线；B. 单个细胞电记录图曲线(复极为倒置虚线)或左心室电记录图曲线(正常心电图曲线为直立实线)

1. 除极　细胞外钠离子的浓度比细胞内高得多，它有从细胞外向细胞内扩散的趋势，但钠离子能否进入细胞是由细胞膜上钠通道的状态来决定的。当心肌细胞受到一定强度的刺激时，原来的极化状态被破坏，少量兴奋性较高的钠通道开放，钠离子顺浓度差进入细胞，膜内电位轻度升高，致使膜两侧的电位差减小，产生一定程度的去极化。当膜电位升高到钠通道阈电位(约-70mV)水平时，就会引起细胞膜上大量的钠通道同时开放，此时钠离子在浓度梯度和电位梯度(内负外正)的双重作用下，大量地内流，导致细胞内正电荷迅速增加，电位急剧上升，由静息状态的-90mV 升高至+30mV 左右(极化状态逆转)，形成动作电位的 0 位相，此时细胞膜内为正电位，膜外为负电位，这种极化状态的消除过程，称为除极。

2. 复极　当膜内的正电位增大到足以阻止钠离子的进一步内流时，也就是钠离子的平衡电位时，钠离子停止内流，并且钠通道因失活而关闭。此时钾通道被激活而开放，钾离子顺着浓度梯度从细胞内流向细胞外，大量的阳离子外流导致细胞膜内电位迅速下降，恢复至极化状态，形成了动作电位的下降支，这一过程则称为复极。但复极化的过程较缓慢，包括动作电位的 1 位相、2 位相和 3 位相。1 位相主要是钾离子外流；2 位相为平台期，是钾离子外流和钙离子内流处于相对平衡的结果；随着钙通道的失活和钾通道的进一步开放进入 3 位相，复极化过程加快，最终使膜电位恢复至原来的水平而进入 4 位相，此时细胞膜电位虽然基本恢复到静息电位的水平，但是由去极化流入的钠离子和复极化流出钾离子并未各自复位，因此通过钠钾泵的耗能运载将流入的钠离子泵出并将流出的钾离子泵入，恢复动作电位之前细胞膜两侧这两种离子的不均衡分布，为下一次兴奋做好准备。

(二) 心室肌细胞的动作电位与心电波形的关系

以心室肌细胞为例(图 1-2)，其与心电波形的对应关系是：0 位相相当于 QRS 波群的前半部分(约从 QRS 波群的起点到 R 波峰)，1 位相相当于 QRS 波群的后半部分(约从 R 波峰到 J 点)，0 位相与 1 位相相当于 QRS 波群，2 位相相当于 ST 段，3 位相相当于 T 波，4 位相相当于等电位线，0 位相起点至 4 位相起点相当于 Q-T 间期。

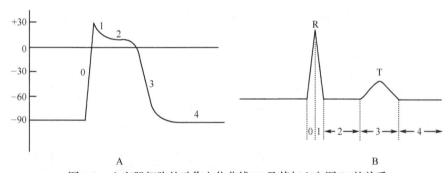

图 1-2　心室肌细胞的动作电位曲线(A)及其与心电图(B)的关系

(三) 除极、复极过程中细胞膜外的电偶形成及电位变化

动作电位记录的是单个心肌细胞在除极与复极过程中细胞膜内的电位变化，但与此同时，膜外电位也发生很大变化。临床心电学通常用电偶来说明，凡是电量相等且距离相近的一对正负电荷均称为电偶，正电荷称为电源，负电荷称为电穴。由于正电荷流动的方向就是电流方向，因此，电流自电源(正电荷、正极)流向电穴(负电荷、负极)。如果把一对电偶连线，则连线的中点称为电偶中点，其电位为零。

当心肌细胞处于静息状态(极化状态)时，细胞膜内外存在一定的电位差，但在膜表面任意两点电位相等者，没有电位差，也不存在电偶，无电流产生。

当心肌细胞的一侧受刺激开始除极时，已除极的部分呈"内正外负"的除极化状态，而邻近未除极的部分仍处于"内负外正"的极化状态，两者之间在膜内或膜外均产生电位差和电流。此时无论在膜内或膜外，电流均由高电位流向低电位，结果使邻近尚未除极细胞膜的膜内外电位差降低，膜内电位升高。当该膜内电位升高达到阈电位时，即可引起该部位产生动作电位而除极，相对于它前方尚未除极的邻近部分又形成新的电偶，即在膜外又形成新的电位差。如此，除极不断向前扩展，电偶不断向前移动，直到整个细胞完全除极为止，此时，整个细胞呈极化逆转状态，即"内正外负"状态，膜外任何两点之间无电位差，不形成电偶，无电流产生。

复极开始时，先除极一侧先复极，该部分首先呈"内负外正"的极化状态，与尚未复极的邻近部分又形成电偶，随着复极的不断扩展，电偶不断向前缓慢推进，直到整个细胞完全复极为止。此时，膜外任何两点之间无电位差，不形成电偶，无电流产生(图1-3)。

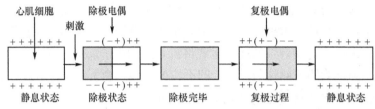

图1-3 单个心肌细胞的除极和复极过程以及所产生的电偶变化

心肌纤维是由一系列的心肌细胞组成的，当单个心肌细胞发生除极(或复极)时，势必影响与它相邻的细胞。以同样的方式，通过心肌表面电偶的移动，完成全部心肌细胞的除极(或复极)过程(图1-4)。在除极过程中，沿着除极的方向看，电源在前(＋)，电穴在后(−)；在复极过程中，沿着复极方向看，电穴在前(−)，电源在后(＋)。

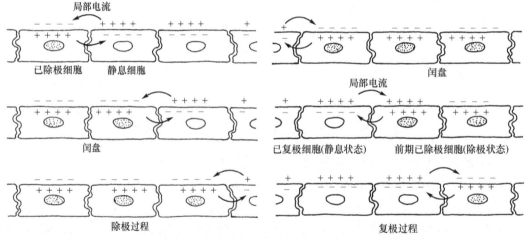

图1-4 一系列心肌细胞除极和复极过程以及所产生的电偶移动

三、单个心肌细胞除极波与复极波的形成

(一) 电位计检测原理

电位计检测原理 电偶形成后，即可在其周围形成电场，如果将电位计(电流计)的负极(无关电极)与电偶中心(0 电位点)相接，把电位计的正极(探查电极)放在电场中任何一点，即可测得电场中任何一点的电位。此法可测得电偶正极的电位最高，为正电位，记录到正向波；电偶负极的电位最低，为负电位，记录到负向波；电偶中心是零电位，记录到等电位线。

一般来说，电偶的电动势越大，则电场中某点电位的绝对值越高；该点与电偶中心的距离越远，则其电位的绝对值越低；该点越靠近电偶轴，则其电位的绝对值越高；该点越靠近零电位面，则其电位的绝对值越低。

(二) 单个心肌细胞除极波与复极波的形成

将电位计的负极接"0"电位，正极作为探查电极置于心肌细胞的某个部位，在心肌细胞经历一次完整的除极与复极过程时，电位计可先后记录到该部位相应的除极波和复极波。但由于探查电极位置的不同，可形成不同的波形。

1. 电极置于心肌细胞的两端时，形成单向波(图 1-5)　当心肌细胞处于静息状态时(极化状态)，膜表面不形成电偶，任何两点之间不存在电位差，此时电位计记录下来的是一条直线，为等电位线。

当除极开始时，出现电位差，在细胞膜外形成了许多电偶，此时位于电源一侧的电极，描记出正向波，并随着电偶逐渐靠近电极，形成逐渐升高的正向波上升支。当除极结束时，电偶消失，即刻形成正向波的下降支，并迅速回至基线；而位于电穴侧的电极，除极的最初时刻由于电极距离电穴最近，便迅速描记出最深的负向波，随着电穴逐渐远离探查电极，形成负向波的上升支并逐渐变小，在除极结束时，回至基线。在整个心肌细胞除极完毕时，细胞膜表面全都处于除极化状态，膜表面各处电位相等，电偶消失，电位计记录到等电位线。

当复极开始时，波形的形成原理同上，但由于复极时间较除极时间长，故描记到的复极波相对低小；同时复极时形成的电偶方向与除极时相反，故复极波方向也与除极波方向相反。当复极结束时，膜外电位差及电偶消失，电位计记录到等电位线。

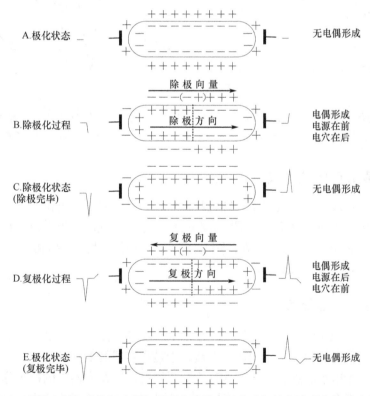

图 1-5　单个心肌细胞除极和复极过程中膜外电偶移动与单向波形成关系示意图

2. 电极置于心肌细胞的中段某个位置时，形成双向波　心肌细胞除极或复极过程中，当探查电极置于电偶的电源侧时，描记出正向波上升支，并且随着电源的逐渐靠近，上升支也逐渐增大(图 1-6 A)；当电偶移动至探查电极所在部位，电源刚好通过探查电极时，电极受正向电位的影响最大，描记出最高的正向波(图1-6 B)；紧接着，当电穴到达并通过探查电极时，电极受负向电位的影响最大，电位由最高点迅速降至最低点，同时描记出正向波的下降支并延续出负向波的最深下降支(图1-6 C)；随后，电偶继续向前移动，此时由于探查电极位于电偶的电穴侧，且电穴逐渐远离，故形成逐渐变浅的负向波上升支，最后回至基线(图1-6 D)。因此，电偶朝某一方向移动时，如果电源首先面对电极，之后电穴面对电极，则形成先正后负双向波；反之，则形成先负后正双向波。

当心电图形出现由最高点降至最低点的曲折时称为本位曲折，其本质反映了电偶到达并完全经过探查电极时的瞬间。因此从正向波起始至本位曲折出现，可反映心肌细胞除极时形成的电偶到达探查电极的时间。临床采用的胸壁电极与心脏有一段距离，故其发生的曲折称为类本位曲折(intrinsicoid deflection，ID)。如果将心脏的除极过程视为一对电偶的移动过程，那么，自 QRS 波群起始至 ID，反映激动自心室内膜传至心室外膜所用的时间，称为室壁激动时间(ventricular activation time，VAT)(图1-7)。

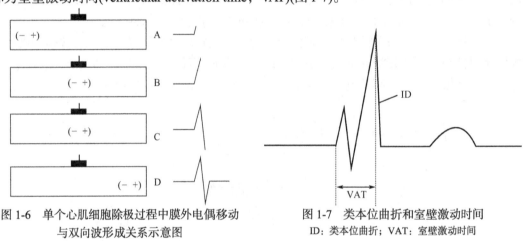

图 1-6　单个心肌细胞除极过程中膜外电偶移动
与双向波形成关系示意图

图 1-7　类本位曲折和室壁激动时间
ID：类本位曲折；VAT：室壁激动时间

四、体表心电图的形成

心肌细胞在除极和复极过程中，细胞膜内外均可发生明显的电位变化。单个心肌细胞的膜内电位变化可用动作电位表示(图1-8 A)；单个心肌细胞的膜外电位变化可用除极波和复极波表示(图1-8 B)；全部心肌细胞(整个心脏)除极和复极时在体表(相当于膜外)的综合电位变化可用体表心电图表示(图1-8 C)。

五、体表心电位强度

将一对电偶(如电池的正负两极)放在盛有稀释盐水的容器中，由于盐水是一导体，盐水中的正负离子受电偶两极的吸引产生电流，于是在容器的上下、左右、前后均布满无数电流线，形成一个电场。这种导电方式称为容积导电，盛在容器中的盐水称为容积导体。容积导体中各处都有不同强度的电位(图1-9)。而通过电偶中心垂直于电偶轴的平面，因其上的各点与正、负两极距离相等，电位为零，称为电偶电场的零电位面。零电位面把整个电偶电场分为正、负两个半场。在正电位区，越靠近电偶正极者电位越高，电偶正极电位最高；在负电位区，越靠近电偶负极者则电位越低，电偶负极电位最低。容积导体中任一点的电位(v)与电偶动势(e)成正比,与该点至电偶中心的距离(r)的平方成反比,与该点方位角(θ)的余弦成正比,用公式表示为 $v = e \cdot \cos\theta / r^2$ (图 1-10)。

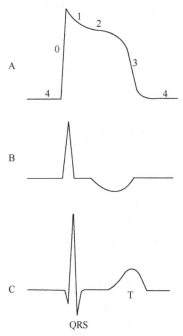

图 1-8 动作电位、除极波和复极波、体表心电图三者之间的对应关系(以心室肌为例)

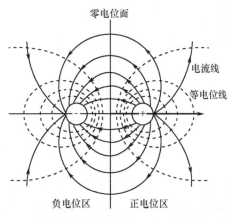

图 1-9 电偶在容积导体中产生的电位分布示意图

注:将电流计的负极与电偶中心相接,将电流计的正极置于容积导体中任何一点,即可测得容积导体中任何一点的电位。在每条电流线上,各点的电位都是由高电位向低电位沿着电流线的方向逐渐下降。电偶正极电位最高,电偶负极电位最低,零电位面(每条电流线的中点)电位为零

心脏周围的组织、体液都有导电性,是一个具有三维空间的容积导体。位于体腔之中的心脏相当于一对电偶,心脏激动所产生的电流便形成一个心电场。心电场在人体表面分布的电位就是体表电位。用心电图机按心脏激动的时间顺序,将体表电位记录下来即为心电图。如果记录电位的绝对值越高,心电图波形越大;在正电位区记录的是正向波,负电位区记录的是

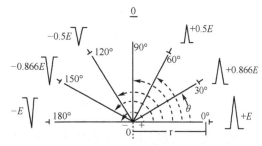

图 1-10 容积导体中某点的电位与其方位角 θ 的关系

负向波;在零电位面记录的是正负大致相等的双向波或呈等电位线。由体表某处所描记的心电位强度与以下因素有关:①与心肌细胞数量(心肌厚度,即综合总电动势)呈正比关系;②与探查电极位置和心肌细胞之间的距离呈反比关系;③与探查电极的方位和心肌除极的方向所构成的角度有关,夹角越大,电位越弱;夹角越小,电位越高。

第二节 心电图各波段的组成和命名

发育成熟的心肌细胞按照解剖生理特点可分为工作细胞(心房肌细胞和心室肌细胞,无自

律性)和自律细胞(窦房结、结间束、房间束、房室交界区、希氏束、左右束支及浦肯野纤维细胞);按照心肌细胞的电生理特性(动作电位去极化速率的快慢、电位变化幅值的大小、传导速率的快慢)又可分为快反应细胞(心房肌、心室肌、希氏束、左右束支和浦肯野细胞)和慢反应细胞(窦房结和房室交界区细胞)。正常的心电冲动起始于窦房结,在兴奋双侧心房的同时经结间束传导至房室结,然后循希氏束、左右束支、浦肯野纤维顺序传导,最后兴奋心室。由于心脏各部生理特性的不同,这种先后有序的电激动传导引起一系列不同的电位变化,于是形成了心电图上相应的波段(图 1-11)。

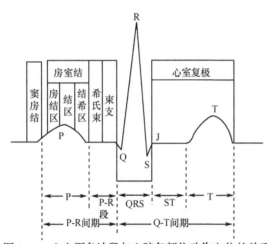

图 1-11 心电图各波段与心脏各部位动作电位的关系

心电图各波段的命名可追溯到 18 世纪末叶,在伦敦 Paddington 圣玛丽医院工作的英国科学家 Augustus Waller 将其命名为"A、B、C、D"波,至 1903 年荷兰医生、生理学家 Einthoven 选择了英文字母 P、Q、R、S、T(U 波是以后发现并命名的)对心电图形中的各波给予了更详细的命名,字母本身并无任何涵义,但因其简单明了,易于掌握,因而沿用至今。正常情况下,在一个心动周期中典型心电图按各波、段、间期出现的先后依次包括 4 个波(P 波、QRS 波群、T 波、U 波)、3 个段(P-R 段、ST 段、T-P 段)、2 个间期(P-R 间期、Q-T 间期)和 1 个点(J 点,即 QRS 波终末与 ST 段起始的交接点)(图 1-12)。

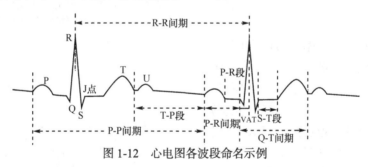

图 1-12 心电图各波段命名示例

P 波 最早出现的幅度较小的波,可表现为钝圆、切迹、双峰或高尖等形态,方向可直立、倒置或双向等。

QRS 波 在一次心动周围中,P 波之后出现的幅度最大的波群。

T 波 继 ST 段之后出现的波幅较低而占时较长的波,可表现为直立、低平、双向或倒置等。

U 波 继 T 波之后出现的幅度较小的波。

P-R 段 P 波终点至 QRS 波群起点之间的线段,心电图上表现为一条等电位线。

ST 段 QRS 波群终点与 T 波起点之间的线段。

T-P 段 T 波终点至 P 波起点之间的线段。

P-R 间期 P 波的起点至 QRS 波群起点的一段时间,即 P 波与 P-R 段合计时间。

Q-T 间期 QRS 波群起点至 T 波终点的一段时间。

QRS 波群的命名规则

第一个正向波称为 R 波；R 波之前的负向波称为 Q 波；R 波之后的第一个负向波称为 S 波；S 波之后再出现的正向波称 R'波；R'波之后再出现的负向波称为 S'波；如整个 QRS 波只有一个负向波称 QS 波。至于采用 Q 或 q、R 或 r、S 或 s 表示，应根据其幅度大小而定，通常以 0.5mV 为界(图 1-13)。

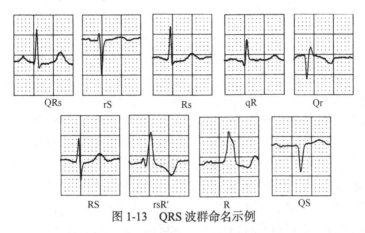

图 1-13　QRS 波群命名示例

如果在参考水平线同侧一个波的描迹线有 2 个或 2 个以上转折点则称为切迹；波的上行、下降支或顶部突然明显的斜率变化造成描迹线局部增粗称为粗钝；如果 QRS 波中最大的波小于 0.5mV，并显示 3 个以上的成分、多个切迹或粗钝可称为"错综小波"。

第三节　心电图的导联体系

人体是一个容积导体，心脏除极和复极时均可产生心电位的综合变化，并形成一个心电场，电流自心电偶的正极(电源)流入负极(电穴)。在人体不同部位放置电极，并通过导联线与心电图机电流计的正负极相连，便可描记出这两点间的电位差(电压)，这种用来记录心电图的电路连接方法称为心电图导联。依据电极放置位置的不同可分为：肢体导联和胸导联；而依据电极与心电图机连接方式的不同又可分为：双极导联和单极导联。

从心电图导联的发展历史来看，其先后经历了 4 个阶段，即 3 个标准导联(属双极导联，由 Einthoven 创设)→6 个胸导联(属单极导联，亦称 V 导联，由 Wilson 创设)→3 个单极肢体导联(属单极导联，由 Wilson 创设，因实用性较差，后摒弃不用)→3 个单极加压肢体导联(属单极导联，由 Goldberger 创设)，至此形成了目前广泛采纳的国际通用导联体系(lead system)，即常规 12 导联体系。

一、常规 12 导联

(一) 标准导联(双极肢体导联)

20 世纪初，为了能从身体表面描记心脏的电活动，由荷兰的 Einthoven 创设了 3 个标准导联，其原理是将身体的两个部位通过电极导线分别与心电图机的正负两极相连构成电路，进而测得的两个部位之间的电位差及其变化，当正极部位的电位高于负极部位的电位时，该导联则描记出一个正向波；反之，则描记出一个负向波。之后此种连接方式被固定下来，并沿用至今，称之为"标准肢体导联"。

1. 连接方式

(1) 标准第一导联(简称 I 导联，记为 I，L1)：将左上肢与心电图机的正极相连，右上肢与负极相连。导联 I 反映左上肢(LA，left arm)与右上肢(RA，right arm)的电位差，即 $I = LA - RA$。当 LA 的电位高于 RA 时，便描记出一个向上波；当 RA 的电位高于 LA 时，则描记出一个向下波。

(2) 标准第二导联(简称 II 导联，记为 II，L2)：将左下肢与心电图机的正极相连，右上肢与负极相连。导联 II 反映左下肢(LL，left leg)与右上肢(RA)的电位差，即 $II = LL - RA$。当 LL 的电位高于 RA 时，便描记出一个向上波；反之为向下波。

(3) 标准第三导联(简称 III 导联，记为 III，L3)：将左下肢与心电图机的正极相连，左上肢与负极相连。导联 III 反映左下肢(LL)与左上肢(LA)的电位差，即 $III = LL - LA$。当 LL 的电位高于 LA 时，描记出来的波形向上；反之，波形向下。

2. 标准肢体导联电极的安放位置　为了依照上述标准导联的原理进行正确连接，目前设定了肢体导联电极(板)的颜色为红、黄、绿、黑，并按顺时针方向依次连接右上肢(右手腕)、左上肢(左手腕)、左下肢(左脚踝)、右下肢(右脚踝)，其中右下肢连接心电图机的地线(图 1-14)(记忆方法：红黄绿黑，右红右黑)。肢体导联实际上反映了肢体与躯干相连部位的电位变化，左右上肢反映左右肩部，左下肢反映左髋部。如果某侧肢体截肢，则电极置于截肢端以上，描记的心电图并无变化。

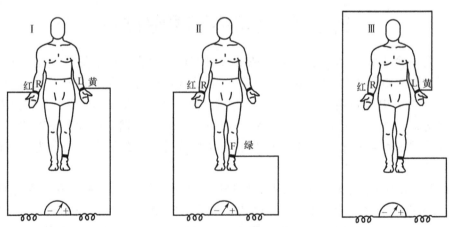

图 1-14　标准导联的电极位置及正负极连接方式

(二) 胸导联(chest leads)

1. 单极导联　为了能单纯地记录探查电极所在部位的心脏电位变化，在 20 世纪 30 年代末至 40 年代初，Wilson 提出把右上肢、左上肢、左下肢的 3 个电极相互连通，此时电压接近于零但仍存电压。为了减少 3 个电极连通后仍然存在的微电压，于是在 3 个电极线上各串联一个 5000Ω 电阻后用导线连接在一起，此时其综合电位几乎等于零($RA+LA+LF=0$)，便把这个综合电极称为"中心电端(central terminal)"。实验证明，中心电端的电位在整个心脏激动过程中的每一瞬间始终接近于零。把中心电端与心电图机的负极相连(此时的负极电可称为"无关电极"或"无干电极"），把探查电极一端与心电图机的正极相连，另一端置于身体任一部位，这样探查电极与无关电极(电位接近为"0")之间的电位差就反映探查电极所在部位的电位变化，这种连接方式称为单极导联(unipolar lead)。如果探查电极部位的电位高于无关电极("0"电位)时，该单极导联描记出一个正向波；反之，则描记出一个负向波。

2. 胸导联　依照单极导联的连接方法，Wilson等首先对犬进行开胸实验，将探查电极直接放在开胸犬暴露的右心室外膜和左心室外膜，确定了其相应的心电图形，之后在犬胸壁相应部位描记出相似的图形，由此确定了左右心室在胸壁的描记部位。随后将探查电极置于人体心前胸壁的一定位置(图 1-15A、图 1-15B)，即确定了目前临床使用的胸导联(又称心前导联，precordial leads)(图 1-16)，因此种连接方式有别于双极标准导联，属单极导联，故又称"V"导联，分别为 V_1~V_6 导联。胸导联探查电极具体安放的位置与作用，见表 1-2，一般认为 V_3、V_4 代表右心室向左心室过渡区域的电位变化。

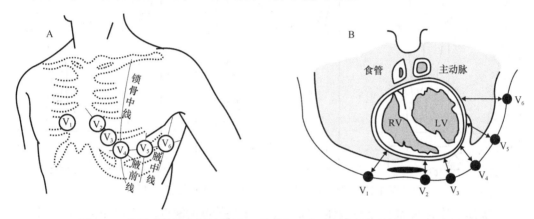

图 1-15　胸导联检测电极的位置(A)及其与心室壁相应部位的关系(B)示意图

表 1-2　胸导联探查电极具体安放的位置与作用

导联	正极位置及电极颜色	负极位置	主要作用
V_1	胸骨右缘第 4 肋间(红色电极)	无关电极	反映右心室电位变化
V_2	胸骨左缘第 4 肋间(黄色电极)	无关电极	反映右心室电位变化
V_3	V_2 与 V_4 两点连线的中点(绿色电极)	无关电极	反映左右心室间的电位变化
V_4	左锁骨中线与第5肋间相交处(棕色电极)	无关电极	反映左右心室间的电位变化
V_5	左腋前线与 V_4 同一水平处(黑色电极)	无关电极	反映左心室电位变化
V_6	左腋中线与 V_4 同一水平处(紫色电极)	无关电极	反映左心室电位变化

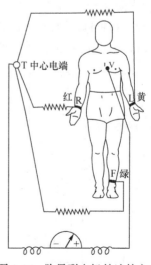

图 1-16　胸导联电极的连接方式

注：V 表示胸导联检测电极并与正极连接，3 个肢体导联电极分别通过 5KΩ 电阻与负极连接构成中心电端

(三) 加压肢体导联

1. 单极肢体导联 按照单极导联方式，如果把探查电极放置于肢体上则称为单极肢体导联(unipolar limb lead)。Wilson 等依照此法，分别将探查电极放在右上肢、左上肢和左下肢，即可得到 VR、VL 和 VF，表示各肢体导联的单极心电图图形(图 1-17)。但这组导联的缺点是探查电极离心脏较远，以及中心电端也包括了被测肢体的部分电位(可通过心电图的正负极相互抵消)，因此 VR、VL 和 VF 各导联的图形振幅都比较小，不便于临床观察和测量分析，给临床工作带来一定的困难。

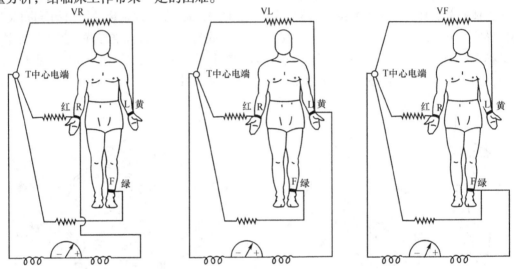

图 1-17　单极肢体导联的电极位置及电极连接方式

2. 加压肢体导联(加压单极肢体导联)　鉴于上述导联的缺点，在 20 世纪 40 年代初，Goldberger 将单极导联加以改进，即在描记某一肢体单极导联时，将该肢体与中心电端相连接的高电阻断开，而保留其余 2 支为负极，这样可使心电图波幅增加 50%而波形保持原样不变，因此称这种导联为加压单极肢体导联(augmented unipolar limb lead)，分别以 aVR、aVL 和 aVF 表示(a 为 augmented 的首字母，代表加压，V 代表单极导联)。加压肢体导联连接方式(图 1-18)：

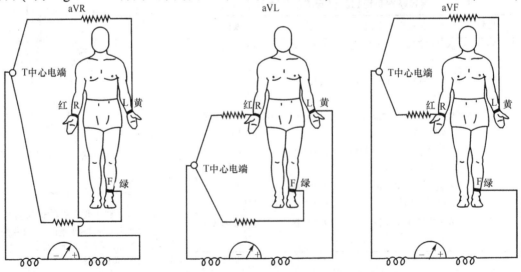

图 1-18　加压单极肢体导联的电极位置及电极连接方式

(1) **加压右上肢导联**(加压单极右上肢导联，aVR)：探查电极位于右上肢，与心电图机正极相连；左上肢、左下肢连接高电阻后合并为中心电端，与心电图机负极相连。aVR 反映右心腔的电位变化。

(2) **加压左上肢导联**(加压单极左上肢导联，aVL)：探查电极位于左上肢，与心电图机正极相连；右上肢、左下肢连接高电阻后合并为中心电端，与心电图机负极相连。aVL 反映心脏高侧壁的电位变化。

(3) **加压左下肢导联**(加压单极左下肢导联，aVF)：探查电极位于左下肢，与心电图机正极相连；右上肢、左上肢连接高电阻后合并为中心电端，与心电图机负极相连。aVF 反映心脏下壁的电位变化。

3. 加压单极肢体导联与单极肢体导联间电压关系 在单极导联体系中，依照 Einthoven 定理，探查电极的电位=探查电极的电位−中心电端的电位。

以左上肢电压为例，在单极肢体导联体系中，设左上肢电压为 VL；在加压单极肢体导联体系中，设左上肢电压为 aVL；设中心电端的电压为 T。

加压单极肢体导联中，$aVL = VL - T$

$\because T = (VR+VF)/2$，$\therefore aVL = VL - (VR+VF)/2$

又 $\because VL + VR + VF = 0$，$\therefore VR + VF = -VL$

则 $aVL = VL - (VR + VF)/2 = VL - (-VL)/2 = 1.5VL$

所以，aVL 的电压比 VL 增大了 50%。

至此，常规 12 导联体系形成，由 3 个"标准导联"、3 个"aV 肢体导联"及 6 个"胸导联(V_1~V_6)"共同构成。该体系虽然有单极和双极之分，但从实质来看，所有的导联均为双极导联。因此，近年来建议不再使用连接方式的描述术语，即不再使用"单极"和"双极"，而直接按连接部位区分为标准肢体导联、加压肢体导联和胸导联，但从导联体系的形成过程看，有助于理解各种导联的概念。

二、其他导联

(一) 疑有心肌梗死时加用的导联

1. 右胸导联 连接方法是：将中心电端作为无关电极接负极，探查电极接正极置于右侧胸壁与 V_3~V_6 对称的部位，即构成右胸导联 V_3R~V_6R(表 1-3)，对右室肥厚、右位心、右室心肌梗死及小儿心电图有较大的诊断价值。因右室心肌梗死常伴发下壁心肌梗死，故急性下壁心肌梗死患者应常规描记右胸导联。

表 1-3 右胸导联探查电极具体安放的位置与作用

导联	正极位置及电极颜色	负极位置	主要作用
V_3R	V_1 与 V_4R 两点连线的中点	无关电极	诊断右室心肌梗死
V_4R	右锁骨中线与第 5 肋间相交处	无关电极	诊断右室心肌梗死
V_5R	右腋前线与 V_4R 同一水平处	无关电极	诊断右室心肌梗死
V_6R	右腋中线与 V_4R 同一水平处	无关电极	诊断右室心肌梗死

2. 后壁导联 连接方法是：将中心电端作为无关电极接负极，探查电极接正极置于 V_4 水平线与左腋后线、左肩胛线及左脊旁线的交点，即形成后壁 V_7、V_8、V_9 导联(表 1-4)，

对诊断后壁心肌梗死较有意义。

对疑有急性心肌梗死的患者目前临床提倡用 15 导联(常规 12 导联+V_4R、V_8、V_9)，或 18 导联(常规 12 导联+后壁导联+右胸导联)。

表 1-4　后壁导联探查电极具体安放的位置与作用

导联	正极位置及电极颜色	负极位置	主要作用
V_7	左腋后线与 V_4 同一水平处	无关电极	反映左心室电位变化
V_8	左肩胛线与 V_4 同一水平处	无关电极	诊断正后壁心肌梗死
V_9	左脊旁线与 V_4 同一水平处	无关电极	诊断正后壁心肌梗死

3. V_1~V_6 上下肋间胸导联　连接方法是：上升一个肋间描记 V_1~V_6 导联，为 HV_1~HV_6 导联；下降一个肋间描记 V_1~V_6 导联，为 LV_1~LV_6 导联。极少情况下需加做 V_1~V_6 位置上、下两肋间的导联。这些特殊导联大多用于疑有高侧壁心肌梗死和假阳性心肌梗死、肺气肿或身体高大、心前区宽阔的患者。

4. VE 导联(unipolar ensisternum lead)　属单极胸导联，连接方法是：将中心电端作为无关电极接负极，探查单极置于胸骨的剑突处，由于该电极位于胸部靠近心脏下壁的位置，更能较直接反映心脏下壁的电位变化，故适用于明确有无下壁心肌梗死及梗死范围。

5. V_3E 导联　属单极胸导联，连接方法是：将中心电端作为无关电极接负极，探查单极置于 VE 水平线与 V_3 垂线之交点，用于确定前间壁心机梗死的范围。

6. CR_4 导联　属双极胸导联，连接方法是：负极(红线)置于右前臂，正极(黄线)置于 V_4R 处，然后描记 I 导联，主要适用于右心室心肌梗死的诊断。

(二) 心律失常鉴别时加用的导联

1. 心房导联(atrial lead，A 导联)　属单极胸导联，连接方法是：将中心电端作为无关电极接负极，其探查电极置于胸骨右缘第 3 肋间。A 导联所记录的 P 波较清晰，有利于对心律失常的分析。

2. S_5 导联(Lewis 导联，胸骨旁导联)　是一种双极导联，其连接方法是把心电图 I 导联的正极置于胸骨右缘第 5 肋间，负极置于胸骨柄处，此时描记出的 I 导联即为 S_5 导联，当其与心房除极向量相平行时，P 波显示最清楚。因其能较好地反映心房的电活动，故对分析心律失常、明确有无 P 波有较大意义。

3. 食管导联(esophagus lead，E 导联)　连接方法是：首先将探查电极通过橡皮管送入食管内，然后把心电图 I 导联的正极与探查电极相接，负极接于右上肢，此时描记出的 I 导联即为 E 导联(图 1-19)。将食管电极距离鼻孔(或门齿)的厘米数标记在 E 的右下，如电极距离鼻孔 30cm，则用"E_{30}"表示。电极插入的深度因人而异。食管导联的 P 波振幅明显，一般可见三种波形。①心房上部波形(E_{25}~E_{35})：P 波倒置，QRS 呈 Qr 型或

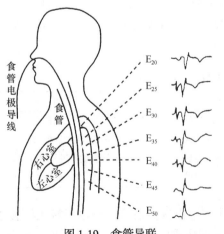

图 1-19　食管导联

QS 型，T 波倒置。②心房中部波形($E_{30}\sim E_{38}$)：P 波正负双向，QRS 呈 Qr 型，T 波倒置。③心室波形($E_{36}\sim E_{42}$，相当于左心室后壁的水平)：P 波直立，QRS 呈 Qr 型或 R 型，T 波直立。

食管导联主要用于：①食管调搏；②确立心律失常的起源(明确阵发性室上性心动过速的发生机制，鉴别室上性心动过速合并室内差传与室性心动过速)；③帮助判断范围较小的后壁心肌梗死。

(三) 心电监护导联

1. 改良的 CL 导联(modified chest lead，MCL 导联)　连接方法是：MCL_1 导联正极置于 V_1 位置，负极置于左肩附近；MCL_6 导联正极置于 V_6 位置，负极置于左肩附近，地线均连接于右肩附近(图 1-20A、图 1-20B)。MCL_1 导联的波形类似于 V_1 导联，MCL_6 导联的波形类似 V_6 导联。此为目前常用的监护导联，是鉴别左束支和右束支传导阻滞、左和右室性早搏以及宽 QRS 波心律失常的最佳导联。

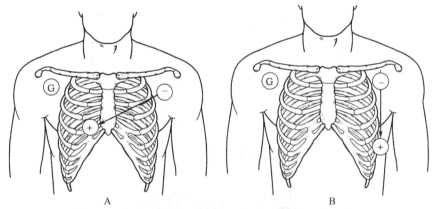

图 1-20　MCL_1 导联(A)和 MCL_6 导联(B)连接方式示意图

+：正极安放位置；−：负极安放位置；G：接地线位置

2. 四角导联　也称"四角五电导联"，是常用的心电监护导联，多用于 CCU 或 ICU 监护。四角电极安放位置：左手电极置于左肩(左锁骨外 1/3 下方)，右手电极置于右肩(右锁骨外 1/3 下方)，右脚电极置于右侧腋前线肋缘处，左脚电极置于左侧腋前线肋缘处，胸部电极置于 V_1 位置。目前有专用的五根导联线(RA、RL、LA、LL 及 V)，也可用常规 12 导联中的肢体导联和 V_1 导联，一般选用 Ⅱ、V_1 导联监护。

(四) 动态心电图(ambulatory electrocardiograph，AECG)**导联体系**

为全面和准确地了解患者在运动状态下的心电活动，目前国际上普遍采用 Mason-Likar 改良后的 12 导联动态心电图系统和三通道动态心电图系统。

1. 12 导联动态心电图系统(Mason-Likar 导联体系)　电极安放方法，如图 1-21 所示，可分为：①四角导联(用以模拟肢体导联)；②胸导联(电极安放与常规 12 导联中的胸导联连接方法相同)。

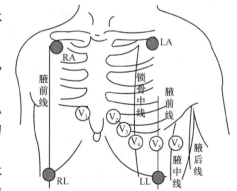

图 1-21　12 导联动态心电图电极放置示意图

注：RA、LA、RL、LL 为肢体导联电极位置，

$V_1\sim V_6$ 为胸导联电极位置

2. 三通道动态心电图系统　采用双极导联，电极一般固定在胸部，可根据不同的检测

目的选定导联(图 1-22)，具体连接方式与意义见表 1-5。

表 1-5　三通道动态心电图探查电极具体安放的位置与作用

导联	正极	负极	意义
CM$_5$	V$_5$ 位置	右锁骨下窝，中 1/3 处	检测缺血性 ST 段下移最敏感，且记录的 QRS 波振幅最高
CM$_1$	V$_1$ 位置	左锁骨下窝，中 1/3 处	可清楚地显示 P 波，分析心律失常时常用
M$_{aVF}$	左腋前线肋缘处	左锁骨下窝，内 1/3 处	检测左室下壁的心肌缺血
CM$_2$ 或 CM$_3$	V$_2$ 或 V$_3$ 位置	右锁骨下窝，中 1/3 处	检测变异性心绞痛时加用

注：无关电极可放置胸部的任何部位，一般置于右胸第 5 肋间腋前线或胸骨下段中部

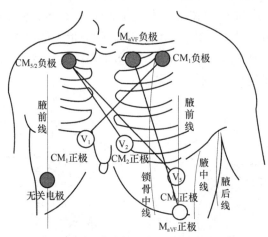

图 1-22　三通道动态心电图电极放置示意图

第四节　导联轴系统

为了说明各导联之间的关系，引入导联轴的概念。由于导联连接方式的不同，可形成不同的导联轴系统。某导联的导联轴是指该导联正负电极之间假想的连线，导联轴的极性与该导联的正负极一致，接心电图机的正极侧为正、负极侧为负。为方便记忆，导联轴的正极侧通常以箭头表示。

一、标准肢体导联的导联轴系统

标准肢体导联的电极主要放置于右臂(R)、左臂(L)、左腿(F)，连接此三点即可形成一个近似的等边三角形(Einthoven 三角)(图 1-23)，此三角形的三条边分别代表 3 个导联轴，即导联轴 RL(代表 I 导联)，导联轴 RF(代表 II 导联)，导联轴 LF(代表 III 导联)。

意义：根据双极导联的定义，$I = LA - RA$，$II = LL - RA$，$III = LL - LA$。可得，$I + III = (LA - RA) + (LL - LA) = LL - RA = II$。因此，3 个标准导联之间的关系是 $I + III = II$(Einthoven 定律)，即在任何同一瞬间，II 导联电压等于 I

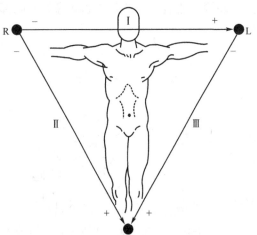

图 1-23　标准导联的导联轴

注：3 个标准导联轴相互之间的夹角为 60°

导联与Ⅲ导联的电压和(正向波与负向波的代数和,可选择P、QRS、T进行分析)。在分析3个标准导联心电图时,如果 $I+Ⅲ≠Ⅱ$,则说明电极放置错误或导联标记错误。

二、加压肢体导联的导联轴系统

加压肢体导联的电极放置与标准肢体导联相同,因其属单极导联,故 Einthoven 三角的中心即为中心电端(零电位,相当于心电偶中心)。按照导联轴的定义,探查电极与中心电端之间的连线即可形成导联轴 OR(代表 aVR 导联)、导联轴 OL(代表 aVL 导联)、导联轴 OF(代表 aVF 导联)(图 1-24)。

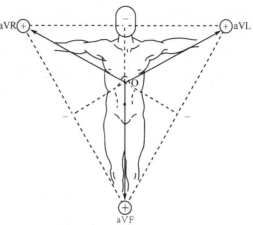

图 1-24　加压肢体导联的导联轴

注: 3 个加压肢体导联轴相互之间的夹角为 120º

意义: 根据加压肢体导联的定义, $aVR=VR-(VL+VF)/2$, $aVL=VL-(VR+VF)/2$, $aVF=VF-(VR+VL)/2$,分别将 3 个等式左右两侧相加,则得 $aVR+aVL+aVF=0$ 。因此,3 个加压肢体导联之间的关系是: $aVR+aVL+aVF=0$,即在任何同一瞬间,aVR、aVL、aVF 导联的电压和等于零(正向波与负向波的代数和,可选择 P、QRS、T 进行分析)。在分析 3 个加压单极肢体导联时,如果 $aVR+aVL+aVF≠0$,则说明电极放置错误或导联标记错误。

三、贝莱六轴系统(Bailey hexaxial system)

由于标准肢体导联和加压肢体导联的电极均置于人体上下肢,其所构成的导联轴亦位于同一平面——额面,因此可将Ⅰ、Ⅱ、Ⅲ导联的导联轴保持原有方向不变、角度不变进行平移,使之与 aVR、aVL、aVF 的导联轴一并通过三角形中心点 O(坐标图的轴中心点),则以上两个导联轴系统合二为一,形成额面上的六轴系统,称为 Bailey 六轴系统(图 1-25)。

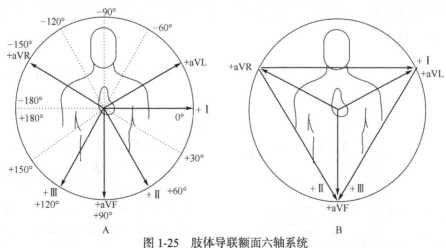

图 1-25　肢体导联额面六轴系统

A. 3 个标准导联轴相互之间的夹角为 60º,3 个加压肢体导联轴相互之间的夹角为 120º,这 6 个导联轴相互之间的夹角为 30º;标准导联与加压肢体导联交替间隔;Ⅰ导与 aVF 垂直,Ⅱ导与 aVL 垂直,Ⅲ导与 aVR 垂直;Ⅰ和Ⅱ之间是 aVR,Ⅱ和Ⅲ之间是 aVF,Ⅰ和Ⅲ之间是 aVL;aVR 和 aVF 夹Ⅱ导,aVL 和 aVF 夹Ⅲ导,aVR 和 aVL 夹Ⅰ导

B. 重新组合,方便记忆

采用±180°的角度表示，将 I 导联正极侧设定为 0°，顺时针方向的角度为正，逆时针方向者为负。每个导联轴从中心点被分为正负两半，每个相邻导联轴之间的夹角为30°。六轴系统对测定额面心电轴及判断肢体导联心电图波形颇有帮助，可反映心电活动在人体额面(上、下、左、右方向)的电位变化情况(图 1-26)。

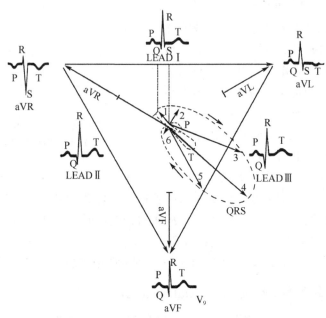

图 1-26　额面六轴系统与肢体导联心电图形成

意义：I、aVL 导联的正极共为左上肢，故两者波形类似，其 QRS 波群可共同反映左心室侧壁、高侧壁的情况。II、III、aVF 导联的正极共为左下肢，故三者波形类似，其 QRS 波群可共同反映左心室膈面(或下壁)的情况。aVR 导联的正极为右上肢，其 QRS 波群可反映右心室壁的情况。

四、胸导联的导联轴系统

胸导联属单极导联，其探查电极均围绕心脏一周而置于心前的胸壁部位，因此胸导联的导联轴均位于同一平面(水平面)，将各探查电极部位与中心电端 O 点连接形成的电轴即为各自的导联轴，共同构成胸导联轴系统(图1-27)，包括右胸导联($V_3R \sim V_6R$)、胸导联($V_1 \sim V_6$)、后壁导联(V_7、V_8、V_9)的导联轴，此导联轴系统可反映心电活动在人体水平面(左、右、前、后方向)的电位变化情况(图1-28)。

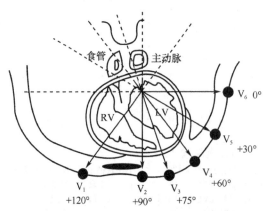

图 1-27　胸导联的导联轴(横面六轴系统)

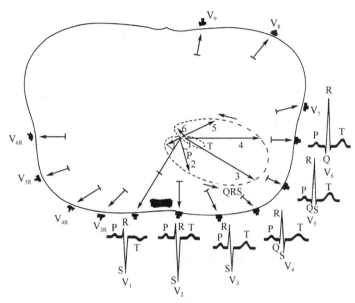

图 1-28　横面六轴系统与胸导联心电图形成

意义：V_1、V_2导联正极面对右心室，两者波形类似，反映右心变化；V_5、V_6导联正极面对左心室，两者波形类似，反映左心变化。V_1~V_6导联，反映由右室到左室，QRS 波顺序演变，R 波振幅逐渐增高，S 波振幅逐渐降低，R/S 值逐渐增大。导联轴 V_1 与 V_5、V_2 与 V_6 近似垂直，如果假设 V_6 导联的正极处为 0°，则 V_1、V_2 导联的正极处分别为+120°和+90°。

综合额面和水平面导联轴体系，依照电极正极所放置的部位，在常规 12 导联中，共同反映左心的导联为Ⅰ、aVL、V_5 和 V_6；共同反映右心的导联为 aVR、V_1 和 V_2；共同反映左室下壁的导联为Ⅱ、Ⅲ和 aVF。

由于心肌除极和复极具有方向性，因此常规 12 个导联的心电图形往往会呈镜像表现，即反映心脏左侧与右侧、上侧与下侧、前侧与后侧的导联互为镜像。如当某侧导联 R 波升高时，对侧导联 S 波加深；当某侧导联 ST 段下移时，对侧导联 ST 段则抬高。

五、F 导联系统(frontal plane lead system)

由于 Bailey 六轴系统中各导联的排列不能很好地反映心电图各波的变化规律，近年来黄宛教授倡议将其重排为 F 导联系统(frontal plane lead system)。方法是用 F_1、F_2、F_3、F_4、F_5 和 F_6 分别代表 aVL、Ⅰ、–aVR、Ⅱ、aVF、Ⅲ导联(图 1-29)，其优点是：①由于 F 导联心电图的导联排列顺序是从左上到右下，因此心电图各波振幅的变化规律反映得非常清楚，P 波、QRS 波群和 T 波振幅均由小到大，继而由大到小；②用 F 导联可快速目测电轴有否偏移：以电轴 0°~90°为正常标准，F_2、F_5 导联 QRS 主波均向上为电轴正常，仅 F_2 导联 QRS 主波向上为电轴左偏，仅 F_5 导联 QRS 主波向上为电轴右偏，当某导联的 QRS 波幅最大时，则电轴最为靠近该导联；③下壁心肌梗死：在 F_4~F_6 导联上表现典型的心肌梗死特征。对于梗死面积较大或左下侧壁心肌梗死者，在 F_3 导联也存在相应改变。

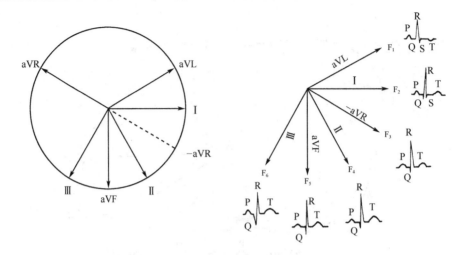

A   B

图 1-29　标准导联和加压肢体导联重排(A)与 F 导联系统(B)

第二章　心电向量与心电图的形成

第一节　心电向量与心电向量环

　　心房和心室在除极与复极的过程中会产生指向空间各个方向的电动力，并且其电流强度不等，其实质是由于心肌细胞膜表面已除极部分(或已复极部分)与未除极部分(或未复极部分)的一对电偶所形成的电位差所致。电偶有方向、有电量，其方向是由负极指向正极，因此我们可以把这种既有大小又有方向的心电偶称为心电偶向量，简称心电向量。通常用带箭头的线段来表示，箭头的方向代表向量的方向，线段的长度代表向量的大小。箭头端代表正电荷(电源在前)，箭尾端代表负电荷(电穴在后)。一对电偶看作是一个单位的心电向量。许多电偶的空间方向和电流强度在每一瞬间都有一个总和，形成瞬间综合心电向量(图2-1)。由于在每个时间单位内参与除极与复极的心肌细胞的部位和数量在不断改变，故产生的瞬间综合心电向量的方向和大小也在不断变化。如果按发生变化的时间顺序，把各瞬间综合心电向量的尖端依次连接起来(图2-2)，就形成一个占有三维空间心电向量环，基于此理，可形成 P 向量环、QRS 向量环、T 向量环等(图2-3、图2-4)。反过来说，向量环是由许多点组成，向量环上的每一点和原点的连线，即是每一瞬间综合向量的大小和方向。

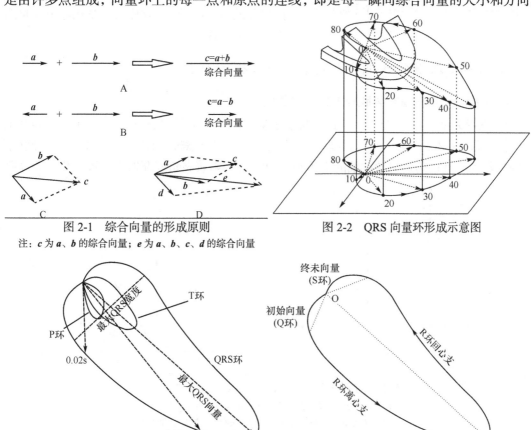

图 2-1　综合向量的形成原则

注：*c* 为 *a*、*b* 的综合向量；*e* 为 *a*、*b*、*c*、*d* 的综合向量

图 2-2　QRS 向量环形成示意图

图 2-3　P-QRS-T 向量环(A)和 QRS 向量环体组成(B)示意图

第二节　空间心电向量环与心电图的形成关系

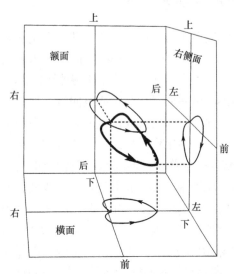

图 2-4　空间心电向量环在 3 个平面上的投影示意图

对于立体的空间心电向量环，可以通过 3 个相互垂直的平面来表达，即额面(反映上下、左右向量的变化)、横面(反映左右、前后向量的变化)、侧面(反映上下、前后向量的变化)。体表心电图可以认为是空间心电向量通过连续两次投影形成，即第一次投影转为平面向量环，第二次再向各导联轴上投影形成体表心电图。

一、第一次投影(空间心电向量环→平面心电向量环)

以心室除极所产生的空间 QRS 向量环为例(图 2-4)，分别向额面、横面及侧面做垂直投影，就可得到这三个面的平面向量环，即：额面 QRS 环、横面 QRS 环和侧面 QRS 环。对于空间心电向量环的第一次投影，临床心电学用心电向量图来表示(图 2-3)。

二、第二次投影(平面心电向量环→体表心电图)

(一) 综合心电向量在导联轴上的投影原则

1. 投影大小　当心电向量与导联轴的夹角为 0°(与导联轴平行)时，该向量在此导联轴上的投影最大(图 2-5A)；向量与导联轴的夹角为 90°(与导联轴垂直)时，该向量在此导联轴上的投影为一点；向量与导联轴的夹角在 0°~90°时，随着夹角逐渐增大，该向量在此导联

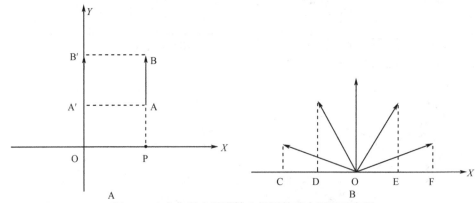

图 2-5　心电向量在导联轴上投影的基本原理示意图

注：OC、OD、OE、OF 分别为心电向量在 X 轴上的投影；

A. 向量 **AB** 与 **X** 轴垂直、与 **Y** 轴平行，投影分别为 D 点和 A'B'；

B. 向量与导联轴所成的角度不同，投影大小亦不同

轴上的投影也逐渐减小(图 2-5B)。

2. 投影方向　向量投影在导联轴的正半轴时，形成心电图的正向波；向量投影在导联轴的负半轴时，形成心电图的负向波(图 2-6)。

(二) 平面心电向量环→体表心电图

我们知道，心电向量环是心肌细胞除极和复极过程中，每一瞬间综合心电向量依时间为顺序形成的曲线，因此如果通过第一次投影所形成的平面心电向量环上的每一点(每个瞬间综合向量)，再按时间为顺序依次向某导联轴垂直投影，则可得到一个连续的曲线，此连续

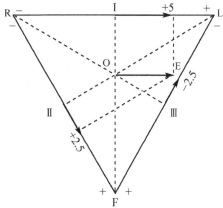

图 2-6　额面心电向量 OE 在标准导联轴上的投影示意图

的曲线即是该导联轴上的体表心电图形(图 2-7)。即各肢体导联心电图是额面心电向量环在各肢体导联轴上的投影，而各胸前导联心电图是横面心电向量环在各胸前导联轴上的投影。如额面 QRS 环投影在相关的肢体导联轴上就形成肢体导联的 QRS 波群，横面 QRS 环投影在相关的胸前导联轴上就形成胸前导联的 QRS 波群。目前临床使用的食管内导联可与侧面相关，但只在特殊情况下采用。

投影时必须按照心电向量环运行的先后顺序依次投影，额面向量环逆钟向运行(箭头指示的运行方向)，起始向量环 OAB 各点向 I 导联轴垂直投影所得到的各投影向量都背离 I 导联正极，因此投影结果为一负向波，其中 O~A 之间各点构成负向波的下降支，A~B 之间各点构成负向波的上升支。向量环 BCDO 各点向 I 导联轴垂直投影所得到的各投影向量都指向 I 导联正极，因此投影结果为一正向波，其中离心支 B~C 之间各点构成正向波的上升支，回心支 C~D 及终末向量 D~O 之间各点构成正向波的下降支。图中 *OA'* 为 *OA* 的投影向量，*OC'* 为 *OC* 的投影向量，一般投影量的大小决定波幅高低的绝对值。

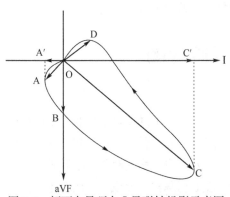

图 2-7　额面向量环向 I 导联轴投影示意图

三、心电向量环与体表心电图形成的关系

(一) 额面心电向量环在肢体导联轴上的投影

如图 2-8 所示，A、B 分别为额面 QRS 环在标准导联轴和加压肢体导联轴上的投影，分别产生各导联心电图；C 为重新排列后。

(二) 横面心电向量环在胸导联轴上的投影

如图 2-9 所示，A 图为横面 QRS 环在 V_1、V_3、V_6 导联轴上的投影，分别产生 V_1、V_3、V_6 导联心电图；B 图为重新排列后。

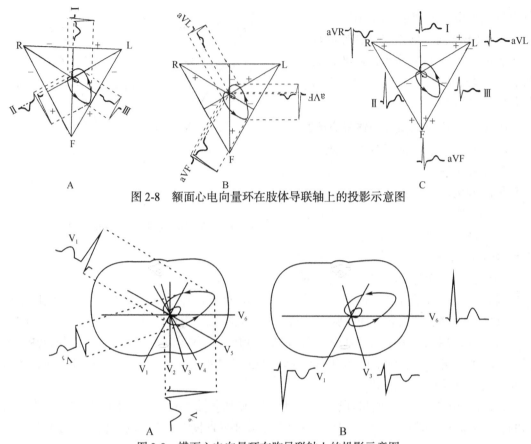

图 2-8　额面心电向量环在肢体导联轴上的投影示意图

图 2-9　横面心电向量环在胸导联轴上的投影示意图

第三节　正常心电向量图

一、P 向量环的形成

心房除极过程中，把各瞬间向量尖端连接起来形成的轨迹，称 P 环(图 2-10)。窦房结位于上腔静脉入口处右房上部心外膜下，窦房结发出的心电冲动，首先使右心房除极，形成 P 环的起始部分，其瞬间综合向量较小，指向前下稍偏左；继而左、右心房同时除极，形成 P 环的中间部分，其瞬间综合向量较大，指向左下稍偏前；最后左心房除极，形成 P 环的终末部分，其瞬间综合向量指向左后稍偏下，心房的复极电位使 P 环不闭合(图 2-11)。正常人 P 环为狭长的椭圆形，持续时间常<0.10s，综合向量指向左下略偏前或后，最大向量<0.2mV。

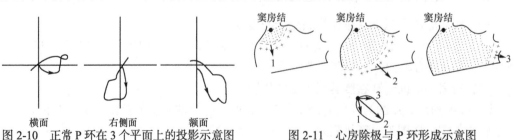

图 2-10　正常 P 环在 3 个平面上的投影示意图　　　图 2-11　心房除极与 P 环形成示意图

二、QRS 向量环的形成

心室除极时，把各瞬间向量尖端连接起来形成的轨迹，称 QRS 环(图 2-12)。按心室除极的顺序，可分别用室间隔除极向量、心尖前壁除极向量、左心室侧壁除极向量及基底部除极向量四个瞬时向量来表示。

1. 室间隔除极向量 由于室上性激动通过左束支首先到达室间隔左室面中下 1/3 处，引起室间隔由左室面向右室面的除极过程，由于室间隔解剖位置的原因，造成其除极方向自左向右、自后向前，形成指向右前偏上或偏下的综合向量，振幅较小，历时 0.015s 左右(图 2-12A)。

2. 心尖前壁除极向量 当除极到 0.02s 时，室间隔的激动范围到达右室面和前乳头肌基底部；同时左右束支及浦肯野纤维网的激动也传至左右心室内膜面，引起室间隔右侧、左右心室心尖部及周围心肌、右室侧壁、左室前壁除极，由于左室除极向量占优势，综合除极向量指向左前下(图 2-12B)。

3. 左心室侧壁除极向量 除极到 0.04s 时，激动相继到达左室侧壁、后壁及右室后基底部，此时室间隔和绝大部分右室壁已除极完毕，由于解剖上左室位于左后下，且左室壁是心肌中最厚的部分，故此时形成 QRS 向量环的最大综合除极向量，指向左后下(图 2-12C)。

4. 基底部除极向量 当除极到 0.06s 时，全部右心室和大部分左心室已除极完毕，最后剩左、右心室后基底部及室上嵴除极，综合向量指向后上，偏左或偏右。至此，整个心室除极结束，历时约 0.08s(图 2-12D)。

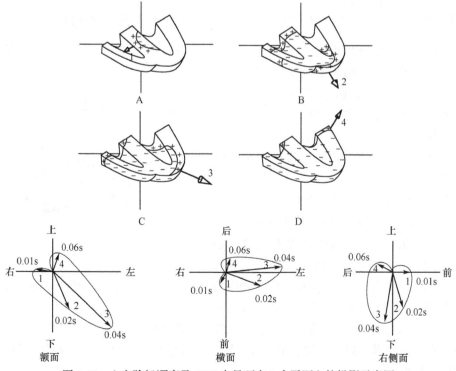

图 2-12 心室除极顺序及 QRS 向量环在 3 个平面上的投影示意图

1. 室间隔除极向量；2. 心尖前壁除极向量；3. 左心室侧壁除极向量；4. 基底部除极向量

三、ST 向量

一般情况下，心室除极所形成的空间 QRS 环是闭合的。因心室在除极之前处于极化状态，各部心肌带电现象是均匀一致的，相互之间没有电位差。当心室开始除极时，心肌电位降低，而未除极部位电位仍高，产生电位差(向量)。如此在整个心室除极过程中电位差连续变化，便形成 QRS 向量环。当除极结束之后，全部心肌处于除极状态，电位差消失，恢复零电位，其投影于各面上的 QRS 向量环的起点与终点重叠，形成完全闭合的 QRS 向量环。之后经短暂的时间，T 环开始，此段时间相当于 ST 段，位于等电位线。但少数正常人 QRS 不闭合，其终点移至起点的左前方，偏上或偏下，形成 ST 向量，相当于心电图中 ST 段移位，环起点至终点的方向是 ST 向量的方向，起点与终点的距离是 ST 向量的大小，正常不超过 0.1mV。可能与心室尚未除极完毕，而部分心肌已开始复极有关。当发生心肌损伤时，由于受损心肌与正常心肌在除极前后均存在"损伤电流"，而形成由正常心肌指向损伤心肌的 ST 向量(图 2-13)。

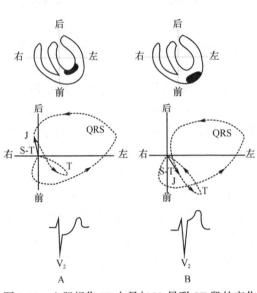

图 2-13　心肌损伤 ST 向量与 V$_2$ 导联 ST 段的变化
(横面)

A. 前壁心内膜下心肌缺血；B. 前壁心外膜下心肌缺血

四、T 向量环的形成

连接心室快速复极各瞬间综合向量的末端形成的环，称 T 环。T 环呈长圆形或腊肠形，空间方位和运行方向与 QRS 环一致，综合向量多指向左前下(图 2-14)。T 环的离心支运行速度较回心支慢，反应在心电图上 T 波前半部分坡度较缓，后半部分较陡。T 环环体长宽比一般大于 2.5，最大 QRS 向量与最大 T 向量的比值小于 4。

心室肌的复极过程不同于除极，与传导系统无关，而与心肌内、外膜的温度及所承受的压力等因素密切相关。心肌收缩可产生相当大的热量，使心肌温度较血液高 1.5℃，心腔内流动的血液可使内膜心室肌温度下降，而外膜面仍保持较高温度(温度较高则复极较快)；当心室收缩时

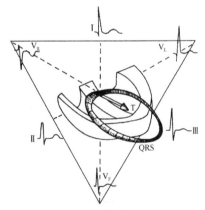

图 2-14　综合 T 向量与 QRS 环关系

外膜面心肌所承受的压力较内膜面心肌小(压力较小则复极较快)。所以在正常情况下，虽然外膜面心肌除极迟，但复极发生早，心室复极是从心外膜开始，向心内膜缓慢推进，与心室除极过程相反。

五、QRS-T 角

最大 QRS 向量与最大 T 向量之间所形成的夹角为 QRS-T 角。如果最大 T 向量在最大 QRS 向量顺钟向侧为正角(图 2-15A)，如在最大 QRS 向量逆钟向侧为负角(图 2-15B)。成人 QRS-T 角在横面和额面均为正角，在横面不超过 60°，在额面不超过 45°，右侧面不超过 110°。心室肥大、心肌缺血时此夹角会增大。

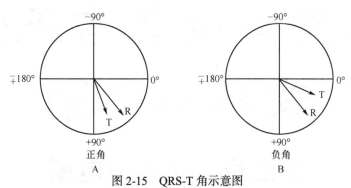

图 2-15 QRS-T 角示意图

A. T 在 R 的顺钟向侧，为正角(如+20°)；B. T 在 R 的逆钟向侧，为负角(如-30°)

R：QRS 环最大向量；T：T 环最大向量

第二篇

正常心电图与正常 变异心电图

第三章　正常心电图

第一节　心电图的测量

一、心电图纸的定标

心电图记录纸上印有粗细两种纵线和横线，细线纵横形成小方格，粗线纵横形成大方格。小方格的各边线间隔均为 1mm，大方格的各边线间隔均为 5mm，即每个大方格纵横均含 5 个小方格(图 3-1)。

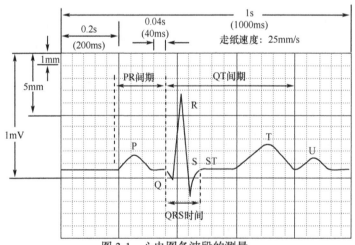

图 3-1　心电图各波段的测量

横向距离：代表时间，用以计算各波和各间期所占的时间，当按国际标准规定心电图纸的移动速度为每秒 25mm 时，每 1mm(1 小格)代表 0.04s，每 5mm(1 大格)代表 0.2s。

纵向距离：代表电压，用以计算各波波幅的高度或深度，当按国际标准规定电压为 1mV 时可使曲线移位 10mm，即纵向 1mm(1 小格)代表 0.1mV，5mm(1 大格)代表 0.5mV。

二、心率的计算

从心电图计算心率时需分别心房率和心室率，以 P 波的频率代表心房率，以 QRS 波的频率代表心室率。当房室传导比例为 1:1 时，只需计算两者之一，否则需分别计算。依心律是否规整，计算略有不同(以下假定均为定标走纸速度 25mm/s)。

(一) 心律规整或基本规整时

1. 公式法　测量相邻 2 个 P-P(或 R-R)间期(代表一个心动周期)的秒数，然后被 60 除即可求出。如 P-P 间距为 0.75s，则心率为 60/0.75=80 次/min。

2. 查表法　为简便起见，临床上经常测出 P-P(或 R-R)间距平均值，然后查相应的心率表，即可求得心房率或心室率(附表一)。

3. 简易计数法

(1) 数出相邻两个 P 波(心房节律)或 R 波(心室节律)或起搏器钉状波(起搏器节律)之间的大格数，记住以下数据(表 3-1)，就很容易计算出相应的心房率和心室率(图 3-2)。

表 3-1　大格数计算心率

大格数	1	1.5	2	2.5	3	4	5	6	7	7.5	8	9	10
心率(次/min)	300	200	150	120	100	75	60	50	43	40	38	33	30

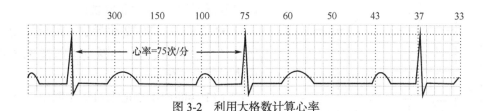

图 3-2　利用大格数计算心率

(2) 对于心动过速，可通过小格数来记住 150~300 次/min 之间的心率(表 3-2，图 3-3)。

表 3-2　小格数计算心率

小格数	5	6	7	8	9	10
心率(次/min)	300	250	214	188	167	150

(二) 心律明显不规整时

一般采取数个心动周期的平均值来进行测算，可描记足够长的心电图，数 30 个大格(相当于 6s)内 P 波(或 R 波、或起搏器钉状波)的个数，再乘以 10，即得出每分钟的平均心房率(或平均心室率、或平均起搏率)(图 3-4)。

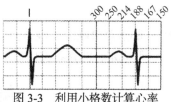

图 3-3　利用小格数计算心率

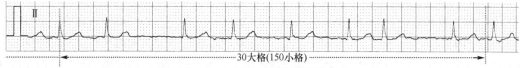

图 3-4　心律不齐时计算平均心率

注：30 个大格内包含 QRS 波 7 个，平均室率 = 6s 内 QRS 波的个数 × 10 = 7 × 10 = 70 次/min

三、心电图各波段振幅的测量

(一) 确定测量时的参考基线(点)

1. P 波　以 P 波起始前的水平线为准。

2. QRS 波群、J 点、ST 段、T 波和 U 波　均统一以 QRS 起始部水平线为准；如果 QRS 起始部为一斜段(如受心房复极波影响，预激综合征等情况)，则以 QRS 波起点为测量参考点。

(二) 正(负)向波形的测量方法

1. 正向波　以参考水平线上缘垂直地测量到波的顶端。

2. 负向波　以参考水平线下缘垂直地测量到波的底端。

四、心电图各波段时间的测量

(一) 单导联心电图机记录时

1. P 波　取 12 个导联中最宽的 P 波进行测量。

2. QRS 波　取 12 个导联中最宽 QRS 波进行测量(通常取肢体导联)，从 Q 波(无 Q，则从 R)的起点量到 S 波(无 S，则到 R)的终点。

3. P-R 间期　取 12 个导联中 P 波宽大且有 Q 波的导联进行测量(多为 Ⅱ 导联)。

4. Q-T 间期　取 12 个导联中最长的 Q-T 间期进行测量(多为 V_2 导联，因为 T 波在 V_2 导联通常高大且终点清晰)。

(二) 12 导联同步心电图机记录时(图 3-5)

1. P 波　从 12 导联同步记录中最早的 P 波起点量至最晚的 P 波终点。

2. QRS 波　从 12 导联同步记录中最早 QRS 波起点量至最晚的 QRS 波终点。

3. P-R 间期　从 12 导联同步记录中最早的 P 波起点量至最早的 QRS 波起点。

4. Q-T 间期　从 12 导联同步记录中最早的 QRS 波起点至最晚的 T 波终点。

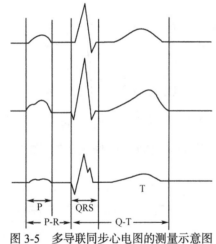

图 3-5　多导联同步心电图的测量示意图

一般规定，测量各波的时间取点应自该波波形起点的内缘量至该波波形终点的内缘。

第二节　平均心电轴

一、平均心电轴的概念

心电轴一般指的是平均 QRS 电轴(mean QRS axis)，它是左右心室除极过程中全部瞬间向量的综合(平均 QRS 向量)，用来说明左右心室在除极过程这一总时间内平均电势的方向和强度。它具有空间性，但心电图学中通常指的是它在前额面上的投影。因此可通过任何两个肢体导联的 QRS 波的电压或面积计算出心电轴。一般采用平均心电轴与 Ⅰ 导联正(左)侧段之间的夹角来表示它的偏移方向，"−"代表左偏，"+"代表右偏。除测定 QRS 波群电轴外，还可用同样方法测定 P 波电轴(心房除极向量在前额面上的投影)和 T 波电轴(心室复极向量在前额面上的投影)。正常人左右心室综合除极向量在前额面指向左下，故平均 QRS 电轴位于 0°~+90°。

二、临床意义

正常心电轴的范围为−30°~+90°；电轴位于−30°~ −90°范围为心电轴左偏；位于+90°~ +180°范围为心电轴右偏；位于−90°~±180°范围，传统上称为电轴极度右偏，近年主张定义为"不确定电轴"(indeterminate axis)或"无人区"电轴(图 3-6)。

心电轴的偏移，一般受心脏在胸腔内的解剖位置、两侧心室的质量比例、心室内传导系统的功能、激动在室内传导状态，以及年龄、体型等因素影响，因此临床必须综合分析。一般婴幼儿由于右室占优势，故电轴右偏，甚至达到+120°，随着年龄增长逐渐左室占优势而电轴逐渐左偏，而老年人有时可达−30°。

心电轴显著左偏(−30°更左)时，多为病理状态，常见于左心室肥大、左前分支阻滞、慢性阻塞性肺气肿(假性左偏)、下壁心肌梗死、预激综合征等；心电轴显著右偏(+100°更右)时，常

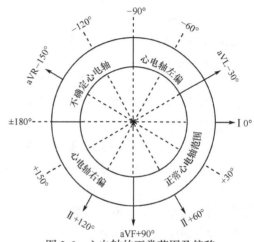

图 3-6　心电轴的正常范围及偏移

见于右心室肥大、左后分支阻滞、慢性阻塞性肺气肿、侧壁心肌梗死、预激综合征等病理状态，也可见于儿童；不确定电轴既可反映电轴显著左偏，也可反映电轴显著右偏，临床上可以发生在正常人(正常变异)，亦可见于某些病理情况，如肺心病、冠心病、高血压等。

三、测量方法

(一) 面积法

根据Ⅰ和Ⅲ导联 QRS 波群正向波和负向波面积的代数和或精确测定各导联 QRS 波群的面积来确定心电轴偏移度数，该方法很难进行人工测量，一般只用于计算机测量中。

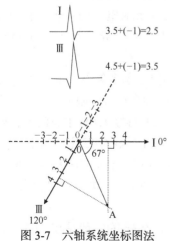

图 3-7　六轴系统坐标图法
测定心电轴

(二) 查表法

(1) 即按照Ⅰ和Ⅲ导联 QRS 波群振幅的代数和来绘制心电轴表。当计算出该两个导联的代数和时，直接查询相应的心电轴表就可得知心电轴偏移的度数(附表二)。

(2) 目前也有学者主张以Ⅰ、aVF 导联 QRS 波群测量心电轴(附表三)，供参考。

(三) 六轴系统坐标图法

(1) 依照 Einthoven 三角，由Ⅰ、Ⅲ导联组成一个夹角 120°的坐标轴(图 3-7)。

(2) 分别测算Ⅰ、Ⅲ导联的 QRS 波群正向波与负向波振幅的代数和。

(3) 根据Ⅰ导联 QRS 波群代数和的正(或负)值在Ⅰ导联轴的正(或负)侧确定相应的值点，通过该点画Ⅰ导联的垂线；根据Ⅲ导联 QRS 波群代数和的正(或负)值在Ⅲ导联轴的正(或负)侧确定相应的值点，通过该点画Ⅲ导联的垂线。

(4) 找到两条垂线的交叉点，再由电偶中心 0 点与该交叉点相连即为心电轴，该轴与Ⅰ导联轴正侧的夹角即为心电轴的偏移角度。

(四) 目测法

目测方法较多，但其实质均是利用 QRS 综合除极向量在相关导联轴上的投影原理来确定。基本的判断原则是：第一步，先确定六轴系统中是否存在某导联 QRS 波代数和几乎为零的特殊心电轴，然后通过与其垂直的导联轴，直接确定其偏移度数。例如：Ⅰ导联 QRS 波群代数和为零，则平均心电轴垂直于Ⅰ导联，又平行于 aVF 导联轴；再根据 aVF 导联轴 QRS 波代数和为正或负进而确定平均心电轴为+90°或−90°。第二步，利用"综合除极向量越接近平行于某一导联轴，则在该导联轴上的投影越大"的关系确定偏移角度。可参照以下几种具体方法。

1. 依据Ⅰ、Ⅲ导联 QRS 波群的主波方向，估测电轴是否发生偏移 若Ⅰ和Ⅲ导联的 QRS 主波均为正向波，可推断电轴不偏(+30°~+90°)；若Ⅰ导联出现较深的负向波，Ⅲ导联主波为正向波，则属电轴右偏(+90°~+180°)；若Ⅲ导联出现较深的负向波，Ⅰ导联主波为正向波，则属电轴左偏(+30°~−90°)；若Ⅰ和Ⅲ导联的 QRS 主波均为负向波，则属重度右偏(或称不确定电轴)(−90°~−180°)。

为便于记忆，在此设计了左右手法则：左手握拳代表Ⅰ导联，右手握拳代表Ⅲ导联，拇指伸展的方向代表主波方向。若左右手拇指均向上，可推断电轴不偏；若左手拇指向下，右手拇指向上，则属电轴右偏；若左手拇指向上，右手拇指向下，则属电轴左偏；若左右手拇指均向下，则属重度右偏(或称不确定电轴、无人区)(图 3-8)。

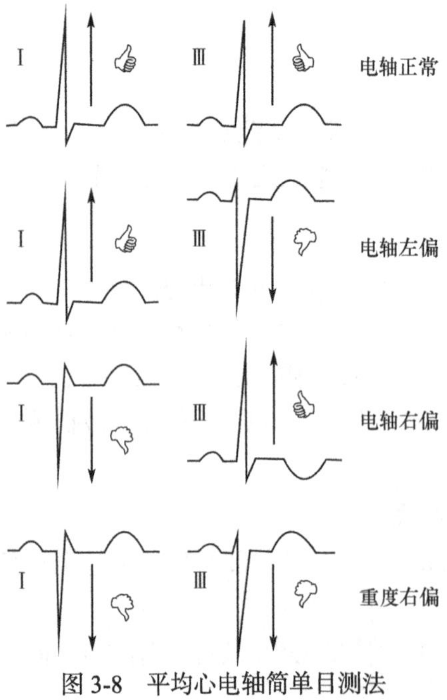

2. 依据Ⅰ、aVF 导联 QRS 波群的主波方向，估测电轴是否发生偏移 按照方法 1 进行目测时，由于Ⅲ导联的额面电轴是+120°，故只要额面 QRS 电轴小于+30°，即可出现Ⅲ导联 QRS 主波向下，被判断为电轴左偏，实际上此时电轴仍可能大于+0°，故目前有学者主张用Ⅰ、aVF 导联判断额面 QRS 电轴。

(1) 首先确定电轴位于哪个象限：Ⅰ、aVF 导联 QRS 主波均向上，电轴在正常象限(0°~+90°)；Ⅰ导联 QRS 主波向上，aVF 导联 QRS 主波向下，电轴在左偏象限(0°~−90°)；Ⅰ导联 QRS 主波向下，aVF 导联 QRS 主波向上，电轴在右偏象限(+90°~+180°)；Ⅰ、aVF 导联 QRS 主波均向下，电轴在"无人区"(−90°~−180°)。

(2) 在其余的 4 个肢体导联[一般是在（1）中确定的象限之外的其他 2 个导联]中寻找 QRS 波群等

图 3-8　平均心电轴简单目测法
注：箭头为 QRS 注波方向

向波(或最小波，即代数和接近于零)的导联，在已确定的象限内通过中心电偶 0 点做与该导联垂直的直线，即为 QRS 电轴。

举例：假设通过第一步已确定为右偏象限，通过第二步(一般在Ⅱ、aVR 导联)找到等向波为 aVR 导联，那么在右偏象限内与 aVR 导联垂直的角度是+120°，故该患者的 QRS 电轴为+120°。

3. 根据Ⅰ、Ⅱ、Ⅲ导联 QRS 波群判断电轴

(1)Ⅰ、Ⅱ、Ⅲ导联均以 R 波为主，电轴位于正常象限。

(2)Ⅰ、Ⅱ、Ⅲ导联均以 S 波为主，电轴位于"无人区"。

(3)Ⅰ导联以 R 波为主，Ⅲ导联以 S 波为主，电轴位于左偏象限。若Ⅱ导联的 R<S，则电轴在–30°更左；若Ⅱ导联的 R>S，则电轴在 0°～ –30°。

(4)Ⅰ导联以 S 波为主，Ⅲ导联以 R 波为主，电轴位于右偏象限。若Ⅲ导联的 R 波大于Ⅱ导联的 R 波，则电轴在+100°更右；有学者认为，–30°更左反映电轴显著左偏，而+100°更右在成人多为电轴异常右偏，多有病理意义。

4. 根据 QRS 波群最大值逐步精确目测心电轴

(1) 在纸上画出六轴系统。

(2) 在 6 个导联中确定 QRS 振幅代数和最大者(正负均可)，则平均心电轴大致平行于该导联轴。

(3) 确定 QRS 振幅代数和次大者(此导联必然是最大导联相邻的 2 个导联中的 1 个)。

(4) 此时平均心电轴必在最大者与次大者两个导联轴之间，并靠近最大导联轴。

(5) 此法有±7.5°的误差，可加以校正。

(6) 如果某一导联 QRS 振幅代数和等于零，则平均心电轴大致垂直于该导联轴；如果有 2 条导联以上的代数和都等于零，则电轴属不定型(变幻型)，说明平均心电轴与额面垂直或基本垂直。

例1：如图 3-9，查表法可知 QRS$_Ⅰ$=–0.3mV，QRS$_Ⅲ$=+0.6mV，平均心电轴=+120°。在 6 个肢体导联中，Ⅲ导联 QRS 振幅代数和的绝对值最大(0.6mV)，故 QRS 电轴大致平行于Ⅲ

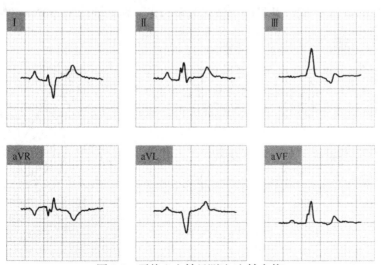

图 3-9　平均心电轴目测法(电轴右偏)

导联轴，约等于+120°或–60°。由于Ⅲ导联主波为正，故 QRS 电轴约为+120°。而 QRS 振幅和次大者必然为Ⅲ导联轴两侧的导联，即 aVL 或 aVF 导联，而这两个导联的 QRS 振幅代数和绝对值相等，同时 aVR 导联 QRS 振幅为 0，说明本图的 QRS 电轴与Ⅲ导联重合，与 aVR 导联垂直，故平均心电轴为+120°。

例2：在图 3-10 的 6 个肢体导中，Ⅲ导联 QRS 振幅代数和的绝对值最大(1.4mV)，故 QRS 电轴大致平行于Ⅲ导联轴，约等于+120°或–60°。由于Ⅲ导联主波为负，故 QRS 电轴约为–60°。而 QRS 振幅和次大者必然为Ⅲ导联轴两侧的导联，即 aVL 或 aVF 导联，两者比较，aVL 为次大导联，故平均心电轴在Ⅲ导联轴(–60°)与 aVL 导联轴(–30°)之间而靠近Ⅲ导联轴(–60°)，即(–60°)+7.5°=–52.5°。此时也可进一步比较Ⅲ、aVL 导联振幅和的大小，如果两者近乎相等，则可取Ⅲ(–60°)与 aVL(–30°)的中间值–45°。

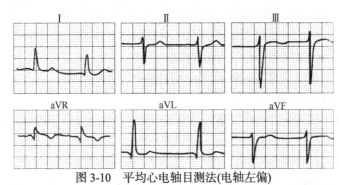

图 3-10　平均心电轴目测法(电轴左偏)

5. 根据六个导联轴的正负值逐步确定心电轴范围

(1) 在纸上画出六轴系统。

(2) 确定每个导联正负波的代数和，为正(或负、或零)，不需要测量正负波的具体数值。

(3) 分别依据第二步的结果在六轴系统相应的导联上的正负半轴确定出六个的区域。

(4) 此六个区域的最大重叠部分即为心电轴。

举例：依照上述方法，可估测图 3-11A 的 QRS 电轴。Ⅰ导联主波代数和为负，则电轴位于–90°~±180°~+90°之间。Ⅱ导联主波代数和为正，则电轴位于–30°~+60°~+150°之间。

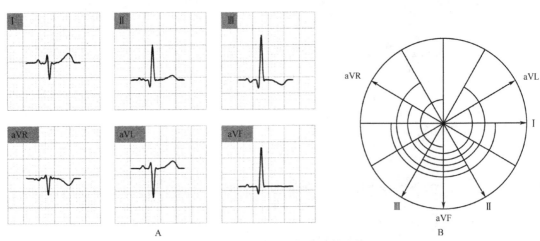

图 3-11　平均心电轴目测法(电轴右偏)

A. 肢体导联心电图；B. 估测 QRS 电轴

以此类推,经过六个步骤即可求得本图的心电轴位于+90°~+120°之间,故取其中间值+105°。

第三节　心脏转位及心电位

一、心脏转位

心脏在胸腔内的位置是可以转动的,由于心脏位置发生改变,所描记的心电图亦不同。心脏位置转动有三种。

(一) 心脏沿长轴转位

自心尖部至心底的连线为心脏长轴,循长轴从心尖向心底部方向观察,心脏可发生顺钟向或逆钟向转位。

1. 正常时　正常时 V_3 或 V_4 导联 R/S 大致相等,为左、右心室过渡区波形(图 3-12)。

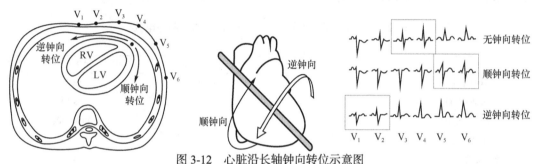

图 3-12　心脏沿长轴钟向转位示意图

2. 顺钟向转位(clockwise rotation)　过渡区导联的波形转向左心室方向,即出现在 V_5、V_6 导联上,此时右心室向前向左旋转,可见于右心室肥大。

3. 逆钟向转位(counterclockwise rotation)　过渡区导联的波形转向右心室方向,即出现在 V_1、V_2 导联上,此时左心室向前向右旋转,可见于左心室肥大。

但需要注意,以上转位图形亦可见于正常人。

(二) 心脏沿横轴转位

心脏沿横轴转位,即心尖向前或向后方转动,临床应用较小,可分为以下两种情况(图3-13)。

1. 横置型心电位　aVF 导联面向右心室外膜而呈 rS 型,如心尖显著向前转位则使 aVF 导联面向左心室外膜而呈 qR 型。aVR 导联亦可因面向右心室外膜呈 rS 型。

2. 垂悬型心电位　aVR、aVL 导联因面向右心室外膜呈 rS 型,aVF 导联面向左心室外膜而呈 qR 型。当心尖向后转位并有顺钟向转位时,则 aVF 导联面向右心室外膜呈 rS 型或 RS 型。

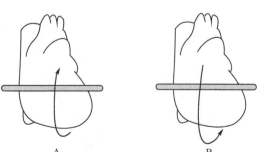

图 3-13　心尖沿横轴向前、向后转位示意图
A.心尖向前转位,横位心电位;B.心尖向后转位,垂位心电位

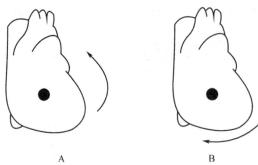

图 3-14　心脏绕前后轴转位示意图

A. 心尖向左转，心底向右转；B. 心尖向右转，心底向左转

(三) 心脏沿前后轴转位

心脏沿前后轴转位(图 3-14)，如果心尖向左转，心底向右转，转位重则心脏呈横置位，轻则心脏呈半横置位；如果心尖向右转，心底向左转，重则呈垂位，轻则呈半垂位，即下述的心电位。

二、心电位

心电位是指心脏在胸腔内的位置，它与实际的解剖位置不完全一致。由于心脏位置不同，心电图表现亦不同。因此可利用心电图表现推断心脏在胸腔内的位置，但在正常情况和病理情况下均可见到，对临床诊断无肯定意义，仅供参考之用表(3-3)。

表 3-3　根据 aVL、aVF 导联 QRS 波形态判断心电位

心电位	心脏在胸腔内的位置	QRS 波形态	
		aVL 导联	aVF 导联
中间型心电位	位置适中	qR 型	qR 型
横置型心电位	向右倾斜(重)	qR 型	rS 型
半横置型心电位	向右倾斜(轻)	qR 型	错综小波
垂悬型心电位	向左倾斜(重)	rS 型	qR 型
半垂悬型心电位	向左倾斜(轻)	错综小波	qR 型
不定型心电位	难以确定	波型难以确定	

第四节　电极放置错误和右位心

一、左(黄)右(红)手反接

这是最常见的电极连接错误，左(黄)右(红)手电极反接后产生的心电图在肢体导联酷似右位心，但其胸导联明显不同于右位心。依据 Einthoven 三角理论，由于左右手电极反接后，其所形成的"三角"与正常明显不同(图 3-15)，而心脏除极和复极的方向并

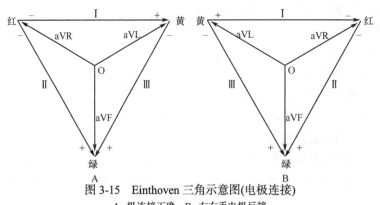

图 3-15　Einthoven 三角示意图(电极连接)

A. 极连接正确；B. 左右手电极反接

没有发生改变，故其图形特点是：Ⅰ导联 P 波、QRS 波、T 波均呈倒置；Ⅱ、Ⅲ导联图形互换；aVR 与 aVL 导联图形互换；aVF 导联与胸导联图形不变，V₁~V₆ 的 R 波仍呈正常递增。由于胸导联是单极导联，每一个探查电极都作为正极，而所有肢体导联的电极共同组成中心电端作为负极，所以肢体导联的电极无论怎样连接都不会对胸导联产生任何的影响。因此，凡遇到Ⅰ导联 P 波倒置的时候(正常人几乎看不到倒置的 P波)，一定要观察是否为左右手反接，如果没有，接下来就应该考虑患者是否为镜像性右位心(图 3-16、图 3-17)。

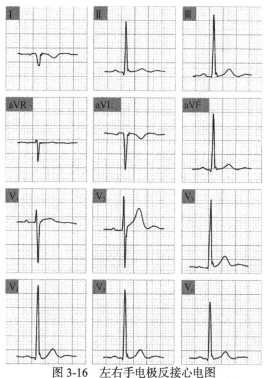

图 3-16 左右手电极反接心电图

注：Ⅰ导联 P-QRS-T 波全部倒置，胸导联 R 波递增正常

二、上下肢电极反接

将上肢两个电极与下肢两个电极反接，由于两下肢电极之间无电位差，故Ⅰ

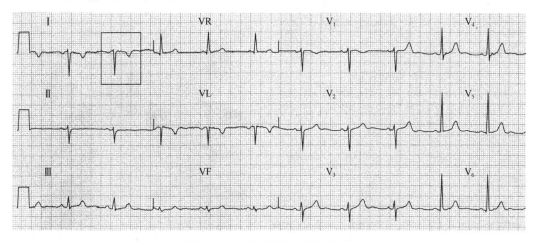

图 3-17 左右手电极反接心电图

导联会描记出等电位直线，而Ⅱ、Ⅲ、aVF 导联酷似心肌梗死图形，但胸导图形不变(图3-18)。同理，将右手(红)左脚(绿)电极互换错接后，联合Ⅱ、Ⅲ、aVF 导联会出现酷似心肌梗死图形，aVR 与 aVF 导联图形互换。将左手(黄)左脚(绿)电极错接后，Ⅰ、Ⅱ导联图形互换，aVF 与 aVL 导联图形互换，Ⅲ导联图形与正常的相反，aVR 导联与胸导联图形不变。

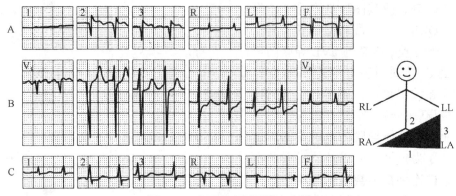

图 3-18　上下肢电极反接心电图

注：A. 和 B. 图中 I 导联呈直线，II、III、aVF 导联酷似下壁心梗，胸导联 R 波振幅递增正常；C. 为校正后

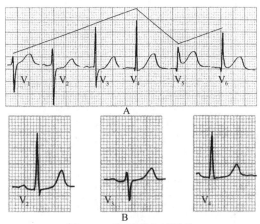

图 3-19　胸导联电极错位

A. 胸导联错位，V_5 导联 R 波的演变不符合顺序，V_5、V_6 的位置被交换；B. V_2、V_3 导联电极顺序接反，致 $V_2 \sim V_4$ 导联 R 波振幅递增异常

右位心)，指左右心房、左右心室反位，其位置宛如正常心脏镜中的影像。其心电图特点如下：

(1) 肢体导联心电图如左右手电极反接时的图形：I 导联 P 波、T 波均呈倒置，QRS 波以负向波为主；II、III 导联图形互换；aVR 与 aVL 导联图形互换；aVF 导联图形不变。

(2) 胸导联心电图形：$V_1 \sim V_6$ 的 R 波逐渐降低，S 波逐渐变浅，即 QRS 波幅逐渐减小。

(3) 如果把左右手电极反接，胸导联按 V_2、V_1、V_3R、V_4R、V_5R、V_6R 顺序连接，则出现正常状态下(左位心)的标准图形。因此，对于右位心通常以此方式转为"左位心"的标准图形进行判读(图 3-20～图 3-22)。

三、胸导联电极顺序错位

最典型的表现为在两个连续的导联(如 V_1、V_2 导联)上出现难以解释的 R 波减低，而在随后的导联 R 波递增正常(图 3-19)。

四、右位心

心电学中的右位心是指镜像右位心(真性

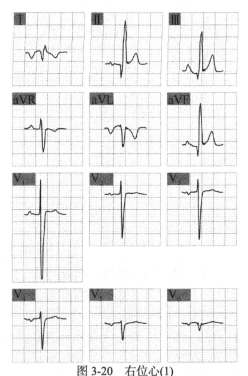

图 3-20　右位心(1)

注：I 导联 P-QRS-T 波全部倒置，胸导联 R 波振幅从 $V_1 \sim V_6$ 导联逐渐降低

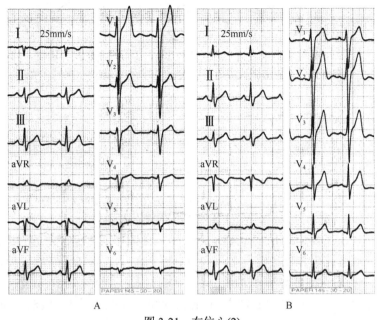

图 3-21　右位心(2)

注：A. 正常连接时心电图；B. 校正后心电图

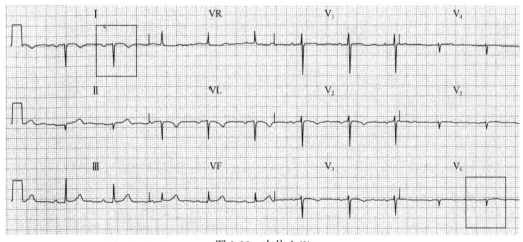

图 3-22　右位心(3)

第五节　正常心电图各波形、波段和间期特点及正常范围

一、P 波

1. 向量　心脏激动起源于窦房结，而窦房结一般位于心脏的最右后上方，因此心房除极的综合向量指向左、前、下，额面 P 环的电轴多在+60°左右(图 3-23A)。

2. 形态　P 波的形态在大部分导联上一般呈钝圆形(儿童 P 波偏尖)，有时可能有轻度切迹，双峰，双峰间距<0.04s。如果峰间距离超过 0.04s，则可能为左心房肥大或房内传导阻滞。

3. 方向　P 波方向在 I、II、aVF、V₄~V₆导联向上，aVR 导联向下，其余导联呈双

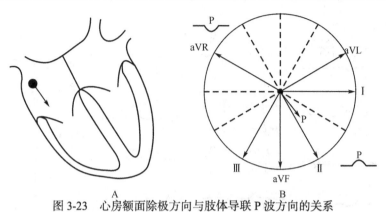

A   B

图 3-23　心房额面除极方向与肢体导联 P 波方向的关系

A. 心房综合除极向量在额面指向左下方；B. 在六轴系统，心房综合除极向量指向 Ⅱ 导联的正极形成正向 P 波，
而背离 aVR 导联的正极形成负向 P 波

向、倒置或低平均可。Ⅲ、aVL、V_1、V_2 导联直立或双向，可见小切迹。由于心房综合除极向量朝向 Ⅱ 导联的正极，故产生直立向上的 P 波；而背离 aVR 导联的正极，产生倒置的 P 波(图 3-23B)。一般只要 Ⅱ 导联 P 波直立，aVR 导联 P 波倒置(在排除了右房上部窦房结附近的激动外)，而不论其他导联 P 波方向如何，就可以确定为窦性 P 波，即心房激动起源于窦房结。如果 V_1 导联呈双向，先出现正向波之后出现深宽的负向波，其正向波反映右心房除极，负向波反映左心房除极，也表示心房的终末电势，通常用 Ptf_{V1} 表示(V_1 导联负向 P 波的时间 × 负向 P 波振幅 = P 波终末电势，P-wave terminal force，图 3-24、图 3-25)，正常情况下 P 波在 V_1 导联的负向波并不明显，当 Ptf_{V1}(绝对值)达到 0.03~0.04mm·s，提示左心房肥大或左房负荷过重。

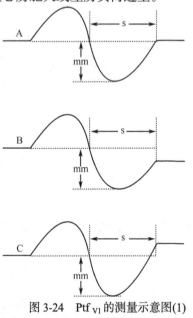

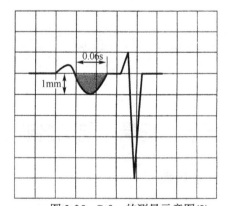

图 3-24　Ptf_{V1} 的测量示意图(1)

注：测量时，自 P 波起始水平线下缘作水平延长线与 P 波下降支相交，此交点与 P 波终点之间的水平间距为 P 的负向波的宽度，水平线与负向波底端的垂直距离为 P 波的深度；A 图为 P 波起始部与 P-R 段在同一水平时的测量法；B 图和 C 图分别为 P-R 段下移与上移时的测量法

图 3-25　Ptf_{V1} 的测量示意图(2)

注：V_1 导联 P 波呈先正后负的双向，负向波时间为 0.06s，振幅为 1mm，其乘积绝对值为 0.06 mm·s

4. 电轴　正常人 P 波的电轴是 0~+75°。

5. 时间　自 P 波开始至 P 波结束，表示激动经过心房全部所需的时间。正常成人 P 波时间是 0.08~0.11s，一般小于 0.12s，儿童小于 0.09s。

6. 振幅　从基线垂直地量至 P 波的顶端（或底端），分别测量正向波和负向波。正常 P 波振幅在肢体导联一般小于 0.25mV，胸导联一般小于 0.2mV，负向波（绝对值）小于 0.1mV。

7. 意义　代表心房肌除极的电位变化，P 波前 1/3 代表右心房除极，中 1/3 代表右左心房共同除极，后 1/3 代表左心房除极。P 波的起点表示激动自窦房结已经到达心房，其终点表示心房全部受到除极（图 3-26）。

8. 异常　P 波的振幅和宽度超过正常范围即为异常，表示心房肥大或房内传导阻滞。P 波在 aVR 导联直立，Ⅱ、aVF 导联倒置，称为逆行型 P 波，表示冲动起源于心房底部或房室交界区。若无 P 波，通常提示节律问题。

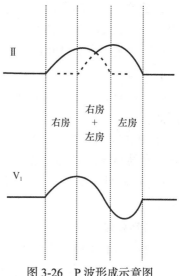

图 3-26　P 波形成示意图

二、Ta 波和 P-Ta 段

心房复极时产生的电位变化为 Ta 波（T 代表复极，a 代表心房），心房与心室复极顺序不同，心室是先除极的部分后复极，心房是先除极的部分先复极，所以心房复极产生 Ta 波的方向与除极产生的 P 波相反，复极波出现时间显著推后，常在 P-R 段与 QRS 波群初始部位的交界处。由于复极时间常超过 0.2s，且 Ta 波电压比 P 波显著的小，故通常隐藏于 QRS 波群和 ST 段，一般不能在常规心电图上表现。在心动过速时，Ta 波偶尔可落在 S-T 段上而使之发生 J 点型移位，产生假性"缺血"。心房除极结束至复极开始的时间称 P-Ta 段，意义相当于心室复极时产生的 ST 段。正常情况下 P-Ta 段与 P-R 段重叠，所以 P-R 段实际上反映 P-Ta 段的变化。

三、P-R 间期、P-R 段及等电位线

(一) P-R 间期

1. 原理　心脏的激动自窦房结开始，经过心房，传至房室结，再下传至房室束（希氏束，左、右束支），最后抵达两心室。由于激动在房室结的传导速度比较慢，所以 P 波之后经过一段时间才产生心室激动，通常称 P 波的起点至 QRS 波群的起点为 P-R 间期；如果 QRS 波群有 Q 波的话，P-R 间期也称 P-Q 间期；称 P 波的终点至 QRS 波群的起点为 P-R 段。需要注意，此时心室尚未除极。

2. 测量　从 P 波的起点至 QRS 波群的起点，应测量所能见到的最长的 P-R，通常选择标准导联中 P 波最宽，QRS 波群起点清楚，最好有 q 波的导联，一般选择 Ⅱ 导联，因为最大 P 波向量与 Ⅱ 导联几乎平行，故投影最大。如选择导联不准确则可能出现测量结果不同。

3. 时间　心率在正常范围时，P-R 间期为 0.12~0.20s。它与年龄及心率快慢有关，在幼儿及心动过速的情况下，P-R 间期相应缩短，但不会短于 0.11s。在老年人及心动过缓的情况下，P-R 间期可略延长，但一般不超过 0.22s(附表四)。

4. 意义　P-R 间期代表心房开始除极到心室开始除极的传导时间，又称房室传导时间，即表示激动经过心房、房室结、房室束到达心室所需的时间，但不包括窦房传导时间(激动从窦房结传至心房的时间)。

5. 异常

(1) P-R 间期延长：> 0.20s，说明房室传导延缓，可能是房室传导阻滞，如一度房室传导阻滞等。

(2) P-R 间期缩短：< 0.12s，说明房室传导加速或传导途径异常(旁道传导)，激动可能未经房室结传导，如预激综合征等。

(3) P-R 间期长短不一：说明房室脱节(分离)，心房、心室分别由不同的起搏点所控制。

(二) P-R 段

1. 原理　P-R 段大致代表激动通过房室结与希-浦系统的总时间。P-R 段的测量自 P 波终点至 QRS 波群起点，正常值为 0.06~0.14s，P 波时间/P-R 段时限(称麦氏指数)应为 1.0~1.6。但由于 Ta 波通常都隐藏于 QRS 波群和 ST 段，正常情况下 Ta 波不影响 P-R 段，故 P-R 段与等电位线一致，一般不会上下移位。同时，由于 P-R 段与 P-Ta 段重叠，故也可反映 P-Ta 段的变化。如果 Ta 波落在 P-R 段上，可引起 P-R 段发生同步偏移(多为轻度下移)，常在 0.05mV 以内。发生心动过速时 P-R 段可呈下斜型压低，一般没有临床意义。

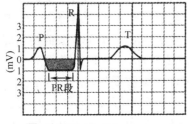

PR压低=0.1mV

图 3-27　P-R 段测量示意图

2. 测量　以 T-P 段(T 波的终末至 P 波的开始)为基线确定其抬高或压低的振幅(图 3-27)。

3. 正常值　通常呈等电位，亦可向 P 波相反的方向偏移。抬高通常 < 0.05mV；压低通常 < 0.08mV。

4. 意义　P-R 段偏移超过正常范围(水平型压低≥0.8~1mm，或抬高≥0.5mm)，通常提示心房梗死、急性心包炎等。

(三) 等电位线的测量

在心率较慢时，由于 Ta 波可重叠于部分正常个体的 P-R 段，致 P-R 段发生偏移，故一般宜采用 T-P 段作为等电位线的基线。但在心率较快时，由于心房的复极时间较长，Ta 波可同时重叠于 P-R 段以及 S-T 段的起始部，引起 P-R 段和 S-T 段的起始部同步偏移，故此时可用 P-R 段作为等电位线的基线。

四、QRS 波群

代表心室肌除极的电位变化，相当于动作电位曲线的 0 位相和 1 位相。

(一) 心室的除极过程与 QRS 波的形成

正常心室除极可形成四个时相的综合向量，依照心室除极的先后顺序，依次形成 QRS 波，但由于探查电极放置部位的关系，在不同导联上所形成的 QRS 波群形态也各不相同 (图 3-28)。

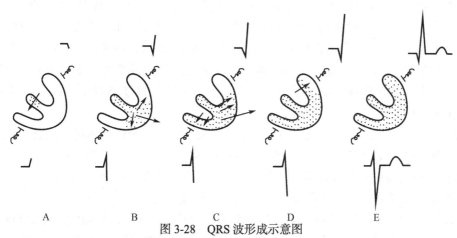

图 3-28 QRS 波形成示意图

A. 室间隔除极，向量指向右前下；B. 心尖前壁除极，向量指向左前下；C. 左心室侧壁除极，向量指向左后下；D. 基底部除极，向量指向后上偏左；E. 两侧心室除极结束

(二) QRS 波群形态特点和 R 波递增异常

1. QRS 波形态特点

(1) 胸导联：由于胸部导联主要反映水平面的向量变化特点，心室除极第一时相指向右前方，即指向 V_1、V_2 导联的正极和 V_5、V_6 导联的负极，所以在 V_1、V_2 导联的起始波为反映间隔除极的 r 波，而在 V_5、V_6 导联为间隔性 q 波(一般小于 0.04s，多小于 0.02s，振幅为 0.1~0.2mV，且小于同导联 R 波的 1/4)。心室除极的第二时相指向左后方，即指向 V_1、V_2 导联的负极和 V_5、V_6 导联的正极，所以在 V_1、V_2 导联出现终末的 S 波，而在 V_5、V_6 导联出现终末的 R 波。由此，正常人 V_1、V_2 导联多呈 rS 型，V_5、V_6 导联多呈 qR 型(或 qRs、Rs、R 型)，V_3、V_4 导联为左右心室过渡区多呈 RS 型(图 3-29)。正常人胸导联自右至左(自 V_1 至 V_6)R 波逐渐增高(但 V_5 导联的 R 波通常超过 V_6 导联的 R 波)，S 波逐渐减小，R/S 的值逐渐增大(V_1 的 R/S 小于 1，V_3 的 R/S 近于 1，V_5 的 R/S 大于 1)。

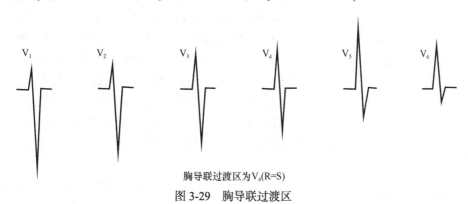

胸导联过渡区为 V_4(R=S)

图 3-29 胸导联过渡区

(2) 肢体导联：肢体导联主要反映额面的向量变化特点，由于心室的除极向量主要指向左下，其背离 aVR 导联的正极，故出现较为固定的以负向波为主的 QRS 波群(Qs、rS、rSr′或 Qr 型)，T 波也倒置。而其他导联的 QRS 波群的变化主要取决于心室除极时的向量方向：当心室的除极向量主要向下(垂位心电位，额面 QRS 环最大向量投影的角度接近 90°)时，在 II、III、aVF 导联出现较高大的 R 波，多为 qR 型，而 I、aVL 导联则出现较深的 S 波(呈rS 或 RS 型)；当心室的除极向量主要向左(横位心电位，额面 QRS 环最大向量投影的角度接近 0°)时，在 I、aVL 导联出现较高大的 R 波，多呈 qR 型，而 III、aVF 导联出现较深的S 波(呈 rS 或 RS 型)；当心室的除极向量指向左下时，QRS 波群形态则界于垂位和横位心电位之间，I、II 导联的 QRS 波群主波一般向上，III 导联的 QRS 波群主波方向多变。

2. R 波递增异常

(1) R 波递增不良：过渡区位于 V_5 或 V_6，可能与心脏长轴顺钟向转位，及右心室肥厚相关；过渡区位于 V_1 或 V_2，可能与心脏长轴逆钟向转位，及左心室肥厚相关。

(2) R 波逆向递增：胸导联 R 波振幅逐渐降低，可能与右心室肥厚相关。

3. 意义　QRS 波的形状与激动在心室内的传导途径有关。由于心室各部分产生激动的时间先后不一，所以 QRS 波群代表心室各部分激动时电压变化的综合波。通常 QRS 波群升支(R 波升支)和降支(S 波)是光滑锐利的，偶尔出现轻微的粗钝或切迹，多无病理意义。

(三) QRS 波群时间

1. 测量　从 QRS 波(或 QS 波)的起点测量至终点。

2. 时间　正常成年人 QRS 时间小于 0.12s，多数在 0.06~0.08s，儿童 0.04~0.08s。在肢体导联应小于 0.10s，在胸导联应小于 0.11s。一般测量标准导联中最宽的心室波，或在 V_3 导联中测量。

3. 意义　起点表示心电冲动到达心室，心室开始除极；终点表示两心室全部完成除极，时限表示心电冲动经过心室全部所需的时间。

4. 异常　QRS 时间延长≥0.12s，多为病理性，表示心室除极时间延长，可见于室性异位搏动或室内传导障碍(多为束支传导阻滞)。为了进行鉴别诊断，通常分为 QRS 中度延长(0.10 至 0.12s)和 QRS 显著延长(> 0.12s)

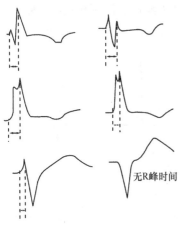

图 3-30　各种波形的 R 峰时间测量方法

(四) R 峰时间(R peak time)

1. 测量　R 峰时间亦称类本位曲折时间或室壁激动时间(ventricular activation time，VAT)，测量时首先确定 R 波顶点在基线上的投影点，即从 R 波顶点向基线做一垂线产生交点，此交点即为 R 波顶点的投影点，然后从 QRS 波群起点测量至该投影点的时间间隔即为 VAT，若有 R′ 或 r′，则应量至 R′ 或 r′ 波的顶峰；如 R 峰呈切迹，应测量至切迹第二峰(图3-30)。VAT 代表右室(V_1 的 VAT)或左室(V_5 的 VAT)心内膜到心外膜除极所需要的时间，一般只测量 $V_1(V_2)$、$V_5(V_6)$导联。

2. 意义　正常 V_1 的 VAT 不超过 0.04s，V_5 导联的 VAT 不超过 0.05s。如果超过，则提示可能相对应的心室肥厚，室内阻滞与预激不使用此标准。

(五) QRS 波群振幅(电压)

1. 测量 从基线垂直测量到 R 波(或 S 波)的顶端,用 mV 表示。

2. 各导联 R 波振幅

(1) 正常人各肢体导联 R 波振幅:aVR < 0.5mV,否则可能为右室肥大;Ⅰ < 1.5mV、Ⅱ < 2.5mV、aVL < 1.2mV、aVF < 2.0mV,否则可能为左室肥大。

(2) 正常人各胸导联 R 波振幅:V_1 < 1.0mV,否则可能为右室肥大;V_5 < 2.5mV,否则可能为左室肥大。

3. 各导联振幅(电压)**和** ①6 个肢体导联的 QRS 波群振幅(正向波与负向波振幅的绝对值相加)一般不应都小于 0.5mV,否则为肢体导联 QRS 低电压;6 个胸导联的 QRS 波群振幅(正向波与负向波振幅的绝对值相加)一般不应都小于 0.8mv,否则为胸导联 QRS 低电压。如果肢体导联 QRS 低电压和胸导 QRS 低电压同时存在,则统称为 QRS 低电压(图 3-31)。低电压多见于心包积液、胸腔积液、气胸、肺气肿、甲状腺功能低下和胸部皮下脂肪过多等。②$R_{V5}+S_{V1}$ < 3.5mV(女性)或 < 4.0mV(男性),此为左心室除极正常振幅值,超过此值可能为左室高电压或左室肥厚;$R_{V1}+S_{V5}$ < 1.2mV(不分男女),此为右心室除极正常振幅值,超过此值可能为右室高电压或右室肥厚。

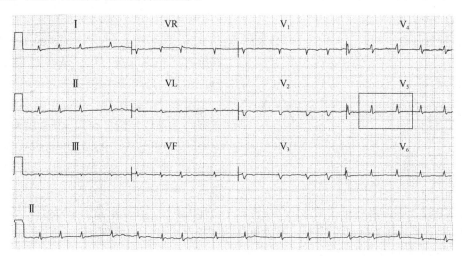

图 3-31 肢体导联、胸导低电压(本例为心包积液患者)

4. 比值 正常人 aVR 的 r/Q(或 S)显著小于 1(否则可能为右室肥大),V_1 的 R/S 小于 1(否则可能为右室肥大),V_5 的 R/S 大于 1(否则可能为左室肥大)。

(六) Q 波

除 aVR 导联外(aVR 导联可呈 QS 或 Qr 型),正常人的 Q 波振幅不超过同导联 R 波的 1/4,时间不超过 0.04s。正常人 V_1、V_2 导联不应出现 q 波,但偶尔可以呈 QS 波(提示可能为顺钟向转位、左心室肥大、左束支传导阻滞)。V_5、V_6 导联常见正常范围的 q 波。胸导联出现的 Q 波应遵循以下规律:$Q_{V3} < Q_{V4} < Q_{V5}$,否则多为病理现象。

五、J 点

QRS 波群的终末与 ST 段起始之交接点称为 J 点。J 点大多在等电位线上，通常随 ST 段的偏移而发生移位，但上下偏移不超过 1mm。有时可因心室除极尚未完全结束，部分心肌已开始复极致使 J 点发生偏移，通常 QRS 波群以 R 波结束时 J 点可上移，以 S 波结束时 J 点可下移。还可由于心动过速等原因，使心室除极与心房复极并存，导致心房复极波(Ta 波)重叠于 QRS 波群的后段，从而发生 J 点下移。

六、ST 段

ST 段代表心室除极末期至心室复极开始这一间期，即 QRS 波终点至 T 波起点间的线段，其终末部分常与 T 波分界不十分清楚，相当于动作电位曲线的 2 位相，代表心室缓慢复极过程。

(一) 时限

正常 ST 段时限为 0.05~0.12s，心率越快，ST 段越短，其水平延伸部分时限多在 0.12s 以内，一般不超过 0.14s。心肌缺血时 ST 段水平延长合并 T 波低平；低钙血症时 ST 段可延长；高钙血症时 ST 段可缩短。

(二) 偏移

1. 测量基点　一般以 QRS 波群结束后 0.06~0.08s 为起量点，这是考虑到此时全部心肌纤维都已完成除极过程，基本处于相近的膜电位水平，以 T-P 段作为参考水平，如心率过快导致 T-P 段融合，则以 P-R 段作为参考基线。如基线不清，可以 QRS 波起点(Q 波起点)为参照基点。ST 段抬高应从基线上缘量至 ST 段上缘，ST 段压低应从基线下缘量至 ST 段下缘(图 3-32)。

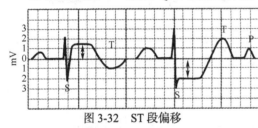

图 3-32　ST 段偏移

注：ST 段抬高=0.15mV；ST 段压低=0.2 mV

2. ST 段上下偏移　正常的 ST 段通常为一等电位线，有时亦可稍向上或向下偏移。如果 ST 段上下偏移超过正常范围，可见于早期复极综合征、心肌梗死、心肌缺血、心包炎等，要结合临床综合分析。

(1) ST 段下移：在任一导联，一般不超过 0.05mV。

(2) ST 段上抬：在肢体导联中不超过 0.1mV，在 V_1~V_2 导联不超过 0.3mV，V_3 不超过 0.5mV，在 V_4~V_6 导联不超过 0.1mV。

七、T 波

T 波代表心室快速复极时的电位变化。复极的顺序与除极相反，是从心尖向心室基底部扩延，从心外膜向心内膜推进，电穴在前电源在后，故复极 T 向量与 QRS 综合除极向量一致，从而 T 波方向与 QRS 主波方向一致。由于在心室复极时，大多数的心脏复极电位被互相抵消，故 T 波实际上反映未被抵消部分的心室复极电位差，故而一般情况下 T 波较 QRS 小得多。但心肌复极的影响因素较多且不同复极区域对 T 波影响不均一，因此 T 波的改变最具易变性和非特异性。

1. 形态 T波可有多种不同形态(图3-33),这取决于T向量环在各导联轴上的投影。正常T波双肢不对称,波形低圆而宽大,前肢长后肢短,前肢坡度平缓后肢坡度较陡,如两肢对称,顶端或底端尖锐,称为"冠状T波",是异常现象,反映心肌缺血。

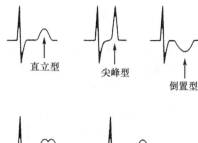

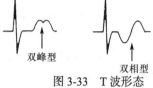

图3-33 T波形态

2. 方向 T波的方向在各个导联上是不同的,主要取决于QRS波群的方向。在正常情况下,T波的方向大多与QRS主波的方向一致。以R为主导联T波不应低平或双相,更不能倒置;以S为主导联T波可以双相或倒置。T波方向在Ⅰ、Ⅱ、$V_4 \sim V_6$导联向上,aVR导联向下,Ⅲ、aVL、aVF、$V_1 \sim V_3$导联可以向上、双向或向下。若V_1的T波直立,则$V_2 \sim V_6$导联就不应再倒置;如V_3导联T波直立时,其左侧胸前导联(V_4、V_5)T波必须直立,而且T波振幅应依次增高;若V_3导联T波倒置,其右侧胸前导联(V_1、V_2)T波也应倒置,否则均为异常。

3. 振幅 估计T波振幅大小时(图3-34),应同时注意QRS波群振幅的大小,如果QRS波群振幅小,T波也小;如果QRS波群振幅大,T波也大。在以R波为主的导联上,T波不应低于同导联R波的1/10;T波在肢体导联一般不超过0.6mV;T波在胸前导联可以很高,$V_2 \sim V_4$导联可高达1.5mV,但不应超过1.5mV(图3-35);V_1的T波不应超过0.4mV,且不应高于T_{V5};若V_1、V_2导联的T波直立,则其电压不应超过V_5、V_6导联,否则可能为冠状动脉供血不足。在以S波为主的导联T波倒置时,倒置的深度一般小于0.25mV,最深不超过0.4mV。

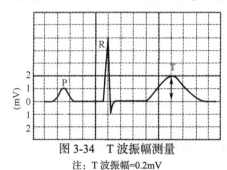

图3-34 T波振幅测量
注:T波振幅=0.2mV

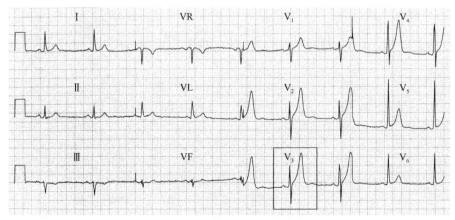

图3-35 正常心电图(T波高尖)

八、Q-T 间期

指 QRS 波群的起点至 T 波终点的间距，代表心室肌除极和复极全过程所需的时间。Q-T 间期长短与心率的快慢密切相关，心率越快，Q-T 间期越短，反之则越长，一般女性的 Q-T 间期较男性略长(附表五)。另外，不同导联之间 Q-T 间期存在一定的差异，正常人不同导联间 Q-T 间期差异最大可达 50ms，以 V₂、V₃ 导联 Q-T 间期最长。测量时最好选一个 T 波较大且有明确终点的导联。

1. 正常值

(1) 心率在 60~100 次/min 时，Q-T 间期的正常范围为 0.32~0.44s。正常 Q-T 间期应＜R-R 间期的 50%。心率在 70 次/min 时，成年男性 Q-T 间期<0.40s(0.361~0.395s)，女性<0.41s(0.371~0.405s)

(2) 校正的 Q-T 间期(Q-Tc，c = corrected 修正)：由于 Q-T 间期受心率的影响很大，通常采用心率校正过的 Q-T 间期。通常采用 Bazett 公式计算：$Q\text{-}Tc = Q\text{-}T/\sqrt{RR}$。Q-Tc 就是 R-R 间期为 1s(心率 60 次/min)时的 Q-T 间期。传统的 Q-Tc 的正常上限值设定为 0.44s，超过此时限即认为 Q-T 间期延长。例如，心率为 50 次/min，则 R-R 间期 = 1.2s，$Q\text{-}Tc = Q\text{-}T/\sqrt{1.2} = Q\text{-}T/1.1$，Q-Tc 的正常值为 0.35~0.43s(心率 60~100 次/min)。

(3) 其他方法：以 0.40s 作为心率 70 次/min 的正常 Q-T 间期。在 70 次/min 的基础上心率每增加(或减少)10，则 Q-T 间期减去(或加上)0.02s。测量值应在算得的正常值±0.04s 范围内。例如：心率 100 次/min，算得的"正常"Q-T 间期 = 0.40s−(3×0.02s)±0.04s = 0.34±0.04s。心率 50 次/min，算得的"正常"Q-T 间期 = 0.40s + (2×0.02s)±0.04s = 0.44±0.04s。

2. 意义　Q-T 间期延长常见于部分抗心律失常药物(如胺碘酮、奎尼丁、索他洛尔等)的影响，也见于低钾、低镁、低钙等电解质紊乱及心肌缺血、蛛网膜下隙出血等现象。Q-T 间期延长使心室复极不均一，容易诱发折返激动，导致严重室性心律失常(图 3-36、图 3-37)。

九、U 波

在 T 波之后 0.02~0.04s 出现的圆钝形低平小波称为 U 波，代表心室复极的后继电位，

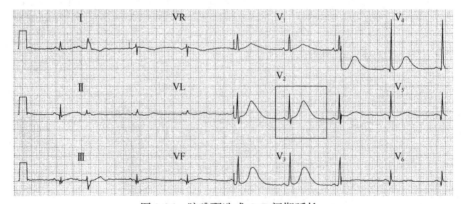

图 3-36　胺碘酮造成 Q-T 间期延长

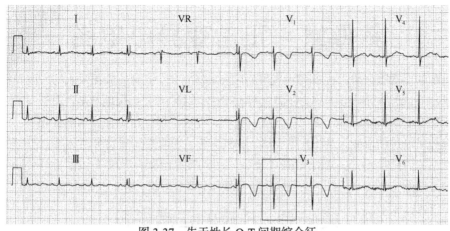

图 3-37　先天性长 Q-T 间期综合征

注：Q-T 间期 0.52s，V_2~V_4 导联 T 波明显倒置

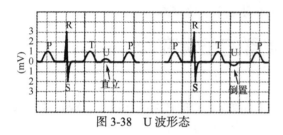

图 3-38　U 波形态

其产生机制目前仍未完全清楚。近年认为可能与心肌中层细胞(M 细胞)长动作电位、浦肯野纤维的复极化或心室肌舒张的机械作用有关。有人认为发生 U 波的时间恰为心动周期的超常期，凡使 U 波波幅增大的因素均可使心肌应激性提高，故在 U 波上发生的刺激，容易诱发快速的室性心律失常。

U 波振幅应小于 0.1mV，宽度 0.16~0.25s，平均 0.20s，正常 U 波的方向一般与 T 波一致，在 aVR 导联倒置，Ⅲ、aVF 导联偶尔倒置，其他导联均应直立(图 3-38)。在胸导联较易见到，以 V_3~V_4 导联较为明显(图 3-39)。在心率较快时，U 波可重叠于 T 波上，U 波可以不出现，如果出现则 U 波的方向应当与 T 波保持一致，振幅绝不可大于同导联 T 波；如 T 波直立，U 波必须直立，否则应考虑为急性或慢性心肌缺血。在心电图平板运动试验时，如果直立的 U 波变成倒置的 U 波，应高度怀疑冠心病心肌缺血。此外，U 波倒置还可见于继发性心肌缺血，特别是高血压心肌肥厚、先天性心脏病、脑卒中等。如果振幅明显增高 >0.1mV 时，常见于低钾血症，可与 T 波等高，形成驼峰状。

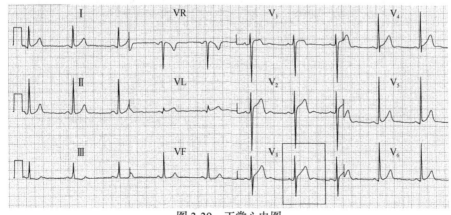

图 3-39　正常心电图

注：V_2~V_4 导联 U 波显著

第四章 正常变异心电图

心电图的正常数据是大样本健康人群心电图的统计值，但有少数正常人的心电图数据可能会超出正常值，这部分心电图称为正常变异心电图，这种改变无病理基础，而是由于一些生理情况的变化引起的，如体型、体位、饮食、吸烟、呼吸状态、自主神经功能变化等。正常变异心电图部分呈一过性改变，如 ST 段下移、T 波倒置、暂时性房室传导延迟等；另一部分为持续性改变，如位置性 Q 波、胸导联高电压、早期复极综合征、单纯 T 波倒置综合征等。鉴别正常变异心电图与病理心电图，必须紧密结合临床，综合分析，切忌仅凭一幅心电图柱自诊断。

第一节 P 波的正常变异

各导联 P 波偏小常无意义；如果 I 导联 P 波直立，aVR 导联 P 波倒置，此时出现 II 导联 P 波矮小、甚至平坦难以辨认，或 aVF 导联 P 波低平、轻度倒置，均非异常。

第二节 QRS 波群的正常变异

(一) 位置性 Q 波

位置性 Q 波是指无心脏疾病，由于心脏位置的改变，造成在某些导联上出现异常 Q 波 (时限≥0.04s，和(或)深度≥R 波的 1/4)，易被误诊为心肌梗死。

1. III(和 aVF)导联出现位置性 Q 波 如果 III 导联单独出现异常 Q 波，极少为病理性。若 III 和 aVF 导联均出现异常 Q 波，可能为病理性，亦可能为正常变异(图 4-1)。此多与心脏呈横位有关，此时额面向量环呈顺时针运行，其长轴和 I 导联轴近乎平行，额面电轴位于 + 10º~ + 30º，初始向量投影在 III 导联甚至 aVF 导联的负侧所致。与病理性 Q 波的鉴别要点为：①III、aVF 导联无明显 ST-T 改变；②II 导联无异常 Q 波；③aVR 导联无起始的 r 波而呈 QR 型或 Qr 型；④深吸气时 Q 波变小或消失，但此项鉴别并不十分可靠(图 4-2、图 4-3)。如果 II 导联同时出现 Q(q)波，或 aVR 导联呈 rS 型，则高度提示下壁心肌梗死，此时心室起始除极向量向上。

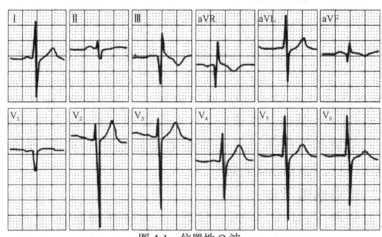

图 4-1　位置性 Q 波

注：III、aVF 导联均出现明显的 Q 波，但 II 导联无 Q 波，由于 aVR 导联呈 QR 型，说明初始向量并非向上，故可排除下壁心肌梗死

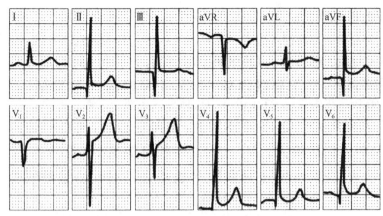

图 4-2　早期复极综合征伴位置性 Q 波

注：本例为早期复极综合征，Ⅱ、Ⅲ、aVF 导联均出现明显异常的 Q 波，系垂直位心脏所引起，无病理意义

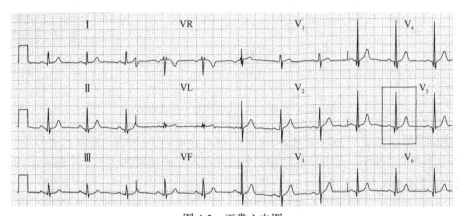

图 4-3　正常心电图

注：Ⅰ、Ⅱ、VF、V_4~V_6 间隔性 Q 波

2. aVL 导联出现位置性 Q 波　如果单独在 aVL 导联出现与 aVR 导联相似的异常 Q 波，同时 aVF 导联的 R 波高大，多与心脏呈垂位相关，此时额面向量环呈逆时针运行，额面电轴位于 + 90º 左右，其向量大部分投影于 aVL 导联的负侧所致。与病理性 Q 波的鉴别要点为：①aVL 导联无心梗时的 ST-T 改变，即 ST 段抬高和 T 波深而倒置，超过 5mm；②Ⅰ 导联和左胸导联无异常 Q 波；③常伴 P 波倒置。

3. V_1、V_2 导联出现位置性 Q 波　如果仅在 V_1、V_2 导联出现 QS 波，极少为病理性，亦多与心脏的解剖位置相关。心脏呈横置位或顺钟向转位时，室间隔的除极向量与 V_1、V_2 导联轴垂直，投影为一个"点"，造成原来在 V_1、V_2 导联上的 r 波消失而呈等电位线，后续左右心室综合除极形成的 QS 波。与病理性 Q 波的鉴别要点为：①V_1、V_2 导联 QS 波形光滑锐利，无切迹和顿挫；②V_1、V_2 导联无明显 ST-T 改变；③V_3 及更左的导联无异常 Q 波；④降低 1~2 个肋间，可使 r 波在 V_1、V_2 导联显示。

由于心室的除极方向与心脏的位置有关，故单独在 Ⅲ、aVF、aVL、V_1、V_2 导联出现异常 Q 波者，极少为病理性，大多与心脏解剖位置相关。当多个导联联合成组出现异常 Q 波时往往为病理性(Ⅱ、Ⅲ、aVF 导联同时反映下壁；Ⅰ、aVL、V_5、V_6 导联同时反映左侧壁；V_1~V_3 导联同时反映前间壁)。

(二) 胸导联高电压

某些体型瘦长胸壁菲薄的年轻人，其胸导联 QRS 电压可超过正常值，但本身并无引起心室肥厚的病理因素，称为胸导联高电压。

1. 左胸导联高电压　当仅有 $R_{V5、V6}>2.5mV$，或 $R_{V5}+S_{V1}>4.0mV$(女性>3.5mV)，临床又无左室肥大的病因、无继发性 ST-T 改变、肢体导联大部分正常、无明显的电轴左偏等时，一般考虑为高电压(图 4-4)。

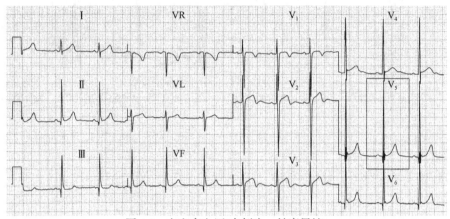

图 4-4　左室高电压(本例为一健康男性)

2. 右胸导联高电压　当仅有 $R_{V1}>1.0mV$，或 $R_{V1}+S_{V5}>1.05mV$，临床又无右室肥大的病因、无继发性 ST-T 改变、无明显的电轴右偏、无左或右心房肥大等时，一般考虑为高电压。

(三) R 波递增不良

一般均指胸导联 R 波递增不良。正常情况下，从 $V_1～V_5(V_6)$导联，R 波逐渐增高，S 波逐渐变浅。如果 R 波不能逐导联增高，称为 R 波递增不良。根据 Zemama 的诊断标准，$R_{V2} \leqslant R_{V3}$、$R_{V3}<0.3mV$ 为 R 波递增不良。R 波递增不良可见于 7%的正常人，属正常变异；也可见于左室肥厚、右室肥厚和前壁心肌梗死等病理情况(图 4-5)。

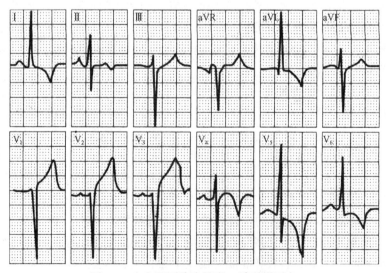

图 4-5　左室肥厚致胸导联 R 波递增不良

(四) S₁S₂S₃综合征(假性电轴左偏)

Ⅰ、Ⅱ、Ⅲ导联 QRS 波群均出现明显 S 波，且 S_Ⅱ>S_Ⅲ，称为 S₁S₂S₃综合征。这是由于心室除极终末向量指向右上方，位于−90°~−150°，投影在Ⅰ、Ⅱ、Ⅲ导联轴的负侧和 aVR 导联轴正侧，从而使Ⅰ、Ⅱ、Ⅲ导联均出现终末 S 波，aVR 导联出现终末 R 波。本综合征可见于健康年轻人，也可见于右室肥大、前壁心肌梗死、慢阻肺合并极度顺种向转位等病理情况(图 4-6)。

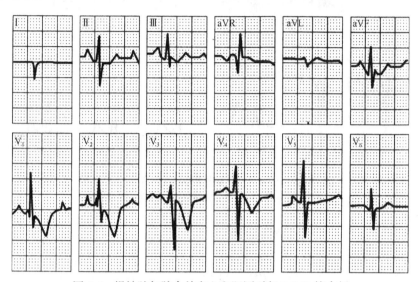

图 4-6　慢性肺气肿合并右心室肥厚引起 S₁S₂S₃综合征

(五) V₁室上嵴型

大约 2.5%的健康年轻人在 V₁导联可出现不完全性右束支传导阻滞的图形，呈 RsR'(rSr')型，QRS 时间<0.12s，称为 V₁导联室上嵴型，属正常变异。这是由于右室流出道室上嵴生理性延迟除极，产生右前向量，形成 R'(r')波。与右束支传导阻滞的鉴别要点是：①R'(r')<R(r)，即第二个 R 波小于第一个 R 波；②无继发性 ST-T 改变；③低一肋间描记，R'(r')波消失。

第三节　ST 段的正常变异(早期复极综合征)

早期复极综合征，又称过早复极综合征，大多见于正常人，属正常变异；也可见于器质性心脏病患者，并呈猝死型家族性发病。发生机制可能是由于部分心室肌在整个心室除极尚未结束之前提前发生复极所致。提前发生复极的部位多位于左室前壁心外膜，J 点反映心室复极的开始，该部分心肌提前复极时，可使动作电位 2 位相缩短，3 位相提前，因而出现 J 点或 ST 段抬高。但当心率增快时，全部心肌的复极将趋于一致，抬高的 ST 段将回至等电位线。其心电图特征为：

1. ST 段抬高

(1) 出现导联：在 V₃~V₅导联和Ⅱ、Ⅲ、aVF 最明显，aVR 导联不抬高。胸前导联 ST

段抬高可单独出现，而肢体导联抬高则一定伴有胸前导联抬高。除 aVR 导联外，无对应导联 ST 段压低(图 4-7、图 4-8)。

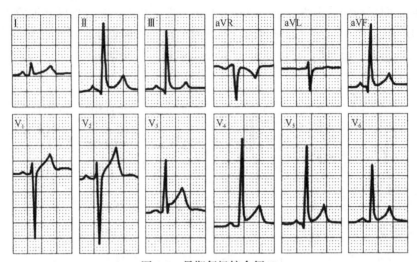

图 4-7　早期复极综合征(1)

注：Ⅰ、Ⅱ、Ⅲ、aVF、V$_3$~V$_6$导联 ST 段均呈上斜型抬高

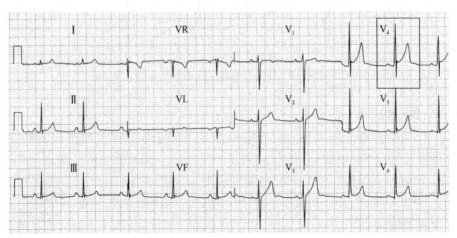

图 4-8　正常心电图(早期复极)

注：Ⅱ、Ⅲ、VF、V$_3$~V$_6$导联 ST 段抬高

(2) 形态及幅度：凹面向上或上斜型抬高，罕有凸面向上者。可达 0.3~0.4mV，在 V$_6$和肢体导联很少超过 0.2mV，否则为病理性。

(3) 持续时间：可持续数年，稳定不变，为本综合征的特征之一。随年龄的增长，约 30%的 ST 段抬高可逐渐下降。运动或心率加快可使大多数抬高的 ST 段暂时回至基线。

2. 出现明显 J 波　在 V$_3$~V$_5$导联最明显，当心室除极波与左室前壁的提前复极波重叠时间过宽时形成 J 波，呈尖峰型或顿挫型(R 波降支出现顿挫或切迹)，见图 4-9。

3. T 波高耸　双支略不对称，在 V$_3$~V$_5$导联最明显，与 QRS 波群主波方向一致。

4. 其他　冠心病心绞痛发作时，抬高的 ST 段可暂时回至基线，症状缓解后恢复原状。变异性心绞痛发作时，ST 段可进一步抬高，T 波也更加高耸。

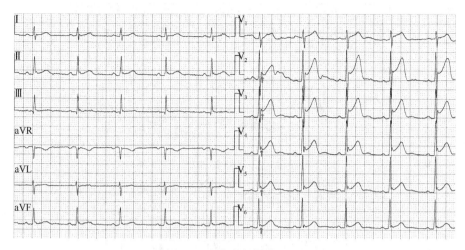

图 4-9 早期复极综合征(2)

注：本例无胸痛，心肌酶谱正常；Ⅱ、Ⅲ、aVF、V₂~V₆导联 ST 段凹面向上型抬高，以 J 点抬高为主(箭头所示为 J 波)

第四节　T 波的正常变异

T 波的功能性改变在临床上十分常见，发生机制也不明确，以 T 波倒置最多，极易误诊为病理性，需结合临床资料分析判断。

1. 持续性幼年型 T 波(单纯性 T 波倒置综合征)　婴幼儿在 V_1~V_4 导联 T 波倒置十分常见，成人有此现象者称为持续性幼年型 T 波，发生率为 0.5%~4.2%，女性多见。心电图特征：T 波倒置仅见于 V_1~V_4 导联，其他导联 T 波无改变；深度≤0.5mV；深吸气、口服钾盐可使 T 波转为直立。

2. 过度换气后 T 波倒置　少数正常人过度换气后可出现一过性胸导联 T 波低平甚至倒置，在过度换气后 20s 最明显，发生率为 11%。有人认为可能与交感神经兴奋早期引起心室肌不协调复极有关。

3. 餐后 T 波倒置　部分健康人在餐后 30 分钟，Ⅰ、Ⅱ、V_2~V_6 导联出现 T 波低平甚至倒置。空腹描记 T 波可转为直立。餐中加服钾盐 3g 可消除或防止这种 T 波改变。

4. β 受体功能亢进综合征　中青年女性居多，常有心悸、乏力、多汗等自主神经功能紊乱的表现。心电图特点为：Ⅱ、Ⅲ、aVF 导联 T 波低平、倒置(直立位时 T 波倒置更加明显)，伴 ST 段下移。口服普萘洛尔可使 ST-T 改变得以改善或恢复正常。

5. 心尖现象(孤立性 T 波倒置综合征)　心电图表现为 T_{V4}(T_{V5})倒置，右侧卧位 T 波转为直立。临床多见于瘦长体型年轻人，可能由于心尖与胸壁之间的接触或压力干扰心肌复极有关。

6. 两点半综合征(half-past-two syndrome)　正常人额面 QRS-T 夹角一般不超过 45°，瘦长体型者偶可见额面 QRS-T 夹角增大，QRS 电轴指向+90°，而 T 电轴指向 −30°，似时钟的两点半。心电图表现为Ⅱ、Ⅲ、aVF 导联中 QRS 波主波向上，T 波倒置；Ⅰ导联 QRS 波群出现等相波(R=S)；运动后或口服钾盐可使 T 波转为直立(图 4-10)。

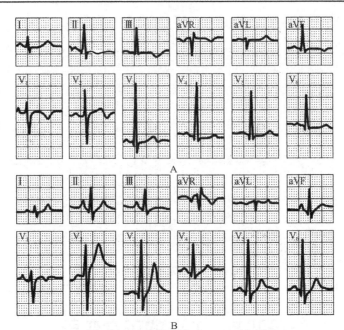

图 4-10　两点半综合征、$S_1S_2S_3$ 综合征

注：Ⅱ、Ⅲ、aVF 导联的 QRS 波均呈 qRs 型，T 波倒置，QRS 电轴指向+80°，T 电轴指向−30°

7. 直立性 T 波异常　在Ⅱ导联，心电图表现为卧位时 T 波直立，立位时倒置；或卧位时 T 波倒置，则立位时倒置加深。服用普萘洛尔可防止发生，可能与直立时交感神经兴奋有关。

第三篇 常见心脏疾病的心电图特点

第五章 心房肥大

当心房的负荷过重(血容量增多或腔内压力增高)时可引起心房扩大，但较少表现为心房肌肥厚。心房扩大引起心房肌纤维增长变粗以及房间传导束牵拉和损伤，导致整个心房肌除极综合向量的振幅和方向发生变化。心电图上主要表现为P波振幅、除极时间及形态改变。但是心电图诊断心房肥大，其敏感性、特异性和准确性均不如心脏超声检查。

第一节 右心房肥大

正常情况下右心房先除极，左心房后除极。当右房肥大(right atrial enlargement)时，除极时间延长，往往与稍后除极的左房时间重叠，故总的心房除极时间并未延长，心电图主要表现为心房除极波振幅增大。

1. 心电向量特征 右心房位于心脏的右前方，当右房肥大时，额面P电轴偏右，横面P电轴偏前，空间P向量环向右前下增大，使得指向右前下方的右房除极向量增大，在额面其最大向量接近平行于Ⅱ、Ⅲ、aVF导联轴，且投影于这3个导联轴的正侧，故P波在Ⅱ、Ⅲ、aVF导联高耸直立；在横面上与V_1、V_2导联轴接近平行，使V_1、V_2导联P波高尖(图5-1、图5-2)。

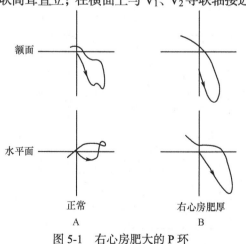

图5-1 右心房肥大的P环

A.正常P环；B. 右心房肥厚，P环在额面指向左下方，接近+90°，Ⅱ、Ⅲ、aVF导联P波增高变尖，横面P环向右前偏移，V_1~V_3导联P波电压增大

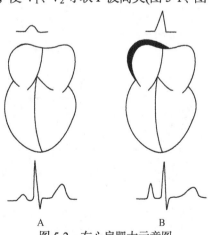

图5-2 右心房肥大示意图

A. 正常心房；B. 右心房肥大

2. 心电图特征

(1) 额面 P 电轴右偏，通常超过+75°。

(2) P 波尖而高耸，其振幅≥0.25mV，以 Ⅱ、Ⅲ、aVF(下壁导联)导联表现最为突出，因常见于慢性肺心病，又称"肺型 P 波"。

(3) 肺气肿合并 QRS 低电压时，P 波电压超过同导联 R 波的 1/2，亦为右房肥大。

(4) V₁ 导联 P 波直立时，振幅≥0.15mV；如 P 波呈双向时，其振幅的算术和≥0.20mV。

(5) P 波时间≤0.10s。

3. 实例分析　见图 5-3~图 5-5。

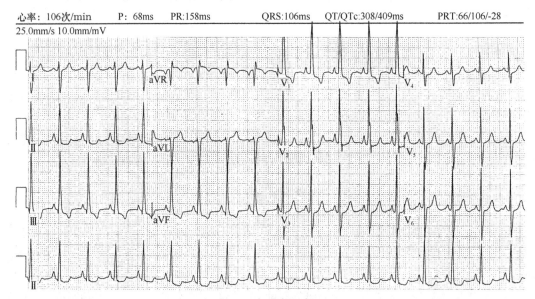

图 5-3　右心房肥大(1)

注：本例先心病法洛四联症患者；窦性心动过速，心率 106 次/min；P v₂=0.325mV，右心房肥大；QRS 电轴+106°，QRS 波 V₁ 呈 R 型，V₅、V₆ 导联 S 波增深，右心室肥大

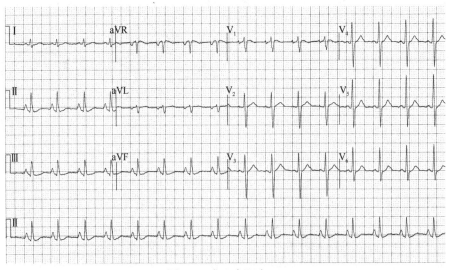

图 5-4　右心房肥大(2)

注：窦性心律；P 波高尖，P Ⅱ、Ⅲ、aVF≥0.25mV

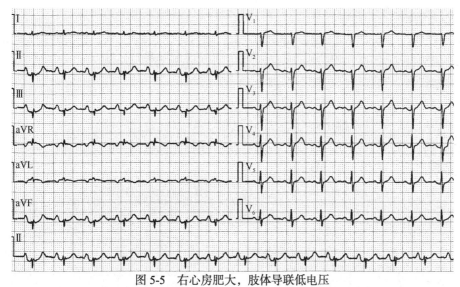

图 5-5 右心房肥大，肢体导联低电压

注：窦性心律；P 波高尖，$P_{II、III、aVF}\geqslant0.25mV$；各肢体导联 QRS 波电压 < 0.5mV

第二节 左心房肥大

当左房肥大(left atrial enlargement)时，房内传导速度减慢，左房除极时间延长，使整个心房的除极时间延后，由于左心房位于心脏的后方偏左，所以其增大的除极向量更加指向后方，表现为心电图 P 波总时间增宽，及反映双房除极的峰间距离增大。

1. 心电向量特征 额面 P 电轴偏左，横面 P 电轴偏后，P 向量环向左后上增大，环体时间延长，因此左房增大的除极向量背向 V_1 导联的正极，并使在 V_1 导联上出现增大的负向左房波(图 5-6、图 5-7)。

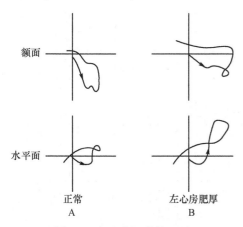

图 5-6 左心房肥大的 P 环

A. 正常额面 P 指向左下方，综合 P 向量指向+58° 左右的范围内；横面 P 环呈逆钟向运行，最大方位向左；B. 左心房肥厚后，额面 P 环最大方位向左，最大 P 向量几乎平行于 I 或 aVL 导联轴正侧，故 P 波增宽切迹更明显，横面 P 环指向左后方，使 Ptf $_{V1}$(绝对值)增大；V_5、V_6 导联 P 波形态与 I、aVL 导联相似

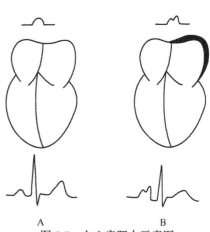

图 5-7 左心房肥大示意图

A. 正常心房；B. 左心房肥大

2. 心电图特征

(1) P波增宽，其时限≥0.12s(很少超过0.16s)，在Ⅰ、Ⅱ、aVL、V_4~V_6导联最为明显。

(2) P波常呈双峰型，峰距≥0.04s，代表左心房除极的第二峰等于或大于第一峰，因多见于二尖瓣疾病，又称"二尖瓣型P波"。

(3) P-R段缩短，P波时间/P-R段时间>1.6。

(4) Ptf_{V1}(绝对值)≥0.04mm·s。

注意鉴别：心房内传导阻滞亦可出现P波双峰和P波时间≥0.12s。

3. 实例分析　见图5-8、图5-9。

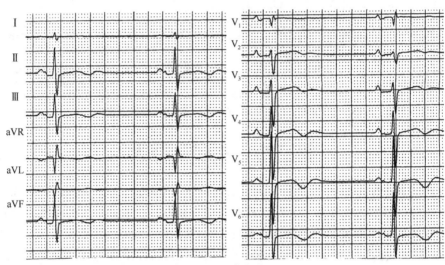

图5-8　左心房肥大(1)

注：本例风心病二尖瓣狭窄患者，窦性心动过缓，P波双峰，时限0.13s，T波在Ⅱ、Ⅲ、aVF、V_4~V_6导联倒置，Q-T间期0.6s

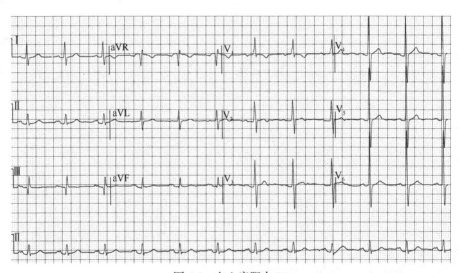

图5-9　左心房肥大(2)

注：窦性心律；P波增宽，时限>0.11s；$P_{Ⅱ}$前低后高呈双峰型，峰间距离≥0.04s；P_{V1}呈正负双向，Ptf_{V1}≥0.04mm·s

第三节　双心房肥大

双侧心房肥大(biatrial enlargement)时，仍是右心房除极在先，左心房除极在后，右心房和左心房除极时间均延长，双侧心房肥大的除极向量变化均可显示出来。

1. 心电向量特征　P 向量环先向右前下增大(右房肥大)，后又转为向左后增大(左房肥大)，环体时间延长，出现增高增宽的 P 波(图 5-10、图 5-11)。

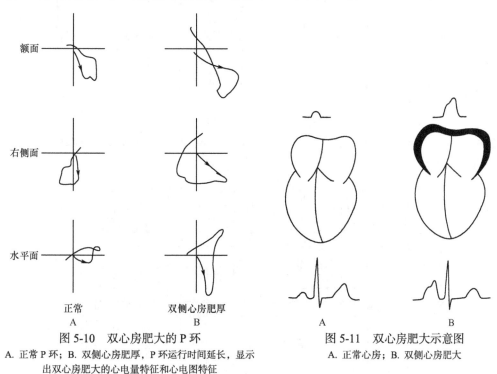

图 5-10　双心房肥大的 P 环　　　　　　图 5-11　双心房肥大示意图

A. 正常 P 环；B. 双侧心房肥厚，P 环运行时间延长，显示　　　A. 正常心房；B. 双侧心房肥大
出双心房肥大的心电量特征和心电图特征

2. 心电图特征

(1) P 波增宽≥0.12，一般在 Ⅰ、Ⅱ、aVR、V_4~V_6 导联最为明显。

(2) P 波电压增高，振幅≥0.25mV，以下壁导联(Ⅱ、Ⅲ、aVF 导联)较明显。

(3) V_1 导联 P 波呈正负双向，起始部分高而尖，振幅≥0.15mV；终末部分宽而深，Ptf_{V1}(绝对值)≥0.04mm·s。

3. 实例分析　见图 5-12~图 5-14。

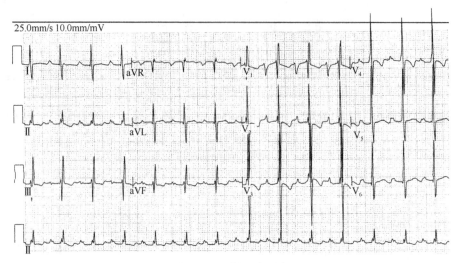

图 5-12　双侧心房肥大

注：本例风心病，超声心动图示双侧心房肥大，右心室肥厚。$P_{V_1}=0.5mV$，$Ptf_{V_1}>0.04mm \cdot s$，$P_{V_2}=0.25mV$，P 波时限 0.12ms

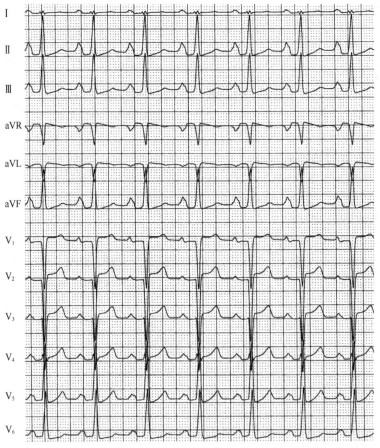

图 5-13　窦性心律，双侧心房肥大，不完全性左束支传导阻滞

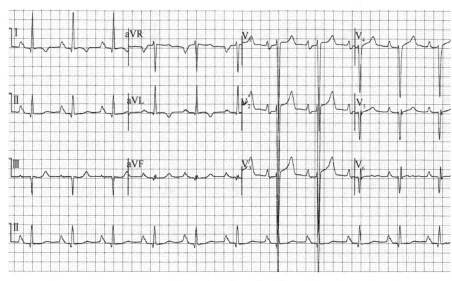

图 5-14　双侧心房肥大

注：窦性心律；P 波高尖，$P_{II、III、aVF} \geq 0.25mV$，$P_{V1}$ 呈正负双向，正向部分 $\geq 0.15mV$；P 波增宽，时限 > 0.11s，$Ptf_{V1} \geq 0.04mm \cdot s$；
　　　胸导联 R 波递增不良；I、aVL 导联 T 波倒置；Q-T 间期延长

第六章　心　室　肥　大

心室扩大或(和)肥厚系由心室舒张期或/和收缩期负荷过重所引起，是器质性心脏病的常见后果，当心室肥大达到一定程度时可引起心电图发生变化，但目前尚无区别扩大与肥厚的特异性标准。由于心电图在诊断心室肥大方面存在一定局限性，因此，做出心室肥大诊断时，需结合临床资料以及其他的检查结果，通过综合分析，才能得出正确结论。

心室肥大后，引起的心电图变化常与以下因素有关：

(1) 心肌纤维增粗增长、截面积增大，产生的电偶数目增多，除极电势增大，因而心肌除极产生的电压增高。

(2) 心室壁增厚、心室腔扩大以及由心肌细胞变性所致传导功能低下，使心肌激动的总时程延长，QRS 波群时间增宽。

(3) 心室壁肥厚致心室复极顺序逆转为从心内膜向心外膜复极，以及相对供血不足引起心肌复极异常，引起 ST-T 发生改变。

第一节　左心室肥大

正常的心脏解剖位置是，左心室在左后方，右心室在右前方，且左室壁的厚度约是右室壁的 3 倍，故正常情况下双侧心室除极产生的综合向量表现为左心室占优势的特征，指向左后方(图 6-1A)。左室肥大(left ventricular hypertrophy)时，可使左室优势的情况显得更为突出，引起面向左室的导联(Ⅰ、aVL、V$_5$ 和 V$_6$)其 R 波振幅增加，而面向右室的导联(V$_1$ 和 V$_2$)则出现较深的 S 波(图 6-1B)。

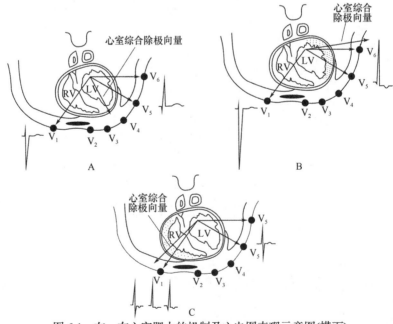

图 6-1　左、右心室肥大的机制及心电图表现示意图(横面)

A. 正常；B. 左室肥大；C. 右室肥大

一、心电向量特征

左室肥大后，QRS 向量环主要体现在"量"的增大，其环体增大，运行时间延长，QRS 最大向量更偏向左后方，在横面显示最清楚。QRS 环不闭合，ST-T 向量与 QRS 环方向相反(图 6-2)。

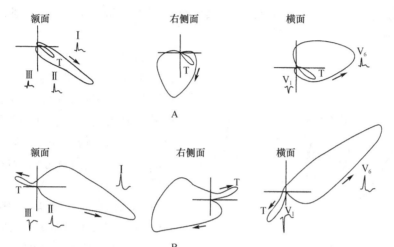

图 6-2　正常 QRS-ST-T 向量(A)与左心室肥厚 QRS-ST-T 向量(B)的比较

注：左心室肥厚的 QRS 向量环与正常的 QRS 环比较，振幅增大，运行时间延长，环体偏向后方；ST 向量位于右前上方，T 环不闭合，T 环与 QRS 环方位相反

二、心电图特征

1. QRS 波群电压增高

(1) 肢体导联：①当 QRS 向量偏向左上(横位心电位，图 6-3A)时，$R_I>1.5mV$，$R_{aVL}>1.2mV$，$R_I + S_{III}>2.5mV$；②当 QRS 向量偏向左下(垂位心电位，图 6-3B)时，Ⅱ、Ⅲ、aVF 导联出现高的 R 波，$R_{aVF}>2.0mV$，$R_{II}>2.5mV$，$R_{III}>1.5mV$。肢体导联指标敏感性差，特异性强。

(2) 胸导联：左室肥大时，横面 QRS 最大向量向左后增大(图 6-3C)，致 Rv_5 或 $Rv_6>2.5mV$，$Rv_6>Rv_5$ 时可靠性更大；$Sv_1>2.5mV$，$Sv_2>2.9mV$；$Rv_5 + Sv_1>4.0mV$(男性)或>3.5mV(女性)。胸导联指标敏感性强，特异性差。

(3) Cornell 标准：左心室增大，当 QRS 向量环体向左后上方增大时，其横面最大 QRS 向量指向左后方，则 V_3 导联出现异常增深的 S 波；其额面最大 QRS 向量指向左上方，则 R_{aVL} 振幅增高，所以左室增大的 Cornell 标准是 $R_{aVL} + Sv_3>2.8mV$(男性)或>2.0mV(女性)。

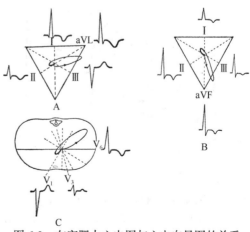

图 6-3　左室肥大心电图与心电向量图的关系

2. QRS 波群时间和室壁激动时间(VAT)延长 QRS 时间轻度延长到 0.10~0.11s，但一般 <0.12s；VAT 延长，>0.05s。多由于左室肥厚时自内膜向外膜的除极时间延长，也可能由于左室肥厚伴明显扩张引起左室传导轻度延迟所致。但显著的左心室肥厚可造成左束支及其分支传导延迟或阻滞。此项仅有辅助诊断价值。

3. 额面 QRS 心电轴左偏 左室肥大时，额面 QRS 综合向量向左上者，其心电轴可左偏，一般不超过 $-30°$，约占 65%的患者。如果 QRS 综合向量向左下，则电轴不偏。

4. ST-T 改变

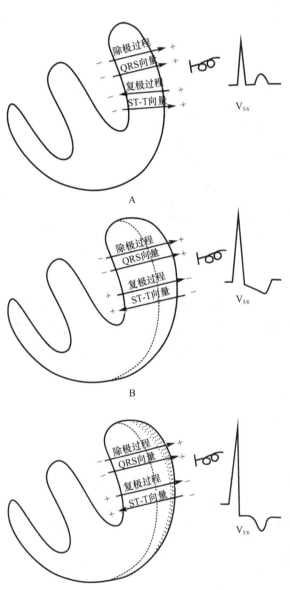

A

B

C

图 6-4 左室肥大的继发性与原发性 ST-T 改变示意图

A. 正常；B. 继发性；C. 原发性(合并外膜下心肌缺血)

(1) 继发性 ST-T 改变：占多数。左心室肥大时，除极过程延长，心外膜下心肌除极尚未结束时，心内膜已经开始复极，复极由心内膜向心外膜进行，改变了正常的复极顺序，形成的 ST-T 向量与最大的 QRS 向量方向相反，导致左心室导联(如 I、aVL、V_5)和以 R 波为主的导联出现 ST 段呈下斜型压低达 0.05mV 以上，T 波低平、双向或倒置(图 6-4)。右胸导联和以 S 波为主的导联(如 V_1 导联)出现对应性 ST 段抬高和 T 波高耸。

(2) 原发性 ST-T 改变：占少数。因心肌缺血所致者，为原发性 ST-T 改变。

传统上将此种 QRS 波群电压增高同时伴有 ST 段压低，T 波低平、双向或倒置者，称左室肥大伴劳损。多为左心室发生向心性肥厚，收缩期负荷过重所致。

在符合一项或几项 QRS 电压增高标准的基础上(为心电图左室肥大的必要条件)，结合其他阳性指标之一，一般可以成立左室肥大的诊断。符合条件越多，诊断可靠性越大。如仅有 QRS 电压增高，而无其他任何阳性指标者，诊断左室肥大应慎重。

5. 左室肥大的记分法 为避免根据单一指标诊断左室肥大而造成的假阳性，Romhilt 与 Esters 提出了记分法(表 6-1)，其特异性为 96.8%，敏感性为 60%。

表 6-1　Romhilt-Esters 计分法诊断左心室肥大

诊断条件	计分
1　QRS 电压达到下列一项者	3 分
(1)肢体导联最大 R 波或 S 波≥2.0mV	
(2)V$_1$ 或 V$_2$ 最深的 S 波≥3.0mV	
(3)V$_5$ 或 V$_6$ 最深的 R 波≥3.0mV	
2　劳损型 ST-T 改变	
(1)未用洋地黄者	3 分
(2)服用洋地黄者	1 分
3　Ptf$_{V1}$(绝对值) ≥0.04mm·s(无二尖瓣狭窄者)	3 分
4　QRS 电轴左偏 – 30°或以左	2 分
5　QRS 时间 > 0.09s	1 分
6　V$_5$ 或 V$_6$ 的 VAT > 0.05s	1 分

注：总分达到 5 分或以上者诊断为左心室肥大，4 分为可能左心室肥大

三、注意鉴别

左胸导联高电压(左室高电压)：见于某些胸壁菲薄的儿童和青年人，$R_{V5、V6}$ > 2.5mV，其与左室肥大的区别是：①临床无左室肥大的病因；②肢体导联 QRS 波电压通常正常；③左胸导联无 ST-T 改变。

四、实例分析

见图 6-5~图 6-9。

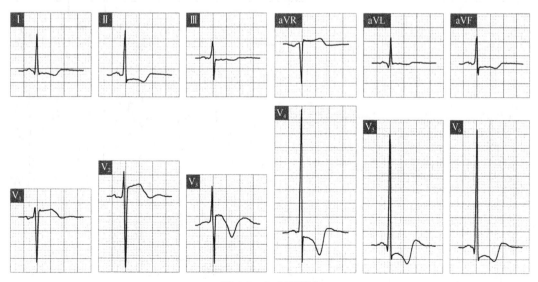

图 6-5　左心室肥大

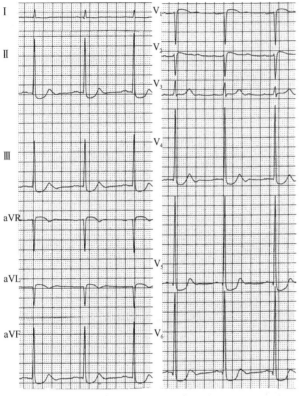

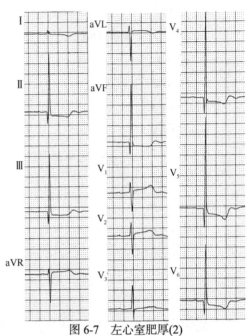

图 6-6　左心室肥厚(1)

注：此例为高血压患者，窦性心律，心率 65 次/min，P-R 间期 0.19s，QRS 时限 0.08s，R_{II}=3.0mv，R_{III}=2.6mv，R_{aVF}=2.8mV，R_{V5}=4.5mV，R_{V6}=4.4mV，左室肥厚；Ⅱ、Ⅲ、aVF、V₄~V₆ 导联 ST 段下降 0.25~0.345mV

图 6-7　左心室肥厚(2)

注：本例肥厚型心肌病患者，Ⅱ、Ⅲ、aVF、V₄~V₆ 导联 R 波异常增大，ST 段下降，Ⅰ、V₄~V₆ 导联 T 波倒置，V₄~V₆ 导联 U 波倒置，符合肥厚型心肌病心电图特点

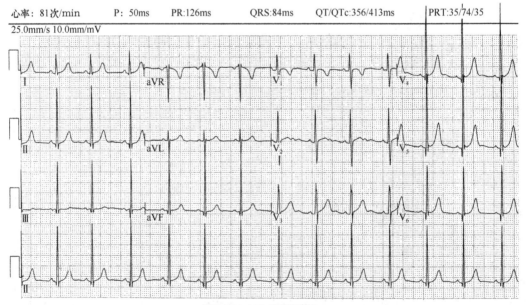

| 心率：81次/min | P：50ms | PR：126ms | QRS：84ms | QT/QTc：356/413ms | PRT：35/74/35 |

25.0mm/s 10.0mm/mV

图 6-8　左心室肥厚(3)

注：男性，7 岁，动脉导管未闭；窦性心律，心率 81 次/min，R_{V5}=3.3mV，V₄、V₆ 的 ST 段抬高 0.1mV，T 波直立

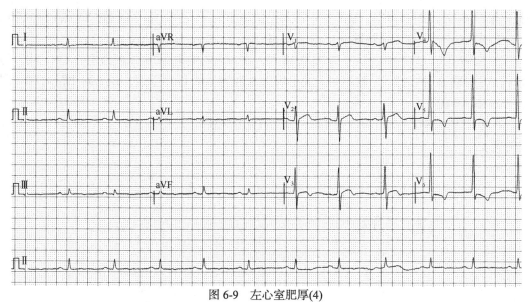

图 6-9 左心室肥厚(4)

注：窦性心律；QRS 电轴+53°，R_{V5}=4.2mV，R_{V5}+S_{V1}=4.8mV，V_4~V_6 导联 ST 段呈水平型下移伴 T 波倒置

第二节 右心室肥大

正常情况下，右心室壁厚度仅有左心室壁的 1/3，右心室轻、中度肥大(right ventricular hypertrophy)时，其产生的除极向量被左心室产生的除极向量所抵消，故只有当右心室壁的厚度达到相当程度时，才会使综合向量由左心室优势转向为右心室优势，故心电图诊断右心室肥大的敏感性较低，但特异性较好。右室肥大时产生向下、向右、向前的综合向量(图 6-10)，但 QRS 环并无明显增大，使位于右室面导联(V_1、aVR)的 R 波增高，而位于左室面导联(I、aVL、V_5)的 S 波变深(图 6-10C)。

同时，右室肥大后向前扩张受到胸骨的限制，心脏便会沿长轴发生顺钟向转位，从而右室向左旋转，左室向后旋转，致使右室波形向左延伸，左室波形向后、向右

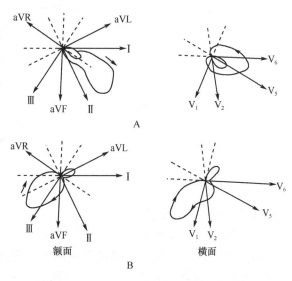

图 6-10 右心室肥厚心电向量示意图

A. 正常心电向量图，额面 QRS 环位于左下方，横面在左方；B. 右心室肥厚心电向量图，额面位于右下方，横面位于右前方

转，在左胸导联 r 波减小、S 波加深，右胸导联 R 波增高、S 波减小甚至消失。

一、心电向量特征

1. 在额面上 最大 QRS 向量环向下偏右，其投影于 I、aVL 导联轴的负侧，形成以 S 波为主的 QRS 波；投影于 II、III、aVF 导联的正侧，形成以 R 波为主的 QRS 波。QRS 电

轴右偏(图 6-11A、图 6-11B)。随着右室肥大程度的加重，当 QRS 综合向量指向右下(>+120°)或右上时，投影于 aVR 导联轴的正侧形成 qR 型，或 R_{aVR}>0.5mV(图 6-11C)。

2. 在横面上　QRS 向量环向右前方增大，在 V_1~V_3 导联形成以 R 为主的 QRS 波，而在 V_4~V_6 导联 R 波降低，S 波加深，或出现以 S 波为主的 QRS 波(图 6-11D、图 6-11E、图 6-11F、图 6-11I)。

右心肥大时 ST-T 向量方向与 QRS 波主波方向相反，表现为右胸导联 ST 段下移和 T 波倒置。

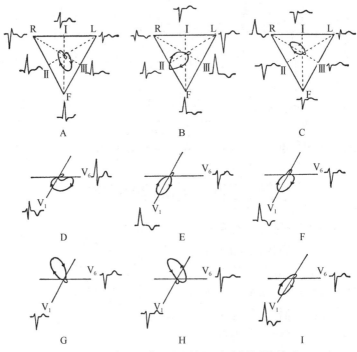

图 6-11　右室肥大心电图与心电向量图的关系

二、心电图特征

1. QRS 波群电压增高

(1) 胸导联：R_{v1}>1.0mV，V_1 导联 R/S≥1，呈 R 型或 Rs 型，重度右室肥大可使 V_1 导联呈 qR 型(其机制可能是显著的顺钟向转位及室间隔的除极顺序发生改变，产生异常的自右向左的室间隔除极向量，背离 V_1 导联而产生 q 波)；V_5 导联 R/S≤1 或 S 波比正常加深；R_{v1} + S_{v5}>1.05mV(重症>1.2mV)；V_1~V_6 导联呈 rS 型(极度顺钟向转位)，此型多见于慢性肺心病，当发展至右室肥大时以右室流出道壁厚为主，心室向右后方除极向量增大，使位于左前方的胸导联 R 波均减小而 S 波加深，呈 rS 型右室肥大(图 6-11G、图 6-11H)。

(2) 肢体导联：aVR 导联以 R 波为主，呈 qR、QR、RS 型，R/q 或 R/S≥1，R_{aVR}>0.5mV；$R_{II、III、aVF}$>2.0m，R_{III}>R_{aVF}>R_{II}增高。

2. 额面 QRS 心电轴右偏　QRS 电轴明显右偏≥ + 90°，重症者> + 110°，约占 55%的患者，为诊断右心室肥大的必要条件。

3. 室壁激动时间(VAT)　右胸导联 VAT>0.03s，此项仅有辅助诊断价值。

4. 继发性 ST-T 改变 右心室肥大时，由于除极过程延长，心外膜下心肌除极尚未结束而心内膜已经开始复极，复极由心内膜向心外膜进行，改变了正常的复极顺序，导致右胸导联(如 V_1、V_2)ST 段压低及 T 波倒置，有时 Ⅱ、Ⅲ、aVF 导联也可出现 ST 段压低和 T 波倒置。少数亦可由心肌本身病变引起原发性 ST-T 改变。

传统上将右胸导联 QRS 波群电压增高同时伴有 ST 段压低和 T 波倒置者，称右室肥大伴劳损。

诊断右室肥大时，定性诊断(V_1 导联 QRS 形态、电轴右偏等)比定量诊断更有价值。一般来说，阳性指标越多，则诊断的可靠性越高。

5. 右室肥大记分法(表 6-2)

表 6-2 计分法诊断右心室肥大

诊断条件	计分
1 QRS 电轴右偏>+110°	2分
2 R_{aVR}>0.5mV	1分
3 $R_{Ⅱ、Ⅲ、aVF}$>2.0m, $R_{Ⅲ}$>R_{aVF}>$R_{Ⅱ}$	1分
4 R_{V1}>1.0mV	
(1)呈 qR 型、R 型	2分
(2)呈 rSR′型、Rs 型、RS 型	1分
(3)V_1~V_6 呈 rS 型	1分
5 继发性 ST-T 改变	1分
6 右心房肥大	1分

总分达到 5 分或以上者诊断为右心室肥大，4 分为可能右心室肥大

三、实例分析

见图 6-12~图 6-17。

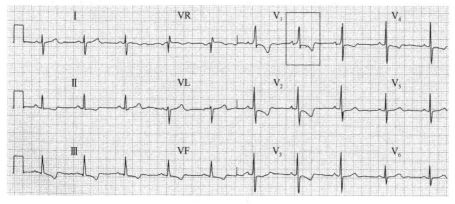

图 6-12 右心室肥厚(1)

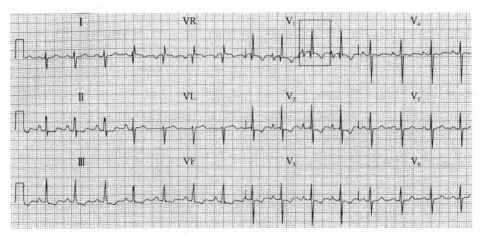

图 6-13　右心室肥厚(2)

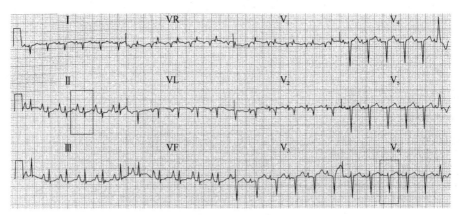

图 6-14　右心室肥厚、右心房肥厚、室性早搏

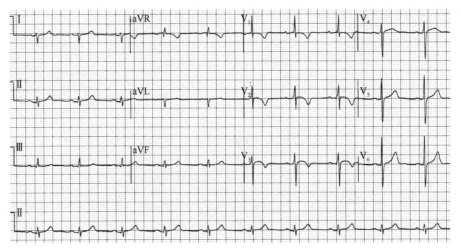

图 6-15　右心室肥厚(3)

注：窦性心律；QRS 电轴+120°，V_1 呈 Rs 型，R/S > 1，$R_{V_1}+S_{V_5}=2.0mV$(> 1.2mV)

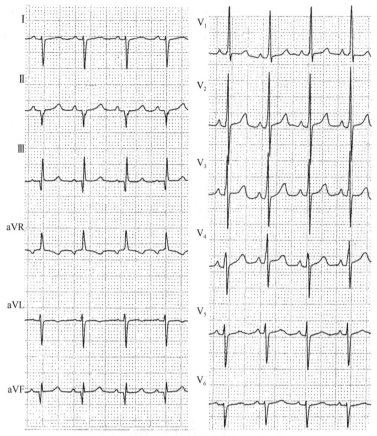

图 6-16 右心室肥厚(4)

注：男性，4 岁，室间隔缺损；窦性心律，心率 111 次/min，QRS 电轴 182°，QRS 波群 V₁ 导联呈 Rs 型，aVR 导联呈 R 型，
　　为右室肥厚；Ⅱ、Ⅲ、aVF 导联出现异常 q 波及 QS 波，可能与室间隔及下壁心肌除极异常有关

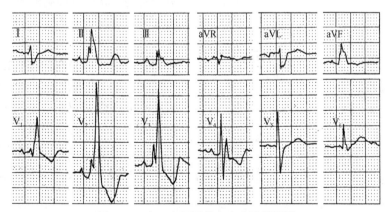

图 6-17 右心室肥厚并右束支阻滞阻滞

注：先天性心脏病患者，QRS 电轴右偏，QRS 波 V₁ 导联的呈 rsR'型、V₂、V₃ 导联呈 rR'型、R' v₂=3.0mV、V₅ 导联呈 qRS 型，Sv₅=0.9mV，
　　QRS 时限 0.13s，V₁~V₄ 的 ST-T 符合右心室肥厚合并完全性右束支传导阻滞伴继发性 ST-T 改变的特点，属 rsR'型右心室肥厚

四、鉴别诊断

1. 右胸导联高电压

(1) 共同点：均可出现 R v₁、v₂ > 1.0mV，R/S>1。

(2) 区别点：右胸导联高电压，①常见于某些胸壁菲薄的儿童和青年人，其右心室占优势；②临床无右心室肥大的病因；③肢体导联 QRS 波电压通常正常；④右胸导联无 ST-T 改变；⑤QRS 电轴无明显右偏。

2. 左后分支传导阻滞

(1) 共同点：均可出现 QRS 电轴右偏。

(2) 区别点：左后分支传导阻滞的胸导联 QRS 波群无明显改变，可伴下壁、后壁心肌梗死。

3. 正后壁心肌梗死

(1) 共同点：均可在 V_1、V_2 导联出现高 R 波。

(2) 区别点：正后壁心肌梗死，$R_{V1、V2}$ 增宽，达 0.04~0.06s，T 波高耸；且后壁导联常出现坏死性 Q 波。

4. 前间壁心肌梗死(表 6-3)

表 6-3　前间壁心肌梗死与右心室肥大鉴别

	右心室肥大	前间壁心肌梗死
共同点	V_1~V_3 导联均可出现 QS 型	
	降低一个肋间描记 V_1~V_3，可出现 rS 型	持续不变
区别点	V_1~V_3 导联 ST 段压低，T 波倒置	ST 段弓背向上抬高，有一定演变规律
	随病情好转，V_1~V_3 导联 QS 型，可转变为 rS 型	持续数月或数年不变
	可伴 QRS 电轴右偏，肺型 P 波	无此改变

第三节　双心室肥大

理论上认为，双侧心室肥大(biventricular hypertrophy)时，右室除极向量向右前增大可引起右胸导联出现增高的 R 波，左室除极向量向左后增大可引起左胸导联出现增高的 R 波，但实际上左、右心室的除极向量可相互抵消，而呈现为正常或大致正常的心电图，或只表现出一侧心室肥大的图形，因此心电图诊断双侧心室肥大的敏感性很差。同样，依据心电向量图诊断双侧心室肥厚也较困难，不是单靠 QRS 振幅的改变，而是以心向量图形的某些特点为依据(图 6-18)。

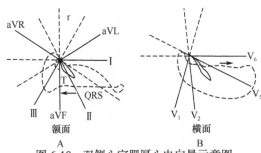

图 6-18　双侧心室肥厚心电向量示意图

A. QRS 环略大，指向左下方，大部呈顺钟向运行，T 环增大；
B. QRS 初始向量呈逆钟向运行，后迅速转为顺钟向，T 环靠前

一、心电图特征

1. 正常或大致正常心电图　由于双侧心室肥大除极向量方向相反互相抵消所致。亦可表现为 QRS 时限轻度增宽，ST 段下移和 T 波改变。

2. 单侧心室肥大心电图　如果一侧心室产生的心电向量占优势，则表现为该侧心室肥大图形，而另一侧心室肥大的图形被掩盖。由于左室壁原本较右室壁厚，所以通常以左心室肥大图形多见。

3. 双侧心室肥大心电图

(1) 在肯定的右心室肥大基础上,伴有以下一项或几项者:①QRS 电轴左偏;②$R_{V5、V6}$增高,$VAT_{V5} > 0.05s$,ST 段下移及 T 波倒置;③V_3导联 R+S(绝对值相加)$> 6.0mV$,R 波与 S 波大致相等。

(2) 在肯定的左心室肥大基础上,伴有以下一项或几项者:①QRS 电轴右偏超过 + 90°;②显著顺钟向转位;③V_1导联 R 波增高,R/S≥1;④右心房肥大;⑤aVR 导联 R/S≥1,$R_{aVR} > 0.5mV$,须除外左前分支传导阻滞;⑥$V_{5、V6}$导联深的 S 波。

(3) 左胸和右胸导联均出现高振幅的 R 波;Katz-Wachtel 征(V_3、V_4或两个肢体导联 QRS 波群呈双向 RS 型),R + S(绝对值相加)≥2.5mV。

二、实例分析

见图 6-19、图 6-20。

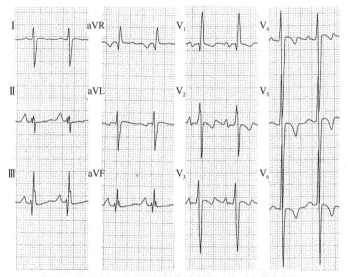

图 6-19　双侧心室肥厚(左右胸前导联 R 波异常增大)

注:男性, 34 岁, 风心病联合瓣膜病变患者;窦性心律, 心率 95 次/min, $P_{II、aVF} = 0.30mV$, P 波时限 0.12s, 结合病因提示双侧心室肥厚;QRS 电轴 162°, QRS 波群 V_1导联呈 qR 型, V_5、V_6导联 S 波增深, QRS 时限 0.114s, 为右室肥厚合并不完全性右束支传导阻滞

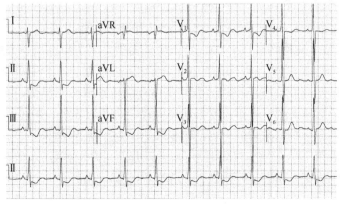

图 6-20　双心室肥厚

注:窦性心律; $R_{V5} > 2.5mV$, QRS 波时限 0.10~0.11s;QRS 电轴+105°, V_1呈 Rs 型, R/S > 1, $R_{V1} = 2.1mV$;Ⅱ、Ⅲ、aVF、V_1~V_4导联 ST 段呈下斜型下移, T 波双向、倒置

第七章 心肌缺血与 ST-T 改变

心肌缺血(myocardial ischermia)是指各种原因(主要由冠状动脉粥样硬化斑块引起的冠脉狭窄和冠状动脉痉挛所致，但不是唯一原因)引起冠状动脉血流量减少，致使心肌供血、供氧不足，当其不能满足心肌代谢的需要时，即产生一过性或持续性心肌缺血的病理改变过程，此时可能无症状，也可能产生心前区疼痛的症状。临床上心肌缺血多发生于心内膜下肌层，这是因为冠状动脉在进入心肌前沿心外膜走行，之后进入心外膜下层、中层及心内膜下层，而冠状动脉的灌注压也逐层降低。因此，当发生冠状动脉供血不足时，心内膜下心肌最易发生缺血。当一支大的冠状动脉发生痉挛或阻塞时，则可发生心外膜下心肌缺血或透壁性心肌缺血。

心肌某一部位缺血时，将影响到该部位心室的复极过程，并可使缺血区相关导联发生 ST 段、T 波及 U 波的异常改变，有时也会影响除极过程即引起 QRS 波群改变(但一般影响不大)。由于 U 波的改变缺乏特异性，因此判断是否具有心肌缺血，心电图主要观察 ST-T 的变化。心肌缺血时，心电图可仅仅表现为 ST 段改变或者 T 波改变，也可同时出现 ST-T 改变。

心肌缺血的心电图改变类型取决于缺血的严重程度、持续时间和缺血发生部位。一般短暂急性心肌缺血且心肌损伤程度较轻时，多单纯表现为一过性 T 波改变；如果心肌损伤程度较大时，多同时出现 ST 段和 T 波改变且幅度较大，随着缺血的缓解而呈一过性变化，多伴 QRS 波群改变。慢性心肌缺血时，心电图可出现 ST 段和 T 波联合改变，但这种改变相对稳定且持续时间较长。

需要强调，心电图上 ST-T 及 U 波的改变只是非特异性心肌复极异常的共同表现，任何影响心肌复极的因素均可导致其发生变化。如发生心动过速、心室肥大、束支传导阻滞等时也可出现 ST-T 的改变，因此在做出心肌缺血或冠状动脉供血不足的心电图诊断之前，必须结合临床资料进行鉴别。

第一节 心肌缺血的心电图特点

一、QRS 波群改变

心肌缺血时可发生 QRS 波群改变，但敏感性和特异性相对较差。

1. 一过性 Q 波 又称暂时性 Q 波，持续时间短暂，多为急性严重心肌缺血(如果呈持续性则多为心肌坏死)。可能是由于缺血心肌发生电静止所致，其产生机制目前多认为是由于心肌缺血造成氧自由基损伤、钙超载-收缩蛋白降解单独或协同损伤心肌细胞膜及其离子通道，导致钙离子平衡失调，进而出现心肌电激动能力暂时丧失，产生异常 Q 波。一旦缺血心肌恢复了血供，心肌电激动能力也随之恢复，异常 Q 波则消失。

2. 室内传导阻滞 心肌缺血可引起室内传导阻滞，如束支阻滞或分支阻滞。如果呈一过性则为急性心肌缺血；如果呈持续性，则为慢性心肌缺血。

二、ST 段改变

心肌缺血时，如果对心肌造成的损伤严重，除了可出现缺血型 T 波改变外，还可出现损伤型 ST 段移位(抬高或下移)，其不同的 ST 段表现与心肌损伤的程度和部位有关。

(一) 典型的心绞痛

典型的心绞痛发作时，心肌细胞发生缺血性损伤，造成缺血区心肌在静息状态下处于极化不足的低电位(相对于其周围的正常心肌)，而缺血区心肌在除极时又发生除极不完全的高电位(相对于其周围的完全除极的正常心肌)，两者共同形成从正常心肌指向缺血心肌 ST 向量，使位于缺血部位导联上的 ST 段上移(因投影于该导联轴的正侧)，而对侧部位的导联常出现 ST 段下移(因投影于该导联轴的负侧)(图 7-1、图 2-13)。

临床上 ST 段上移和 ST 段下移可见于同一患者的不同导联，ST 段偏移程度大者往往为原发性改变，偏移程度小者为对应性或继发性改变。如果在不同的导联上 ST 段上移与下移的程度相同，则提示两个不同部位发生了心肌缺血。

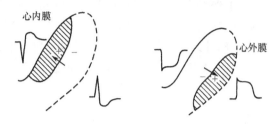

图 7-1　心肌损伤与 ST 段偏移的关系示意图
A. 心内膜下损伤；B. 心外膜下损伤(箭头示 ST 向量方向)

1. ST 段上移(抬高)　一般反映心外膜下心肌损伤(包括透壁性心肌缺血)，此时 ST 向量从心内膜指向心外膜的心肌缺血区，使位于心外膜面的导联(损伤区域的导联)出现 ST 段抬高(图 7-2B)，可呈不同的形态(图 8-7)。

2. ST 段下移(压低)　一般反映心内膜下心肌损伤，此时 ST 向量从心外膜指向心内膜的心肌缺血区，使位于心外膜面的导联

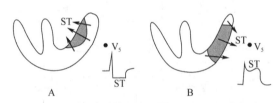

图 7-2　心内膜下心肌缺血和透壁性心肌缺血引起的 ST 段改变示意图
A. 心内膜下心肌损伤，ST 向量指向缺血区和心腔内，对应导联 ST 段下移；B. 缺血累及外层心壁(透壁或心外膜下心肌)，ST 向量指向心腔外，位于缺血区的导联 ST 段抬高

出现 ST 段下移(图 7-2A)，并呈不同的形态(图 7-3)。临床上冠状动脉供血不足多引起心内膜下心肌缺血，常为此种表现。

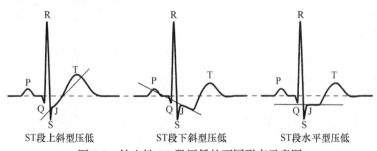

图 7-3　缺血性 ST 段压低的不同形态示意图

(1) 水平型下移：ST 段呈水平型(压低的 ST 段与以 R 波为顶点的垂线垂直)，但低于等电位线。

(2) 下斜型下移：J 点下降，ST 段从 J 点开始向右下方移行，直至续接于 T 波(压低的 ST 段与以 R 波为顶点的垂线之间夹角 > 90°)。

(3) 上斜型下移：又称 J 点型压低，J 点下降，ST 段从 J 点开始向右上方移行，直至续

接于 T 波(压低的 ST 段与以 R 波为顶点的垂线之间夹角 < 90°)。此时，一般在 J 点后 0.08s 处测量 ST 段下移的程度。

水平型和下斜型下移通常又称为缺血型 ST 段下移，多由慢性心肌缺血引起，下移超过 0.05~0.10mV，特别是伴有其后的 T 波倒置，为诊断心肌缺血的有力证据。上斜型下移多见于心动过速引起的继发性改变，但如果在 J 点后 0.08s 处下移超过 0.2mV，也有一定的诊断价值。

(4) 假性 ST 段下移：如果心房的复极向量延深至 ST 段，可引起 ST 段下移，易被误诊为病理情况，此时可将 P-R 段与 ST 段、T 波升支相连形成一条假想的弧线，弧线不中断考虑为生理性改变，即假性 ST 段下移；如果弧线中断(P-R 段延长线与 ST 段相差 0.5mm 以上)则可考虑病理性改变，反映心肌缺血(图 7-4、图 7-5)。

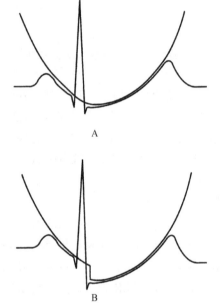

图 7-4　生理性和病理性 ST 段压低示意图
A. 假性 ST 段压低这；B. 病理性 ST 段压低

(二) 变异型心绞痛

变异型心绞痛主要因为冠状动脉痉挛引起心肌急性严重缺血，其 ST 段的改变机制与典型心绞痛类似，缺血部分的心肌细胞膜丧失维持细胞内外钾离子浓度差的能力，使缺血细胞钾离子外逸，导致细胞内外钾离子浓度差降低，细胞膜极化不足，细胞膜

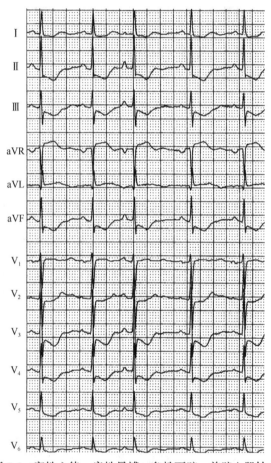

图 7-5　窦性心律，房性早搏，急性下壁、前壁心肌缺血
注：第 3 个心搏为房性早搏，Ⅱ、Ⅲ、aVF 及 V₂~V₆ 导联 ST 段水平或下斜型压低>0.1mV 下移

外正电荷分布较少而呈相对负电位，与周围极化程度相对较高的正常心肌产生电位差形成"损伤电流"，此时在静息状态下可描记出低电位的基线，当全部心肌除极完毕时，正常心肌与缺血损伤心肌均处于负电位而不产生电位差，此时可描记出等电位的 ST 段，与除极前的低电位基线相比而呈"相对"上移。由于变异型心绞痛的缺血部位常在心肌外膜，故

临床上常表现为缺血部位导联上的 ST 段上移。

三、T 波改变

心肌除极是一个电激动过程，不需要能量，而复极过程是需要代谢能量参与的，因此在很多病理情况或生理变异时都能引起 T 波改变。临床上经常见到某些心肌病变(如心肌缺血)时，除极波尚未被影响，而复极程序却已发生了明显改变致 T 波形态变化，正是如此原因。

正常情况下，心外膜的动作电位时程较心内膜短，心外膜完成复极早于心内膜，因此心室肌复极过程可看作是从心外膜开始向心内膜方向推进，而复极 T 向量是由心内膜指向心外膜。当心肌的不同部位发生缺血时，可引起心肌内外膜的复极顺序或复极时间发生改变，故心电图上出现缺血型 T 波的表现(多表现为 T 波高耸直立或 T 波倒置)。由心肌内、外膜缺血致复极时间延长引起的 T 波向量的变化一般背离缺血部位(实际上这种情况只存在于理论上或实验条件下，在临床条件下就非如此单纯，单独 T 波的改变很少出现)。典型的缺血型 T 波表现为"冠状 T 波"，双肢对称而尖锐，或直立或倒置(呈"∧"或"∨"型)，是由于心肌缺血时 T 环离心支的运行速度异常增快所致，但出现概率并不高。心室肌动作电位的 3 位相电位与 T 波相关，任何影响 3 位相快速复极化过程的因素，都可引起 T 波的改变。目前，有关 T 波改变的机制仍有许多问题尚未满意解释。

1. T 波低平　是指在以 R 波为主的导联上，T 波不应低于同导联 R 波的 1/10，但不包括Ⅲ导联和 aVL 导联。

2. T 波双相　可分为负正双相和正负双相。正负型 T 波双相似乎更具有病理意义。1982年 Wellens 曾提出胸导联 T 波终末部分倒置提示前降支近端严重病变。持续性的 T 波双相常为非特异性改变，它的意义要结合临床。

3. T 波倒置　以 R 波为主的导联，T 波必须直立，不允许倒置。在以 S 波为主的导联 T 波倒置时，最深不应超过 0.4mV。V_3 导联 T 波通常直立，但也可双相，若 V_3 导联 T 波倒置，深度不应超过 0.4mV。若 V_1、V_2 导联 T 波直立，V_3 以后导联(包括 V_3)不允许倒置。T 波倒置从形态上可分浅倒置和深倒置(深浅程度只是视觉形态上的区分，并无具体数值作为界限)。T 波出现深大倒置，提示心肌严重缺血。通常深倒置 T 波与原发性 T 波倒置相关性强(通常为冠状动脉病变引起)，而浅倒置 T 波与继发性 T 波倒置相联系(通常为冠状动脉以外的病变引起)。

形成机制：T 波倒置，反映心外膜下心肌缺血(包括透壁性心肌缺血)，此时 T 波向量背离缺血区域，由于缺血造成心外膜动作电位时程比正常时明显延长(因为复极过程需要消耗能量，而缺血心肌的能量供给常显不足，故造成复极时间延长)，从而引起心肌复极顺序的逆转，即心内膜先开始复极，膜外电位为正，而缺血的心外膜心肌尚未复极，膜外电位仍呈相对的负性，形成的电偶其电穴在前，电源在后，出现与正常方向相反的 T 波向量，从而在位于缺血区的导联记录出倒置的 T 波(图 7-6B、图 7-7B)。如下壁心外膜下缺血，T 向量指向上方，下壁导联Ⅱ、Ⅲ、aVF 可出现倒置的 T 波；前壁心外膜下缺血，T 向量指向后方，胸导联可出现 T 波倒置。

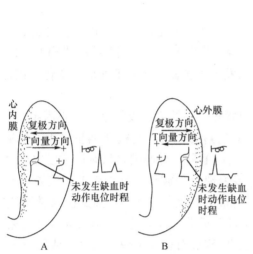

图 7-6　心肌缺血与 T 波变化的关系示意图

A. 心内膜下缺血；B. 心外膜下缺血(动作电位中的虚线部分表示未发生缺血时的动作电位时程)

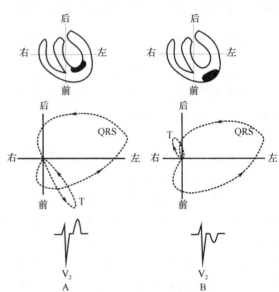

图 7-7　心肌缺血时横面 T 环(背离缺血区)和 V_2 导联 T 波的变化示意图

A. 前壁心内膜下心肌缺血；B. 前壁心外膜下心肌缺血

在所有的 T 波倒置中"冠状 T 波"对心肌缺血的诊断意义最大，其他形态的 T 波倒置以非特异性心电图改变为主。一般情况下，一过性动态改变的"冠状 T 波"为急性心肌缺血表现，如无 Q 波型心肌梗死、心绞痛发作时；而持续不变的"冠状 T 波"可能为原发性慢性心肌缺血，也可能为继发性心肌缺血，如原发性心肌病、特别是心尖肥厚型心肌病的一种心电图改变。

除此之外，也有非心肌缺血引起的 T 波改变，临床亦需进行鉴别，如图 7-8~图 7-12。

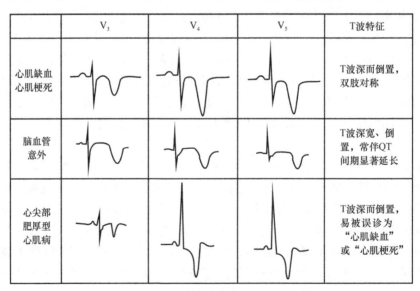

	V_3	V_4	V_5	T波特征
心肌缺血心肌梗死				T波深而倒置，双肢对称
脑血管意外				T波深宽、倒置，常伴QT间期显著延长
心尖部肥厚型心肌病				T波深而倒置，易被误诊为"心肌缺血"或"心肌梗死"

图 7-8　临床上 3 种原因引起的显著 T 波倒置的心电图

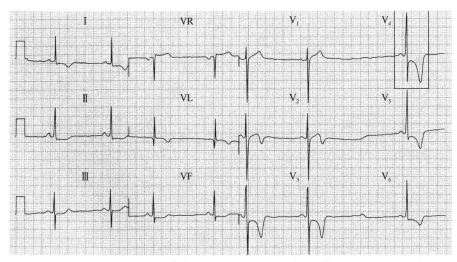

图 7-9　肥厚型心肌病(V$_3$~V$_6$导联 T 波显著倒置)

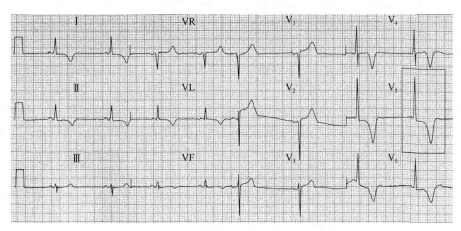

图 7-10　肥厚型心肌病(V$_4$~V$_6$导联 T 波显著倒置)

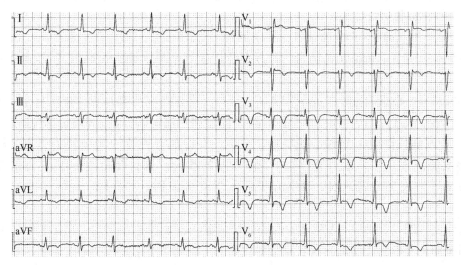

图 7-11　肥厚型心肌病

注：本例冠脉造影正常，超声确诊为心尖肥厚型心肌病；Ⅰ、Ⅱ、aVL、V$_1$~V$_6$导联呈现对称性倒置 T 波，以 V$_3$~V$_6$最明显

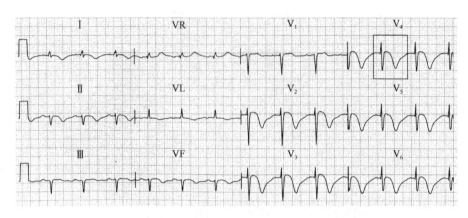

图 7-12　蛛网膜下腔出血(Q-T 间期 0.6s，T 波广泛倒置)

4. T 波高耸直立　一般肢体导联 T 波>0.5mV，胸导 T 波>1.0mV 称为 T 波高耸，但正常人在 V_3、V_4 导联亦可见高达 1.5mV 的 T 波，故尚需结合 T 波的形态、ST 段是否偏移等综合分析。临床上 T 波高耸直立常见于高血钾、早期心肌梗死的超急性损伤期，而慢性心肌缺血引起的 T 波高耸直立少见。

形成机制：T 波高耸直立，反映心内膜下心肌缺血，T 波向量背离缺血区域，缺血心肌复极时间较正常时更加延迟，造成该部分心肌在复极时，其他部位的心肌复极已基本结束，与之相抗衡的周围向量减小或消失，从而使该部位心肌复极产生的 T 波向量明显增加，但复极顺序没有改变，T 向量方向因之无变化，故面对着心肌缺血区的导联出现高大的 T 波(图 7-6A、图 7-7A)。如下壁心内膜下缺血产生指向下方的增大的 T 向量，Ⅱ、Ⅲ、aVF 可出现高大直立的 T 波；前壁心内膜下缺血产生向前的异常增大的 T 向量，胸导联可出现高耸直立的 T 波。但临床上常见的左室内膜下心肌缺血多表现为 T 波倒置，而非 T 波高耸，这是因为 T 波向量背离左心室，指向右心室，朝向右前方向，因此左侧导联(Ⅰ、aVL、$V_4 \sim V_6$ 导联)T 波常倒置，而右侧导联(V_1、V_2、aVR 导联)T 波常相对增高。

5. $T_{V1} > T_{V5}$，$T_Ⅲ > T_Ⅰ$　如果 T_{V5} 并未倒置，只是低平，但同时 T_{V1} 高耸，且 $T_{V1} > T_{V5}$；或者出现 $T_Ⅲ > T_Ⅰ$(Ⅰ导联以 R 波为主时方有诊断意义)，对早期诊断慢性心肌缺血也有重要参考意义。

形成机制：心肌缺血时 T 向量背离缺血部位，使 QRS-T 夹角增大，在额面导联 T 向量朝右下偏移，故 $T_Ⅲ > T_Ⅰ$；而在水平面导联 T 向量朝右前偏移所致，故 $T_{V1} > T_{V5}$。

6. T 波假性改善　急性心肌缺血发作时，有时原来倒置的 T 波转为直立，称为假性改善或假正常变化，也可能伴有 ST 段下移的改善。这可能是由于与 T 波倒置导联相对应的部位发生心肌缺血，产生的 T 向量指向 T 波倒置的导联，故使 T 波发生假性改善。

需要注意的是，临床上发生透壁性心肌缺血时，心电图往往表现为 T 波深而倒置或 ST 段抬高类型。有学者把引起这种现象的原因归为：①透壁性心肌缺血时，心外膜缺血范围常大于心内膜；②由于检测电极靠近心外膜缺血区，因此透壁性心肌缺血在心电图上主要表现为心外膜缺血改变。

四、U 波倒置

正常情况下 U 波可以不出现，如果出现则 U 波的方向应当与 T 波保持一致。如 T 波直立，而其后的 U 波倒置，称为 U 波倒置，常与急性或慢性心肌缺血有关。在心电图活动平板运动试验时，如果直立的 U 波变成倒置的 U 波，则高度提示心肌缺血。此外，U 波倒置还可见于继发性心肌缺血，特别是高血压心肌肥厚、先天性心脏病、脑卒中等，故其作为诊断心肌缺血的特异性较差。

五、Q-T 间期延长

心肌缺血可使心肌的动作电位时程延长，是明显引起 Q-T 间期延长的最常见原因。因此，在 T 波异常的鉴别诊断中，Q-T 间期延长常作为心肌缺血一个可靠的辅助条件，而非正常变异。

第二节　急性心肌缺血的心电图特点

由于各种原因造成冠状动脉血流急剧减少，引起心肌急性严重缺血，在心电图上常出现一过性心肌缺血的表现，随着心肌缺血的缓解心电图可恢复至缺血发作前的状态。临床上当缺血面积过小或出现冠状动脉多支病变引起多区域心肌缺血时，心电图表现不典型或出现伪正常化改变。

1. 一过性 ST 段偏移　由于冠状动脉对心肌的血液供应呈区域性分布，所以心肌缺血所致的 ST 段偏移应至少出现在相邻的两个或两个以上的导联，而不应局限于某一个导联。急性冠状动脉供血不足多引起心内膜下心肌缺血，故表现为 ST 段下移；当出现透壁性心肌缺血时则表现为 ST 段上移。心肌缺血改善后 ST 段的改变可恢复正常。

2. 一过性 T 波改变　一过性 T 波表现为 T 波形态高尖、低平、双向或倒置，这种变化出现最早、历时短暂，也很少单独出现在急性缺血的发作过程中，常常同时伴随 ST 段偏移。这是由于心肌损伤后产生的损伤电流同时影响 ST 段和 T 波，损伤心肌的静息细胞膜电位减低、动作电位振幅减小、时限缩短所致。特别是在发生透壁性心肌缺血时，心肌各层动作电位时限出现明显的变化。

(1) 心内膜下心肌缺血：多为轻中度急性冠状动脉供血不足，此时仅有心内膜下心肌层的动作电位时限缩短，导致心内膜面过早复极，使 T 波的综合复极向量指向心内膜，故伴随 ST 段的下移而出现低平或倒置的 T 波。

(2) 心外膜下心肌缺血(透壁性心肌缺血)：此时心外膜下心肌动作电位时限明显缩短，导致心外膜面过早复极，但 T 波的综合复极向量仍指向心外膜，故伴随 ST 段的抬高而出现异常高尖的 T 波。

3. 一过性 U 波倒置　随着缺血的缓解可恢复正常或恢复至缺血发作前的状态。

4. 一过性 Q 波　多发生在心肌严重缺血时，尤其是在 ST 段抬高的心肌缺血。可能由于缺血心肌发生顿抑而致电静止，此时血清心肌坏死标记物并不升高，随着心肌缺血缓解，异常 Q 波可迅速消失。同时，多数患者心绞痛发作时往往伴发一过性 Q-T 间期延长。

5. 一过性心律失常　急性心肌缺血性损伤可引起多种心律失常，以伴发室性快速性心律失常最为多见，也可出现左右束支阻滞、分支阻滞及快速性室上性心律失常等。

6. 实例分析　见图 7-13~图 7-16。

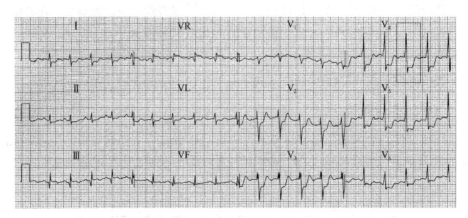

图 7-13　急性前壁心肌缺血，窦性心动过速，陈旧性下壁心肌梗死可疑

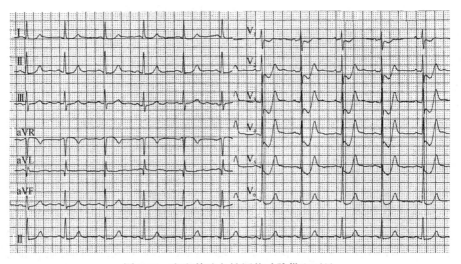

图 7-14　左室前壁急性冠状动脉供血不足

注：本例不稳定型心绞痛发作时，V_2~V_6 导联 ST 段下斜型下移 0.1~0.25mV

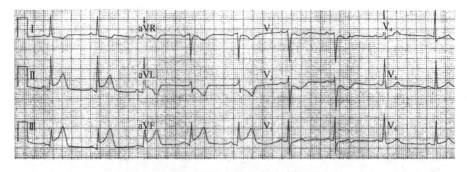

图 7-15　左室下壁急性冠状动脉供血不足

注：男性，47 岁，夜间发作心绞痛时记录心电图，Ⅱ、Ⅲ、aVF 导联 ST 段抬高 0.10~0.15mV，伴 T 波高尖，Ⅰ、aVL 导联 ST 段下斜型下移 0.05~0.15mV，提示左室下壁急性冠脉供血不足

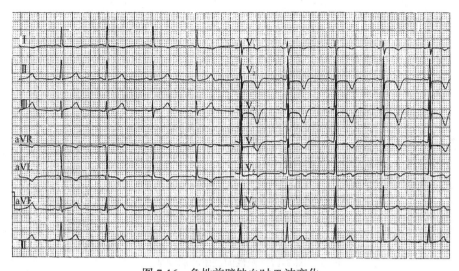

图 7-16　急性前壁缺血时 T 波变化

注：急性缺血发作时，V_2~V_4 导联 ST 段水平型下移 0.05~0.15s，相应导联 T 双向和倒置

第三节　慢性心肌缺血的心电图特点

慢性心肌缺血通常由严重、多支、弥漫性冠状动脉病变引起，同时侧支循环形成较好，使心脏处于长期的慢性缺血过程，因此其心电图的异常改变也呈长期性和相对稳定性，但这些变化的敏感性和特异性相对较低，心电图表现可能大致正常，必须结合临床资料综合分析后才能作出正确诊断。

1. QRS 波群时限延长　慢性心肌缺血可致心室肌传导减慢，而出现 QRS 波群时限延长，在怀疑冠心病且其他危险因素大致一致的人群中，QRS 时限≥105ms(男性≥118ms，女性≥101ms)的个体 5 年内发生缺血事件引起猝死的概率显著高于对照组，提示慢性冠状动脉不足患者 QRS 波时限延长是重要的独立预测因素。

2. ST 段下移　慢性冠状动脉供血不足引起的慢性心肌缺血主要是心内膜下心肌缺血。慢性心肌缺血时，由于心内膜受心室内压的影响，供血较差，损害相对严重，因而使心内膜下心肌细胞静息膜电位减小，动作电位幅度变小，心内外膜动作电位相减，心电图表现为 ST 段下移和 T 波低平、双向或倒置。原有慢性心肌缺血患者在发生急性缺血时，ST 段可在原已下移的基础上进一步下移，或原来下移的 ST 段恢复正常。

3. T 波改变　T 波多表现为 T 波低平、双向、倒置。

(1) T 波低平：在以 R 波为主的导联上，T 波低于同导联 R 波的 1/10，且在表示相同区域的几个导联(如Ⅰ、aVL，或Ⅱ、Ⅲ、aVF，或 V_4~V_6 导联)上均同时呈低平。

(2) T 波双向：一般认为是左心室的缺血心肌和正常心肌之间复极不均一所致。多表现为连续变化的 T 波变化趋势突然变化或中断。

(3) T 波倒置：典型者呈"冠状 T 波"，多在短时间内呈动态改变，表现为低平甚或直立。

4. 心律失常　心肌缺血可引起心脏的起搏和传导功能障碍，出现传导阻滞或异位心律失常，但此改变无特异性。

5. U 波倒置　提示由于心肌缺血，正常心肌的负荷加重，但缺乏特异性。

6. 实例分析 见图 7-17~图 7-19。

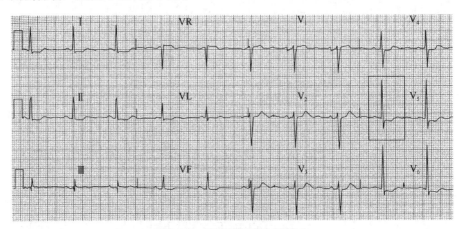

图 7-17 慢性前侧壁心肌缺血

注：Ⅰ、Ⅱ、V₄~V₆导联 ST 段压低

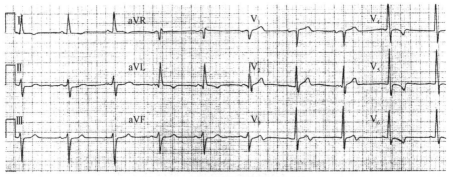

图 7-18 慢性冠状动脉供血不足

注：Ⅱ、Ⅲ、aVF 导联 ST 段轻度下移，Ⅰ、aVL 导联 T 波倒置，V₃~V₆ 导联 T 波双向和倒置，冠状动脉造影证实左冠状动脉前降支和右冠状动脉多处重度狭窄

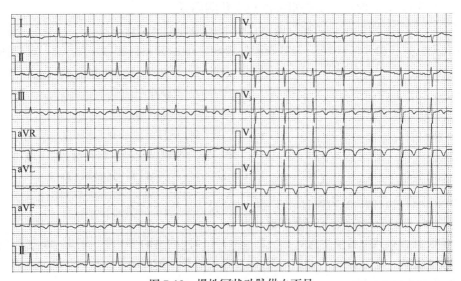

图 7-19 慢性冠状动脉供血不足

注：V₄~V₆导联 ST 段水平型压低达 0.75~1.0mV，T 波倒置；Ⅰ、aVL 及Ⅱ、Ⅲ、aVF 导联 T 波倒置；Ⅱ、Ⅲ、aVF 导联 U 波倒置

第四节 变异型心绞痛

由 Prinzmetal 首先描述和提出，故又称为 Prinzmetal 心绞痛，多为单纯的冠状动脉痉挛所致，亦可能在原有冠状动脉粥样硬化的基础上产生痉挛引起。常发生于休息时，无诱因，与体力活动或情绪波动无关，疼痛程度较剧烈，持续时间较久，往往在每天同一时间发作。其心电图特点如下(图 7-20):

(1) 暂时性 ST 段抬高，有时可形成单向曲线，如 ST 段持续抬高，提示可能发生心肌梗死，多伴有对应导联的 ST 段下移。

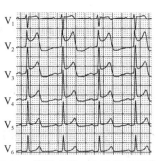

图 7-20 窦性心律，急性前壁损伤性 ST 段抬高

注: 本例为变异型心绞痛发作时，V_2~V_5 导联 ST 段明显抬高

(2) T 波高耸，可见到"冠状 T 波"。

(3) QRS 波改变 有时可见 R 波增高变宽，S 波减少。

(4) 有时可见 U 波倒置。

(5) 心律失常：约半数患者出现，以室性期前收缩多见，亦见房室阻滞。左胸导联 ST 段抬高者多见室性心律失常，下壁导联 ST 段抬高者多见房室传导阻滞。

(6) 患有冠状动脉狭窄的病例，约 50%的患者在 1 年内发生急性心肌梗死或死亡，发生急性心肌梗死的部位与 ST 段抬高的导联相吻合。

第五节 继发性 ST-T 改变

ST-T 改变在异常心电图中所占比例非常高，ST 段和 T 波代表的是心室复极过程，任何影响心室复极的因素都能引起心电图 ST-T 发生异常改变。因此，对心电图上出现的 ST-T 改变，要综合多方面的临床资料，才能做出正确的判断。临床上常常把心肌本身的病变使心室复极异常而引起心电图 ST-T 改变称为原发性 ST-T 改变，如心肌缺血引起的 ST 段(上移、下移)和 T 波(低平、双向、倒置、高耸)的改变，以及急性心肌梗死出现的单向曲线等。除此之外，尚有由于心室明显除极异常而不是心肌本身病变，进而导致心室复极异常，引起心电图发生 ST-T 改变，称为继发性 ST-T 改变。

研究表明，心室肌内膜下、中层、外膜下心肌动作电位的时限有明显差别，其动作电位时限中层 > 内膜下 > 外膜下，这是由于正常情况下，心肌最早除极的部位由于受到周围除极组织的包围，趋向于延长动作电位时间；相反，最晚除极的部位则由于受到周围复极组织的影响，动作电位则趋于缩短，最终造成体表心电图上正常 ST-T 的方向与 QRS 波同向。

对于继发性 ST-T 的改变，通常认为其原因在于心电激动在心室内传导延迟使除极时间过渡延长，当除极尚未结束时，首先除极的心内膜已开始复极，复极进行的方向与正常相反，因而出现与 QRS 主波相反的 ST-T 改变。其特点是：ST-T 的变化与除极异常(临床上常见的除极异常类型有心室肥大、显性预激综合征、束支阻滞、室性心律失常、室性起搏心律等)同时出现和同时消失，并与 QRS 波的幅度呈比例，即在 QRS 波群形态、时间发生改变的同时，出现的 ST-T 改变：以 R 波为主的导联 ST 段下移，T 波低平、负正双向或倒置；以 S 波为主的导联 ST 段抬高，T 波直立。但是必须要认识到继发性 ST-T 改变是相对于原发性 ST-T 改变而提出的，它的出现不像原发性 ST-T 改变那样意味着心肌本身存在病变，因此，当存在明显的除极异常，而 ST-T 改变的方向不符合上述规律，其方向与发生除极顺序异常的 QRS 方向相同时，必须考虑到伴发有心肌病变的可能。

第八章 心 肌 梗 死

心肌梗死(myocardial infarction)是心肌的缺血性坏死,绝大多数是在冠状动脉粥样硬化基础上发生完全性或不完全性闭塞所致,导致冠脉血流急剧减少甚至中断,使相应心肌产生严重而持久的急性缺血、损伤以至坏死的一种状态。如不及时诊断治疗,病死率高,预后差,属于冠心病的严重类型。发生心肌梗死后,除了临床表现外,以心电图的特异性改变和动态演变规律为依据,可以判断心梗的发生、部位、程度及时期,推测病变的冠状动脉分支,为确诊心肌梗死和判断病情提供了重要依据。

第一节 心肌的血液供应

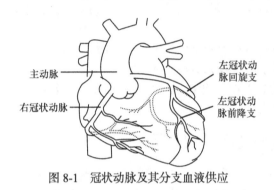

图 8-1 冠状动脉及其分支血液供应

心肌的血液供应来源于冠状动脉(图8-1),其中前降支供血给左室前壁、前间隔、下侧壁及心尖部,因该支受血流冲击较大,易致动脉粥样硬化,故前降支供血区为心肌梗死的好发部位;回旋支供血给左心房、左室高侧壁、左室下壁(膈面);右冠状动脉供血给右心室、左室后壁、后间隔、左室下壁(膈面)。临床一般以左心室梗死为主。

第二节 心肌梗死的基本心电图形

冠状动脉发生闭塞后,随着时间的推移在心电图上可先后出现缺血、损伤和坏死三种类型的图形,并且这种变化有明显的区域性,这是因为冠状动脉各分支呈区域性供血所致。体表心电图显示是梗死后心肌多种心电变化综合的结果。

一、缺血型 T 波改变

冠状动脉急性闭塞后,造成急性心肌缺血,心电图上最早出现的是 T 波变化,是心肌缺血的标志,称缺血型 T 波改变。

发生机制:缺血使心肌复极时间延长,特别是 3 位相延缓,引起 Q-T 间期延长,在全部心肌的复极过程中,缺血部位的心肌完成复极时间晚于正常区域心肌的复极,致使形成的综合复极 T 向量背离缺血区。

在心肌梗死发生的最初阶段,心内膜下心肌首先受累,复极滞后,T 波向量增大,指向心外膜电极,心电图记录到较正常高耸的 T 波,这段时间非常短暂,常常只有数十秒或数分钟,随后缺血累及心外膜下心肌(发生了穿壁性心肌缺血时),T 波向量仍背离缺血区指向对侧(或周围)正常心肌,故位于缺血区的心外膜导联记录到倒置的 T 波。

若急性缺血只发生在心外膜下肌层,心外膜心肌复极完成较内膜更晚,T 向量朝向内膜侧,则位于缺血区的导联出现 T 波倒置,典型者呈冠状 T 波。

二、损伤型 ST-T 的改变

随着缺血时间延长，缺血程度进一步加重，造成心肌损伤，心电图上就会出现"损伤型"图形改变，主要表现为面向损伤心肌的导联出现 ST 段抬高及其形态改变，同时也包括了 T 波改变。

(一) 发生机制

出现心肌损伤后，形成损伤电流，致 ST 向量自正常心肌指向损伤区，如果记录电极靠近损伤区，则 ST 段上移。临床上绝大部分心肌损伤以心外膜下心肌为主，故面向心外膜部位的导联均出现 ST 段上移；透壁性心肌损伤也出现 ST 段上移；相反，与其对应的部位则出现对应性 ST 段下移。此时上移的 ST 段往往连同高耸直立的 T 波融合，形成单向曲线样改变，这是心肌梗死早期心电图最突出、也是最具诊断意义的心电图表现。如果记录电极置于胸前而梗死部位在左心室正后壁则会呈现倒置的单向曲线。一般地说损伤不会持久，要么恢复，要么进一步发生坏死。

关于损伤型 ST 段抬高的机制，目前认为是"舒张期损伤电流"和"收缩期损伤电流"的综合结果。急性心肌缺血时，损伤心肌的静息膜电位水平降低，其 0 位上升速度及振幅都减低，动作电位时程缩短，与正常心肌之间在电收缩期和电舒张期均产生"损伤电流"(图 8-2、图 8-3)。

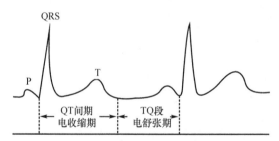

图 8-2　心电图的电收缩期及电舒张期

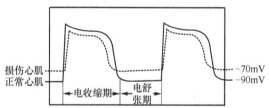

图 8-3　损伤心肌与正常心肌动作电位曲线比较示意图

1. 舒张期损伤电流("损伤电流学说")　心肌发生严重损害时，细胞膜对钾离子通透性增加，使静息膜电位减低(动作电位图示为静息膜电位上升)，即引起该处细胞膜的极化不足，使细胞膜外正电荷分布较少而呈相对负电位，而正常心肌由于充分极化使细胞膜外正电荷分布较多而呈相对正电位，两者之间因有电位差而产生"舒张期损伤电流向量"。如将电极放于损伤区，即描记出低电位的基线。当全部心肌除极完毕时，此区完全处于负电位而不产生电位差，于是等电位的 ST 段就高于除极前低电位的基线，形成 ST 段"相对"抬高(图 8-4)。

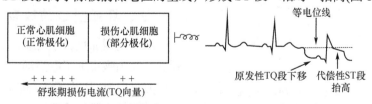

图 8-4　"舒张期损伤电流"致心电图 ST 段偏移机制

注：损伤心室肌细胞极化程度低，电极位于 T-Q 向量的负侧，故原发性 T-Q 段下移；心肌全部除极后损伤心肌与正常心肌间电位差消失，形成 ST 段"相对性"抬高

2. 收缩期损伤电流("除极受阻学说")　心肌细胞损伤，静息膜电位减低，其动作电位 0 位相上升速度及振幅都减低，动作电位的时限亦缩短。引起损伤区心肌细胞的动作电位 2 位相和 3 位相不全除极状态，在大部分正常心肌除极结束后损伤区心肌膜外仍为相对高电位，而正常心肌细胞膜外呈负电位，结果出现电位差，而产生"收缩期损伤电流向量"，即产生从正常心肌指向损伤心肌的 ST 向量(图 8-5)。

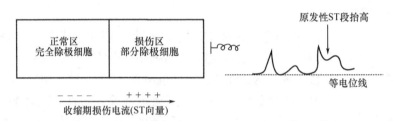

图 8-5　"收缩期损伤电流"致心电图 ST 段偏移机制

注：损伤心肌细胞静息电位低，动作电位 0 位相上升速度及振幅减低，2 位相处于不全除极状态，较完全除极的正常心肌细胞膜电位更高，形成抬高的 ST 段

综合以上，由于心肌的缺血性损伤，造成损伤部位的心肌既存在极化不足状态，同时又存在除极受阻(不全)状态，致使在心肌除极结束后，正常心肌与损伤心肌之间出现明显的电位差，从而引起 ST 大幅度升高(图 8-6)。

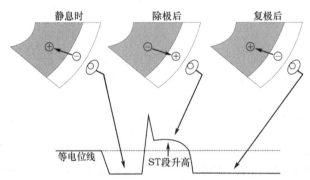

图 8-6　"舒张期损伤电流"和"收缩期损伤电流"共同作用引起 ST 段抬高示意图

同时，由于损伤心肌动作电位时限缩短，在复极 3 位相时，损伤区心肌膜外仍为相对高电位，而正常心肌细胞膜外呈负电位，进而产生明显直立的 T 波，与上移的 ST 段形成单向曲线。

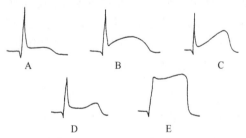

图 8-7　常见的"损伤型"ST 段抬高示意图

A.平抬型；B.弓背型；C.上斜型；D.凹面向上型；E.单向曲线型

(二) 常见的"损伤型"ST 段抬高的形态变化

见图 8-7。

三、坏死型 Q 波改变

缺血进程加重，导致细胞变性、坏死。坏死的心肌细胞丧失了电活动，该部位心肌不再产生心电向量，因而置于心肌坏死区的电极记录的是其他心肌的除极向量，是背离电极的，故位于坏死区的导联形成一个标志心肌坏死的异常 Q 波或 QS 波(图 8-8、图 8-9)。

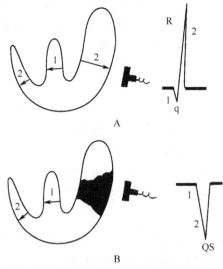

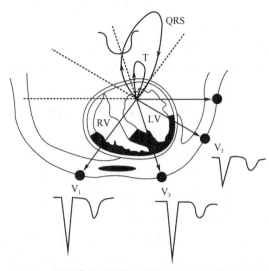

图 8-8 左心室壁心肌坏死后心电图 QS 形成示意图

A. 正常心室除极顺序，室间隔首先除极产生向量 1，然后左右心室游离壁除极产生向量 2，在左心室外膜电极共同显示为 qR 波；B. 透壁性心肌梗死后，透过坏死"窗口"在左心室外膜电极上只能记录到相反的除极向量，产生 QS 波

图 8-9 广泛前壁透壁性心肌梗死后心电图 QS 波形成示意图

正常心室除极时，在 0.005~0.025s 内首先室间隔自左心室面向右心室面除极，产生一个从左后指向右前方的除极向量；之后才开始左右心室自心内膜向心外膜的综合除极过程，在心室激动发生后的 0.03~0.04s 内，大部分左心室内膜下心肌都已除极，因而产生指向左下方略偏后的综合 QRS 向量。因此，正常室间隔除极的心电图表现是以 R 波为主的 I、II、aVL、aVF、V5、V6 导联出现小于 0.025s 的 q 波，故在此特别强调当 q 波的时间超过 0.03~0.04s 时，则意味着必然存在左心室壁心肌坏死，此时可表现为 QR 型、Qr 型，R 波振幅同时降低。

从额面向量角度看，左心室壁大致占有 –30°~+90° 的范围，如果在这 120° 的范围之内左心室壁的心肌层发生了穿透性坏死，其结果必然产生一个与该区方向相反的初始 0.03~0.04s 综合向量，而这一向量必然投影于某一导联的负侧(aVR 导联除外)，呈现为 Q 波(图 8-10)。

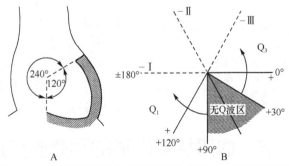

图 8-10 心电图记录的左心室范围及"无 Q 波区"示意图

A. 左心室的额面向量示意图，显示在左心室壁大致位于 –30°~+90° 的范围中；B. 从额面六轴系统观察，当 QRS 初始向量在 +30°~+90° 的范围内，额面各导联都无 Q 波，称为"无 Q 波区"；如初始 QRS 向量的方向不在这个"无 Q 波区"的范围内，便会在某一个或一个以上的额面导联中出现 Q 波

一般来说，坏死型 Q 波条件为：时间≥0.04s、振幅≥R 波的 1/4，Q 波的宽度和深度反映心肌梗死的范围。Q 波越大，心肌坏死层越深；Q 波越小，心肌坏死层越浅。通常认为，梗死的心肌直径>20~30mm 或厚度>5mm 才可产生病理性 Q 波。但在梗死面积较小、梗死局限于基底部或心尖部，或因处于心梗早期等情况时，心电图上常出现一些疑似或不典型的 Q 波。坏死性 Q 波的图形特点：

1. 正常 q 波消失　正常室间隔除极，初始 0.025s 内向量在Ⅰ、V_5、V_6导联上的投影为 q 波。如果 V_5、V_6 导联上原有的 q 波消失，代表室间隔心肌坏死，与此同时在 V_1、V_2 导联上原来向上的 r(或 R)波消失而表现为 QS 波。但需注意，如果原心电图上 V_5、V_6 导联没有 q 波，则是由于室间隔的除极顺序改变所致，如预激综合征，或完全性左束支阻滞时无 q 波。

2. R 波丢失　心肌梗死引起的相关导联 R 波振幅减低，当 Q 波振幅超过 0.3mV 时 R 波必然有明显的振幅降低。

3. $R_{V1~V5}$波递增不良　$V_{1~5}$ 正常情况下 R 波逐渐升高，如在 2 个连续胸导联上 R 波振幅相差≥50%，或在同一导联的 R 波在不同次的心电图记录中呈进行性降低。

4. QRS 波群起始部有切迹或顿挫　梗死相关导联的 QRS 波群起始 0.04s 内有切迹(通常为 Q 波与正常 S 波之间的小切迹)，常提示局部发生小面积梗死。

5. 胚胎型 r 波　有时 V_1、V_2 导联出现 rS 型，但 r 波极为纤细，呈直线状，有学者称之为"胚胎型 r 波"，临床意义与 QS 型相同。

6. V_1~ V_2 的小 q 波　V_1~ V_2 导联的 rS 型波之前出现小 q 波，呈 qrS 型，此 q 波虽小，但亦有诊断价值。

临床上，当冠状动脉某一较大分支突然发生闭塞，则受损伤的心肌中心处将发生坏死，直接置于坏死区的电极记录到异常 Q 波或 QS 波；坏死区周围心肌损伤较轻，呈损伤型改变，记录到 ST 段抬高；再靠外的心肌由于四周侧支循环供给一部分血液，受损更轻，呈缺血型改变，记录到 T 波倒置。体表心电图往往反映的是较大面积的心室壁的综合心电变化，呈缺血型、损伤型、坏死型的综合图形改变(图 8-11)。

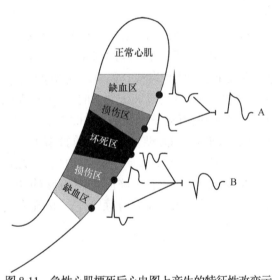

图 8-11　急性心肌梗死后心电图上产生的特征性改变示意图

A. 位于坏死区周围的体表电极记录到缺血和损伤型图形；B. 位于坏死区中心的体表电极同时记录到缺血、损伤、坏死型的图形(图中"•"点示直接置于心外膜的电极可分别记录到缺血、损伤、坏死型图形)

第三节　心肌梗死图形的动态演变过程

急性心肌梗死发生后，心电图的变化随着心肌缺血、损伤、坏死的发展和恢复而呈现一定动态演变规律。根据心电图图形的演变过程和演变时间可分为超急性期、急性期、近期(亚急性期)和陈旧期(图 8-12、图 8-13)。

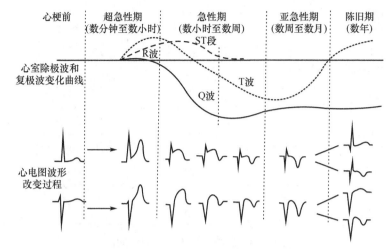

图 8-12 典型的急性心肌梗死的图形演变过程及分期示意图

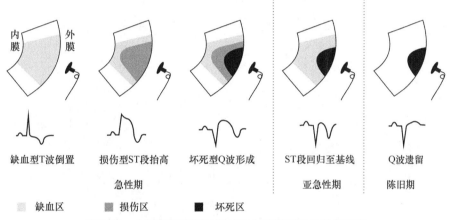

图 8-13 心肌梗死不同时期与心电图图形的关系示意图

一、超急性期(亦称超急性损伤期)

此期心电图上最主要的表现是缺血型 T 波高耸直立与损伤型 ST 段斜型抬高。急性心肌梗死发生数分钟后,首先出现短暂的心内膜下心肌缺血,心电图上产生高耸直立的 T 波;紧接着迅速出现 ST 段呈斜直型抬高,抬高程度逐渐增加,并与 T 波前支融合;由于急性损伤性传导阻滞,可见 QRS 振幅增高,并轻度增宽,但尚未出现异常 Q 波。这些表现仅持续数小时,临床上多因持续时间太短而不易记录到。此期是室颤的高发期,也是溶栓治疗的最好时机,属可逆性损伤阶段,如及时诊断并正确治疗,有可能避免发展为心肌梗死或使已发生梗死的范围趋于缩小(图 8-14)。

二、急性期

此期开始于梗死后数小时到数日,可持续到数周。心电图在此期内的特征性改变:坏死型 Q 波、损伤型 ST 段抬高和缺血型 T 波倒置可同时并存。一般 ST 段抬高逐渐明显,呈典型的凸面向上型,抬高显著者可形成单向曲线,继而逐渐下降;在抬高的 ST 段开始下降时,T 波由直立逐渐开始倒置,程度逐渐加深;心肌坏死导致面向坏死区导联的 R 波振幅降低或丢失,出现异常 Q 波或 QS 波,且可逐渐加深加宽(图 8-15、图 8-16)。

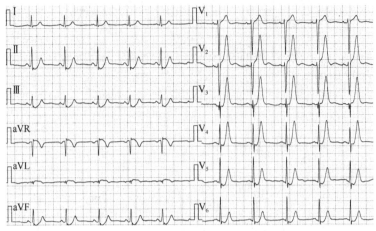

图 8-14　急性心肌梗死(超急性期)

注：患者胸痛 1 小时；窦性心律；V_2~V_4 导联 T 波高耸；V_1~V_3 导联 r 波递增不良；Ⅱ、Ⅲ、aVF、V_4~V_6 导联 ST 段下移，aVR、aVL 导联 ST 段抬高

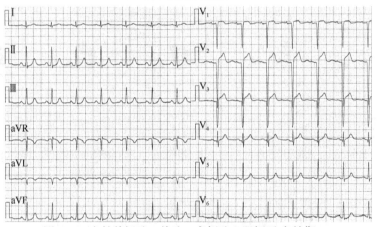

图 8-15　急性前间壁、前壁、高侧壁心肌梗死(急性期)(1)

注：患者胸痛 3 小时；窦性心律；V_1~V_3 导联 ST 段抬高，T 波直立，V_1~V_3 导联 QRS 波呈 QS 型；V_4 导联 R 波振幅减小，Q 波加深；aVL 导联呈 QS 型

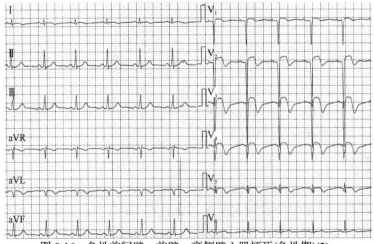

图 8-16　急性前间壁、前壁、高侧壁心肌梗死(急性期)(2)

注：患者胸痛 3 天；窦性心律；V_1~V_5 导联 ST 段弓背向上抬高，T 波深而倒置，V_1~V_4 导联 QRS 波呈 QS 型；V_5 导联出现病理性 Q 波；aVL 导联呈 QS 型

三、近期(亚急性期)

此期开始于梗死后数周至数月,持续时间长短不等。心电图最主要的表现为抬高的 ST 段基本回落到基线水平,其余仍保留坏死和缺血图形。T 波由前期逐渐加深,形成典型的"冠状 T 波",之后逐渐变浅;坏死型 Q 波持续存在,变化不大,亦可逐渐变窄变小,但一般不消失(图 8-17)。

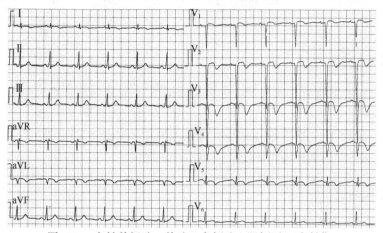

图 8-17 急性前间壁、前壁、高侧壁心肌梗死(亚急性期)

注:急性心肌梗死 2 周;窦性心律;$V_1 \sim V_4$ 导联 QRS 波呈 QS 型,ST 段基本位于等电位线;V_5 导联病理性 Q 波;aVL 导联呈 QS 型

四、陈旧期(愈合期)

此期开始于急性心梗 3~6 个月之后或更久,最主要的表现是遗留坏死型的 Q 波。ST 段完全回落到基线上,也可由于慢性冠状动脉供血不足引起 ST 段下移;T 波恢复正常或 T 波持续倒置(可能由于在恢复期缺血心肌未得到足够再灌注,而产生纤维退行性病变,倒置的 T 波不再恢复)、低平,趋于恒定不变;坏死型的 Q 波持续存在至终生。少数病例在长期演变过程中 Q 波消失,可能是坏死范围较少,瘢痕组织收缩,周围大片正常心肌包围而使其淹没,相对远置的电极已记录不到 Q 波,此现象较常见于下壁心肌梗死的 Ⅱ 、aVF 导联。有时 Q 波前出现小 r 波,称"胎生 r 波",使整个 QRS 波群变为 rS 型或 qrS 型。由于此期的心电图图形可长期不变,故称为陈旧性心肌梗死(图 8-18)。

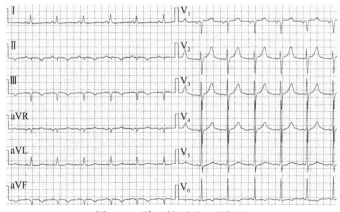

图 8-18 陈旧性下壁心肌梗死

注:窦性心律;Ⅱ 导联呈 qr 型,q 波呈病理性,Ⅲ 、aVF 导联呈 QS 型;$R_{V5} > 2.5 mV$,为左室高电压;$Ptf_{V1} \geqslant 0.04 mm \cdot s$,提示左房肥大

第四节　心肌梗死的定位诊断

急性心肌梗死后心电图上会表现出一定的动态演变规律，依据相关导联可做出定位诊断。而发生心肌梗死的部位多与冠状动脉分支的供血区域相关，因此，心电图的定位基本上与病理一致。

一、判断依据

(1) 典型急性心肌梗死主要依据心电图坏死型图形(异常 Q 波或 QS 波)出现于相关导联而做出判断。

(2) 急性心肌梗死早期(尚未出现坏死型 Q 波时)，可依据 ST-T 异常(ST 段抬高或压低，或 T 波的增高或深而倒置)出现于相关导联而作出判断。

二、具体定位

可依照表 8-1，图 8-19、图 8-20 进行定位。

表 8-1　心电图导联与心室部位及相关冠状动脉

导联	心室部位	相关的冠状动脉
Ⅱ、Ⅲ、aVF	下壁(膈面)	右冠状动脉或左回旋支
Ⅰ、aVL	高侧壁	左回旋支或左前降支
Ⅰ、aVL、V_5、V_6	侧壁	左前降支或左回旋支
Ⅱ、Ⅲ、aVF、V_7~V_9	下后壁(高位后壁)	左回旋支或右冠状动脉
Ⅱ、Ⅲ、aVF、Ⅰ、aVL	下侧壁	右冠状动脉或左回旋支
V_1、V_2(V_3、Ⅰ、aVL)	前间壁(室间隔前部)	左前降支
(V_2)V_3、V_4(V_5、Ⅰ、aVL、aVR)	前壁	左前降支
(V_4)V_5、V_6(V_7)	前侧壁	左前降支或左回旋支
V_1~V_5(Ⅰ、aVL)	广泛前壁(心脏前半部分)	左前降支
V_7~V_9	正后壁	左回旋支或右冠状动脉
V_7~V_9、Ⅰ、aVL、V_5、V_6	后侧壁	左回旋支
V_{3R}~V_{5R}	右心室	右冠状动脉

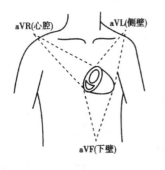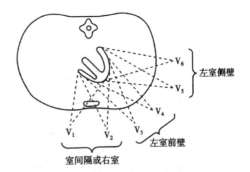

图 8-19　心肌梗死的心电图定位

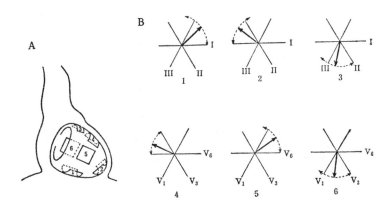

图 8-20 左室各部位心肌梗死时 QRS 初始 0.04s 向量与心电图的关系示意图

A. 左心室于胸腔内的位置(自前向后看)及可能发生心肌梗死的 6 个部位；B. 每个部位发生心肌梗死时产生的异常初始 0.04s 向量及其范围：1 为下壁，Ⅱ、Ⅲ、aVF 出现 Q 波及 ST-T 改变；2 为心尖部，Ⅰ、Ⅱ、Ⅲ均可出现 Q 波及 ST-T 改变；3 为高侧壁，Ⅰ、aVL 出现 Q 波及 ST-T 改变；4 为前侧壁，V_5、V_6、Ⅰ、aVL 出现 Q 波及 ST-T 改变；5 为前间壁，V_1~V_3 出现 Q 波及 ST-T 改变，而肢体导联上不出现 Q 波；6 为正后壁，常规 12 导联一般不产生 Q 波，而于 V_7、V_8 出现 Q 波及 ST-T 改变，V_1 出现一异常宽大而高耸的 R 波及 ST 段降低

三、实例分析

见图 8-21~图 8-28。

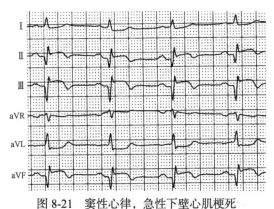

图 8-21 窦性心律，急性下壁心肌梗死

本图特征：Ⅱ、Ⅲ、aVF 导联呈坏死型 Q 波、ST 段弓背向上抬高及 T 波倒置

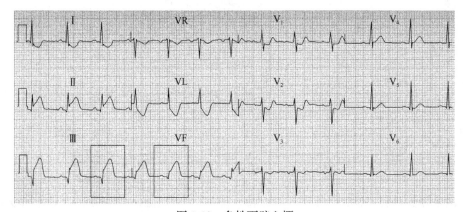

图 8-22 急性下壁心梗

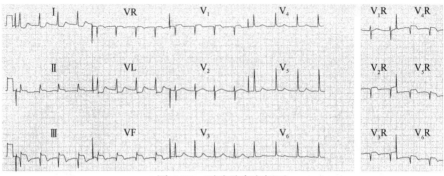

图 8-23　下壁及右室梗死

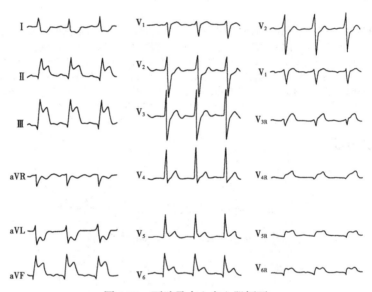

图 8-24　下壁及右心室心肌梗死

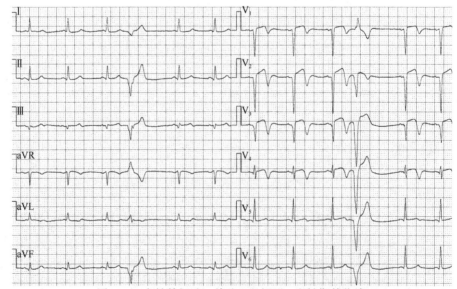

图 8-25　急性前间壁、前壁心肌梗死，室性期前收缩

注：V_1~V_4导联 ST 段弓背向上抬高，T 波倒置；V_2、V_3导联呈 QS 型，V_4导联呈 qrs 型；各导联第 4 个 QRS 波宽大畸形，期前出现，其前无 P 波，T 波方向与 QRS 波主波方向相反，其后呈完全性代偿间歇

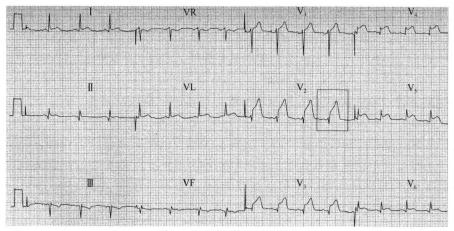

图 8-26 急性前壁心肌梗死

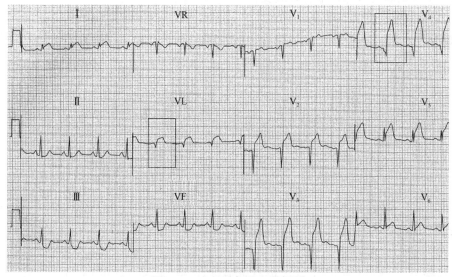

图 8-27 急性前侧壁心肌梗死

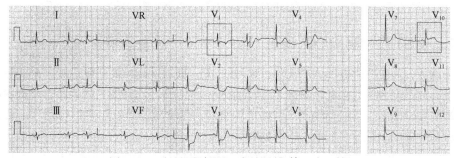

图 8-28 后壁心肌梗死，房性早搏(第 3 个心搏)

第五节 心肌梗死的非典型改变

一、非 Q 波型心肌梗死

1. 概念 传统意义上的心梗是指典型的 Q 波型心肌梗死，多认为是由心肌全层出现梗死(即透壁性心肌梗死)发展而来，其心电图特点是坏死型 Q 波加 ST 段弓背向上抬高；而非 Q 波型心肌梗死是指该心肌梗死患者未出现 Q 波者，因此既往曾称为"非透壁性心肌梗死"或"心内膜下心肌梗死"。但实际上近年的研究表明，非 Q 波型梗死与是否呈"透壁性"无关。

2. 形成原因　①冠状动脉闭塞不完全或自行再通，形成小灶性心梗，无 Q 波产生；②坏死仅累及室壁内膜，坏死厚度不到室壁厚度的一半，无 Q 波产生；③多支冠状动脉梗阻、多部位梗死、弥漫性梗死等，造成不同部位的梗死向量相互作用发生抵消而 Q 波消失；④亦可由于梗死范围太小、过于局限性，或梗死区位于心电图常规导联记录的盲区(如右心室、基底部、孤立正后壁梗死等)而记录不到 Q 波。

3. 心电图特点(图 8-29)

(1) 无异常 Q 波；

(2) ST 段抬高或压低，呈动态演变；

(3) T 波倒置，呈动态演变。

辅助鉴别方法：依据临床表现(缺血性胸痛)及心肌坏死标记物检查阳性者明确诊断。

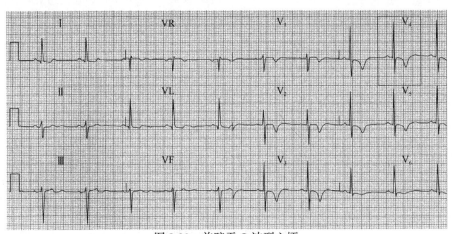

图 8-29　前壁无 Q 波型心梗

注：本例心肌酶学证实急性心肌梗死患者，窦性心律，QRS 波正常，所有胸前导联 T 波倒置

二、非 ST 段抬高型心肌梗死

过去认为，急性心梗患者，如果出现 ST 段抬高，即表明相应的冠脉已经闭塞并导致心肌全层损伤，此类患者绝大多数进展为 Q 波型心梗；而如果不出现 ST 段抬高，常提示相对应的冠脉尚未完全闭塞，心肌损伤尚未波及心肌全层，此类患者常演变为非 Q 波型心梗。而近年的临床研究证明实际并非如此，心梗的病变无论 ST 段是否抬高，如果治疗不及时，均可演变为 Q 波型或非 Q 波型梗死。由于心肌梗死后是否出现 Q 波通常是回顾性诊断，所以根据临床早期诊治的需要，按 ST 段是否抬高将急性心肌梗死分为"ST 段抬高型"和"非 ST 段抬高型"，对于非 ST 段抬高型心梗尚需进一步与 ST 段抬高型心梗和不稳定型心绞痛相鉴别。

1. 形成原因　病变多位于心内膜下，由于多支冠状动脉内形成以血小板聚集为主的斑块，不完全阻塞管腔，致非透壁性心肌梗死，无坏死型 Q 波产生。

2. 心电图特点　(同非 Q 波型心肌梗死，图 8-30~图 8-32。)

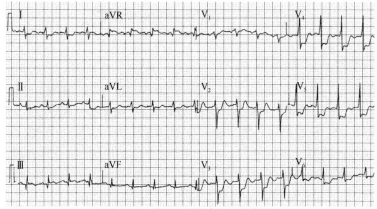

图 8-30 非 ST 段抬高性心肌梗死

注：胸痛 2 天，心肌酶谱升高；Ⅰ、Ⅱ、aVL、V₂~V₄导联呈广泛 ST 段压低，aVR 导联 ST 段抬高

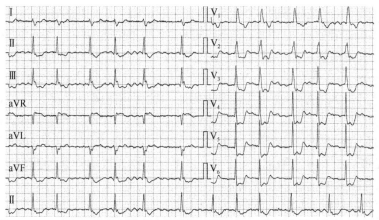

图 8-31 心房颤动，完全性右束支传导阻滞，非 ST 段抬高性心肌梗死可疑

注：本例男性 70 岁，胸痛 2 小时；P 波消失，代之以大小不等形态各异的 f 波，室律绝对不齐，提示为房颤；V₁、₂导联呈宽大有切迹的 R 波，Ⅰ、aVL、V₅、V₆导联 S 波增宽粗钝，QRS 时限≥0.12s，右胸导联呈继发性 ST-T 改变，提示为完全性右束支传导阻滞；Ⅱ、Ⅲ、aVF、V₃~V₆导联 ST 段水平型压低，结合胸痛表现考虑非 ST 段抬高性心肌梗死可疑

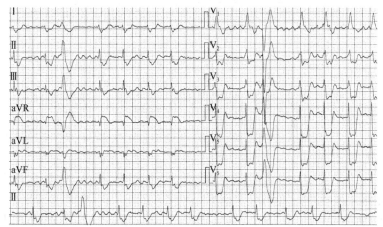

图 8-32 心房颤动，室性期前收缩，完全性右束支阻滞，非 ST 段抬高性心肌梗死可疑(急性)

注：P 波消失，代之大小不等，形态各异的纤颤波(f 波)，QRS 波呈室上性，室律绝对不规则，考虑为房颤；V₁导联呈 rSR′型，QRS 波时限≥0.12s，Ⅰ、aVL、V₅、V₆导联 S 波宽而粗钝，右胸导联呈继发性 ST-T 改变，考虑为完全性右束支传导阻滞；各导联第 3 个 QRS 波提前出现，宽大畸形，T 波方向与 QRS 波主波方向相反，考虑为室性期前收缩；普遍导联见严重的 ST 段压低，部分导联压低达 1.0mV，考虑非 ST 段抬高性心肌梗死可疑，请结合临床

第六节　心肌梗死合并症

一、心肌梗死合并室壁瘤

大面积心肌梗死后，梗死区域出现室壁扩张、变薄，坏死的心肌逐渐被纤维瘢痕组织所替代，丧失正常的收缩力，当其他部位心室肌收缩时，坏死区域心肌则向外膨出呈瘤状，称为室壁瘤。

急性心肌梗死时，抬高的 ST 段一般不会超过 2 个月，否则应考虑心室壁瘤的形成，因为此时心梗的急性阶段已经渡过。关于心室壁瘤产生持续性 ST 段抬高机制仍不完全清楚，有学者认为，室壁瘤的瘢痕组织与邻近的正常心肌间相反的运动导致损伤电流，因而产生异常的 ST 向量。目前室壁瘤的确诊有赖于心脏超声的检查。

二、心肌梗死合并右束支阻滞

当心肌梗死合并右束支阻滞时，心室除极初始向量(0.03~0.04s 内)表现出心肌梗死特征，而终末向量表现出右束支阻滞特点，因此心电图可明确显示两者改变，诊断一般不难(图 8-33、图-34)。

1. 未累及室间隔的前壁心梗合并右束支阻滞：右侧胸前导联(V_3R、V_1、V_2)呈右束支阻滞特征(rsR')；而左胸导联(V_3、V_4、V_5)则呈现异常 q 波(即异常的初始向量)。

2. 累及室间隔的前壁心梗合并右束支阻滞：此时室间隔自左向右的初始除极向量消失，右侧胸前导联(V_3R、V_1、V_2)的 r 波消失，呈 qR 波；而左胸导联呈现异常 q 波，且 R 波降低，因同时合并右束[1]支阻滞，故 R 波之后继以宽大的 S 波，即呈 QRS 波。

3. 下壁心梗合并右束支阻滞：Ⅱ、Ⅲ、aVF 呈下壁心梗的特点，QRS 波时限延长；胸前导联呈右束支阻滞的特点，急性期 ST 段下移。

以上均存在心梗时 ST-T 的动态改变。

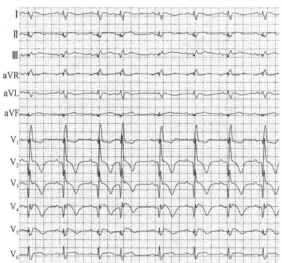

图 8-33　窦性心律，广泛前壁心肌梗死，完全性右束支传导阻滞，房性早搏，T 波改变，Q-T 间期延长
注：心率 68 次/min；V_1~V_5导联出现坏死性 Q 波，V_2~V_5导联 T 波倒置；完全性右束支阻滞，QRS 时限 0.13s；第 4 个心搏为房早，Q-T 间期 0.58s

---

[1] 注：存在因果关系时，称为"并发症"；无因果关系时，称为"合并症"。

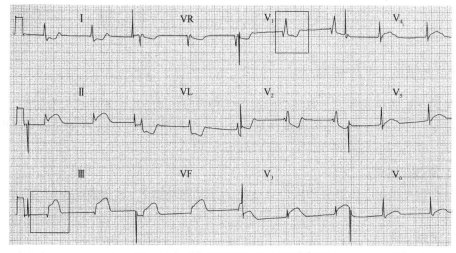

图 8-34 右束支阻滞，急性下壁心梗

三、心肌梗死并发左束支阻滞

当存在左束支传导阻滞时，由于心室的起始向量和终末向量都指向左后方，左胸导联均记录出正向波。如果同时合并左心室各部位梗死，则心肌梗死最初 0.04s 的病理性 Q 波常被掩盖，同时左束支阻滞时的继发性 ST-T 改变可抵消急性心肌梗死的原发性 ST-T 改变，因此心肌梗死的常规心电图诊断有一定困难，可能出现以下改变。

1. ST-T 的改变

(1) 坏死区域相关导联 ST 段呈弓背向上抬高，且符合急性心肌梗死的动态变化规律。

(2) Sgarbossa 总结了 150 例左束支阻滞患者合并急性心肌梗死的诊断经验，提出以下诊断标准：①QRS 主波向下的导联 ST 段抬高超过 0.5mV；②QRS 主波向上的导联 ST 段抬高超过 0.1mV；③V_1~V_3 导联 ST 段压低超过 0.1mV。以上均提示左束支阻滞可能并发急性心肌缺血或心肌梗死。

2. QRS 波群的改变

(1) 在 I、aVL、V_5、V_6 中有 2 个以上的导联出现 Q 波，呈 QR 型或 qR 型，均提示心肌梗死(广泛前间壁心肌梗死)。因为单纯的左束支阻滞时，上述导联中不应出现 q(或 Q)波。如果并发广泛间壁心肌梗死，室间隔自右向左的初始除极向量消失，而此时右心室最先自内膜除极，产生自左向右后的除极向量，因而上述导联中出现异常 q 波。如果原有的右胸导联存在 r 波，此时会增大。

(2) V_6 导联呈 Rs 型，TV_6直立，提示合并左室游离壁梗死。由于左束支阻滞的缘故，V_6导联首先出现迟缓宽大的 R 波，此后由于左室游离壁梗死，局部除极向量消失，在左室除极末期产生指向右后的向量，因背离 V_6 导联，形成 s 波。

(3) V_2~V_4 导联的 S 波升支出现切迹，持续 0.05s 以上；或 I、aVL、V_5、V_6 导联的 R 波升支出现切迹，均提示合并前壁心肌梗死。

辅助诊断：依据临床表现(缺血性胸痛)及心肌坏死标记物检查阳性者可明确诊断。

第七节　心肌梗死的鉴别诊断

一、异常的 ST 段抬高

单纯的 ST 抬高还可见于急性心包炎、变异型心绞痛、高血钾、急性心肌炎、早期复极综合征等，可根据病史、临床表现及是否伴有急性心肌梗死的心电图特征性动态改变(坏死型 Q 波、损伤型 ST 段、缺血型 T 波)而予以鉴别。

(一) 急性心包炎

急性心包炎是由心包脏层和壁层急性炎症引起的综合征，临床表现为发热、胸闷、胸痛、呼吸困难，常有心包摩擦音和心包积液的体征，其心电图的异常改变诊断意义较大(图 8-35、图 8-36)。

1. P-R 段偏移　心包渗液损伤心房产生心房损伤电流，出现 P-R 段的普遍压低(在 aVR 导联抬高)，其变化在 Ⅱ、Ⅲ、aVF、aVR、V_4~V_6 导联最明显。P-R 段的偏移是急性心包炎最早期的表现。由于 P-R 段的偏移方向与 ST 段向量相反，故表现为 ST 段抬高的导联其 P-R 段压低，而 ST 段压低的导联则 P-R 段抬高，以 aVR 导联的变化更为明显。ST 段抬高与 P-R 段压低并存，高度提示急性心包炎。

2. QRS 波群改变

(1) QRS 波低电压：急性心炎产生渗出液，使心肌激动产生的电流发生"短路"，出现低电压改变，但肢体导联的 P 波振幅多表现正常，是由于解剖上心房后方一部分没有心包，其表面没有积液。

(2) 电交替：典型者 P-QRS-T 波均发生交替性改变，是由于心包积液时心脏悬在渗出液中，心脏左右旋转、上下运动、钟摆样运动引起心脏位置变化，致使心电向量发生交替性变化所致。

(3) 无病理性 Q 波。

3. ST 段改变

(1) 心包积液或纤维蛋白渗出使心外膜下心肌广泛损伤，产生损伤电流，在心电图上表现为 ST 段呈凹面向上型抬高。其 ST 向量几乎与 QRS 电轴平行且指向心尖，即指向左前下，心电图上除 aVR、V_1 导联(有时 aVL 或 V_2)ST 段压低外，其余导联(Ⅰ、Ⅱ、aVF、V_2~V_6)ST 段均抬高。但各导联 ST 段抬高的程度并不一致，有些导联 ST 段抬高很轻微。

(2) 由于深层心肌无损伤，故 ST-T 改变幅度小，ST 段抬高不超过 0.5mV，无对应性 ST 段改变。

4. T 波改变　心包炎患者多表现为浅表心外膜下心肌炎，其 T 波向量特征性的指向右、上、下，因此心电图上除 aVR、V_1 导联外，其余导联 T 波均倒置(呈不完全倒置：低平、正负双向、T 波切迹)，但振幅较低。同时，随着 ST 段降至基线以后，T 波才开始转为倒置。

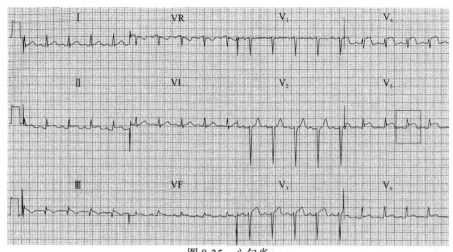

图 8-35 心包炎

注：Ⅰ、Ⅱ、Ⅲ、VF、V₃~V₆导联 ST 段抬高

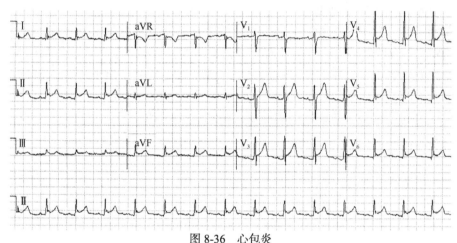

图 8-36 心包炎

注：除 aVR 外，其余 11 个导联 ST 段呈弓背向下型抬高，提示心肌广泛损伤

(二) 鉴别诊断

1. 变异型心绞痛 变异型心绞痛多由冠状动脉痉挛所致，发作时在相关导联上常出现一过性 ST 段抬高，给予扩张冠状动脉处理后，胸痛症状和抬高的 ST 段可迅速恢复正常。

2. 高血钾 部分高钾血症患者可出现右胸导联和 aVR 导联 ST 段抬高，可能与其所致的室内传导阻滞有关。临床多有肾衰竭的病史，心电图有 P 波减弱或消失、T 波高尖、QRS 增宽变形以及与 T 波融合等。经治疗血钾降低后，ST 段可迅速恢复正常。

3. 急性心肌炎 急性心肌炎多由感染引起，其心电图表现呈多样性，常呈一过性或可逆性改变，超过一半的患者出现 ST 段改变，压低或抬高均可发生，取决于心肌损伤的部位是内膜下或外膜下。当 ST 段抬高时，无对应导联 ST 段压低，抬高的 ST 段多快速降低，与倒置的 T 波相连，治疗后 ST 段恢复的同时 T 波亦逐渐恢复。

4. 早期复极综合征 在 ST 段抬高的导联可出现 T 波高尖直立。ST 段抬高的特点为弓背向下型，可长期持续存在，无心肌梗死的动态演变特点，大多数预后良好。

二、异常的 Q 波

1. 间隔性 Q 波　室间隔除极时在胸前导联和肢体导联均可形成间隔性 Q 波，其特点为：时限 < 0.04s，振幅 < R 波的 1/4，较易与病理性 Q 波鉴别。室间隔的除极向量指向右前方，可在 V_5、V_6 导联产生 q 波，但由于心电位的影响，可分别在不同的肢体导联产生间隔性 q 波：①横置位心电位，在 Ⅰ、aVL 导联产生 q 波；②垂直位心电位，在 Ⅱ、Ⅲ、aVF 导联产生 q 波。

2. 位置性 Q 波　由于受心脏解剖位置的变化，某些无心脏疾病者亦可在个别导联出现异常的 Q 波(时限 > 0.04s，振幅 > R 波的 1/4)，称为位置性 Q 波，易与急性心肌梗死混淆：

(1) Ⅲ 导联出现 Q 波，但 Ⅱ 导联无 Q 波。

(2) aVL 导联出现 Q 波，但 Ⅰ 导联无 Q 波。

(3) Ⅲ、aVF 导联出现 Q 波，但 Ⅱ 导联无 Q 波。

(4) V_1、V_6 导联出现 QS 波，但 V_2~V_6 导联无 Q 波。

以上均无明显的 ST-T 改变。

3. 其他病变　顺钟向转位、左室肥大、左束支阻滞及左前分支阻滞时，V_1、V_2 导联可出现 QS 波；慢性阻塞性肺气肿伴右心室肥大在 V_1~V_4 导联、急性肺栓塞在 V_1 和 Ⅲ 导联、肥厚型心肌病在 Ⅰ、Ⅱ、Ⅲ、aVF、aVL、V_5 和 V_6 导联可出现 q 波；预激综合征因旁道位置的不同、心肌炎因损害部位的不同可在某些导联上出现 q 或 QS 波；感染或脑血管意外，可出现短暂 QS 或 q 波。以上均无明显的 ST-T 改变，可结合患者的病史、临床表现予以鉴别。

第四篇 心律失常

第九章 心律失常概述

第一节 心脏传导系统细胞的生理特性

心肌细胞的生理特性包括兴奋性、自律性、传导性和收缩性。前三者是以细胞的生物电活动为基础，故又称为心肌细胞的电生理特性，与心律失常密切相关，而收缩性直接决定者心脏的排血功能，并不直接影响心律。根据心肌细胞的组织学特点、电生理特性以及功能，可分为两大类：一类是普通的心肌细胞，又称工作细胞，包括心房肌和心室肌，具有收缩性，不具备自律性；另一类是特殊分化了的、组成心脏特殊传导系统的细胞，主要包括P细胞和浦肯野细胞，具有自律性，不具备收缩性，也称为自律细胞(也称起搏细胞)。兴奋性和传导性是两者共有的特性。

一、自律性

自律性指自律细胞在没有外来刺激的情况下自动按一定的节律产生兴奋的能力，其机制是自律细胞的动作电位在4位相自动除极(也称舒张期自动除极)，当除极达到阈电位水平(出现动作电位0位相的临界膜电位水平，一般为–60mV)，即激活离子通道，引起一个新的动作电位。

在组成心脏特殊传导系统中各部位的自律性高低不一。正常情况下窦房结最高(其4位相除极速度最快，首先到达阈电位水平)，为60~100次/min；房室交界区次之，为40~60次/min；浦肯野纤维仅15~40次/min。通常由于窦房结的4位相除极速度最快，首先到达阈电位水平，因而成为正常的起搏点主导整个心脏的节律，即窦性心律，而其他部位的自律性受窦房结的抑制，只起到兴奋传导的作用，成为"潜在"的起搏点。如在某些情况下这些"潜在"起搏点频率超过了窦性频率，则将转而成为主导节律并形成快速异位心律失常。如果窦房结的自律性因某种原因受到抑制时，则这些起搏点便取而代之，发出激动，形成逸搏心律。

起搏细胞自律性的高低主要取决于下列三个因素：①4位相的除极速度(4位相的坡度，图9-1A)；

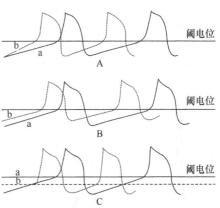

图9-1 影响起搏细胞自律性的三个因素示意图

A. 4位相除极速度的快慢，由a变b时4位相除极速度变快，起搏点的自律性增高；B. 最大舒张期电位的高低，由a变b时最大舒张期电位接近阈电位，起搏点的自律性增高；C. 阈电位的高低，由a变b时阈电位水平降低，起搏点的自律性增高

②最大舒张期膜电位水平的高低(图 9-1B)；③阈电位水平的高低(图 9-1C)。

二、兴奋性

兴奋性指心肌细胞在受到刺激后作出应答性反应的能力，表现为细胞膜对离子通透性的改变诱发了离子的跨膜流动，从而产生动作电位并向周围组织扩布。兴奋性的高低，取决于阈刺激，阈刺激越强，则兴奋性越低，反之则兴奋性越高。心肌细胞在发生一次兴奋后至下一次兴奋开始的一个心动周期中，其兴奋性会发生周期性变化，依次为：绝对不应期、有效不应期、相对不应期、易颤期、超常期和应激期(图 9-2)。

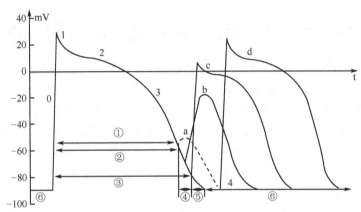

图 9-2　心肌细胞复极时膜电位水平与兴奋性恢复的关系示意图
①：绝对不应期；②：有效不应期；③：总不应期；④：相对不应期；⑤：超常期；⑥：应激期

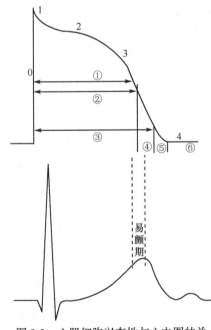

图 9-3　心肌细胞兴奋性与心电图的关系示意图
①绝对不应期；②有效不应期；③总不应期；④相对不应期；⑤超常期；⑥应激期

1. 绝对不应期　无论给予多大的刺激都不能使心肌细胞产生反应。

2. 有效不应期　绝对不应期之后的一小段时间内，强刺激可以产生膜的部分除极或局部兴奋，但不足以产生动作电位，这段时间结合绝对不应期共为有效不应期，相当于心电图的 QRS 波开始至 T 波升支前段(图 9-3)。

3. 相对不应期　大于正常阈值的强刺激能产生动作电位，但动作电位的时程和不应期均较短，心室肌的相对不应期相当于心电图 T 波的顶峰至降支末。此期如果引出动作电位，则传播速度缓慢，易导致折返形成。

4. 易颤期　在绝对不应期末段至相对不应期初段，心肌细胞的兴奋性已开始恢复，但各部分心肌细胞兴奋性的恢复均存在显著差异，其不应期、兴奋性和传导速度均不同步。此时若给予适当强度的刺激，易诱发折返激动，若多部位发生单向阻滞和折返激动可引起颤动，故称为易颤期。心室的易颤期相当于心电图上 T 波顶峰前约 30ms 内，心房易颤期相当于心电图上 R 波的降支和 S 波内。病理情况下易颤期可能增宽。

5. 超常期　相对不应期之后，膜电位尚未恢复到静息膜电位水平，但与阈电位较接近，此时给予一个阈下刺激即可引起动作电位，但其 0 位相上升速度较正常缓慢、振幅较正常低。此期容易发生期前收缩，心室肌的超常期相当于心电图上 T-U 连接处。

6. 应激期　超常期之后，复极完毕，膜电位恢复至正常静息电位水平，此期若给予刺激，即出现 0 位相上升速度与振幅均正常的动作电位。

心动周期实际上是由兴奋期和不应期两部分组成的，不应期缩短，兴奋期延长，则期前激动和折返容易形成；不应期延长，兴奋期缩短，则期前激动不易发生，单向阻滞可变为双向阻滞，致使折返中断。抗心律失常药物的重要作用之一就是延长心肌组织的不应期。

三、传导性

心肌细胞膜的任何部位产生的兴奋不但可以沿整个细胞膜传播，并且可以通过闰盘传递到另一个心肌细胞，从而引起整块心肌的兴奋和收缩。一处心肌激动时能自动向周围扩布的能力称为心肌的传导性。由于各种心肌细胞的传导性高低不等，激动在心脏各个部分传播的速度差异很大：①希氏束、束支及浦肯野纤维传导速度最快(4000mm/s)，以保证左右心室的同步除极与收缩；②房室结传导最慢(20~200mm/s)，激动在房室交界区的传导延搁亦具有重要的意义，一方面在心房收缩结束后才开始心室收缩(不至于产生房室重叠收缩)，从而使心室具有足够的充盈血量，保证心室高效射血；另一方面可防止极度频速的心房激动(如房颤)下传至心室，引起血流动力学异常。心肌传导功能异常可表现为完全性阻滞、单向阻滞、隐匿性传导、传导延迟、折返激动等，均可导致心律失常。

影响传导性的主要因素是：

(1) 动作电位的幅度和 0 位相除极速度。如果 0 位相的最大上升速度越快或振幅越高，则传导速度越快；反之则传导速度降低，产生传导阻滞。

(2) 邻近部位膜的可兴奋性。一般窦性激动在心房除极开始后的 0.04s 便到达房室结使之除极，所以在心电图上 P 波波峰开始至 T 波波峰或稍前(相当于房室交界区与心室肌的绝对不应期)的时间内，进入的任何激动都不能下传使房室交界区和心室激动，心电图上只出现 P 波而无与之相应的 QRS 波群；而在 T 波波峰或稍前到 T 波之末(相当于房室交界区与心室肌的相对不应期)的时间内，进入的激动可下传至心室但传导速度缓慢，心电图上相应的 P-R 间期将延长。在相对不应期内，会出现生理性的 RP-PR 关系，即前一搏动的 R-P 间期越长，则下一个搏动的 P-R 间期越短；反之，则 P-R 间期越长。而 U 波终末之后(相当于动作电位的应激期)，不论 R-P 间期的长短，P-R 间期均在正常范围而固定不变(图 9-4)。

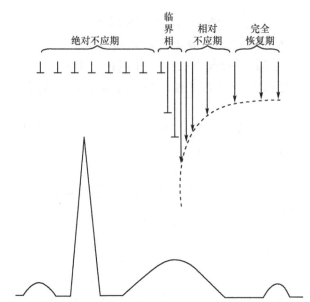

图 9-4　房室交界区和心室肌的不应期及传导性与心电图的关系

注：↓示激动可以下传心室，其长短表示 P-R 间期的长短；⊥示激动不能下传至心室

第二节　心律失常的概念和分类

正常人的心脏起搏点位于窦房结，其按一定的频率规律地发放心电冲动，并依正常传导途径先后传至心房和心室，使之按顺序激动。如果心脏冲动的频率、节律、起源部位、传导速度及激动次序发生异常，即为心律失常(arrhythmias)。

心律失常按其发生的机制，可分为冲动形成异常和冲动传导异常；按照心律失常发生时心室率的快慢，可分为快速性与缓慢性心律失常。

一、冲动起源异常

(一) 窦性心律失常(窦房结性心律失常)

窦性心律失常包括①窦性心动过速；②窦性心动过缓；③窦性心律不齐；④窦性停搏；⑤病态窦房结综合征；⑥游走性心律。

(二) 异位心律(冲动起源于异位节律点)

1. 被动性　逸搏与逸搏心律(房性、交界性、室性)。

2. 主动性　①过早搏动(房性、交界性、室性)；②阵发性心动过速(房性、交界性、室性)；③非阵发性心动过速(房性、交界性、室性)；④扑动与颤动(房性、室性)。

二、冲动传导异常

1. 生理性传导障碍　干扰与脱节(包括心脏各个部分)。

2. 病理性传导阻滞　①窦房阻滞；②房内阻滞；③房室传导阻滞(一度、二度Ⅰ型和Ⅱ型、三度)；④室内阻滞(左、右束支阻滞，左束支分支阻滞)；⑤意外传导(超常传导、裂隙现象、维登斯基现象)。

3. 传导途径异常　预激综合征。

三、冲动起源异常伴传导异常

各种类型的折返性心动过速、并行心律、反复心律，以及异位心律合并传出阻滞。

第三节　心律失常的发生机制

心律失常的发生机制包括冲动形成异常、冲动传导异常(冲动传导障碍和传导途径异常)或两者兼而有之。

一、冲动形成(起源)异常

1. 自律性异常　心脏特殊传导系统的心肌细胞通常都有自律性，当自主神经系统的兴奋性改变或其内在病变时，均可导致不适当的冲动发放引起心律失常。窦房结发放冲动的频率发生改变可引起窦性心律失常；窦房结自律性过低或下传受阻，可引起逸搏心律；如果潜在的起搏点自律性增高，可引起各种异位的主动性心律失常。此外，原来无自律性的细胞，如心房、心室肌细胞，在心肌缺血、药物、电解质紊乱、儿茶酚胺增多等病理状态下亦可出现异常的自律性。自律性改变引起的心律失常通常不能由程序电刺激诱发和终止，其发作时往往有"温醒现象"，即频率逐渐增快，经数次心搏后才达到稳定的频率。

2. 触发活动　心房、心室、希氏束及浦肯野组织在动作电位后产生的除极活动(膜电位振荡)，称为后除极。通常后除极为低振幅的电活动，达不到阈电位，不会引起扩布性激动。但在病理情况下后除极的振荡电位会增高达到阈电位便可引起扩布性激动，即为触发活动。若单独出现则是过早搏动，若连续发生则导致心动过速。洋地黄中毒引起的心律失常多与触发活动有关。触发活动引起的心律失常可由程序电刺激诱发和终止，可有"温醒现象"，并且对超速刺激出现加速反应。

二、冲动传导障碍

(一) 生理性传导障碍

1. 生理性干扰　正常的心肌细胞在一次兴奋后具有较长的不应期，因而对于接踵而来相近的第二次激动不再发生反应或反应迟缓，这种现象称为干扰，其所致的心电变化有传导延缓、传导中断等。干扰是一种生理现象，按发生的部位(图 9-5)可分为窦房干扰、房内干扰(房性融合波与房内差异性传导)、房室交界区干扰、室内干扰(室性融合波与室内差异性传导)，而最为常见者是房室交界区干扰。

(1) 窦房干扰：房性、交界性或室性等异位激动可在窦房结外与窦性激动发生干扰(图 9-5e)；亦可侵入窦房结内使其除极，引起窦房结发生节律周期重建(异位激动侵入窦房结，使其提前激动，窦房结须重新以此为基准点，以窦性周期为节律重

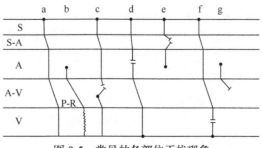

图 9-5　常见的各部位干扰现象

新安排下一次激动的发放，称为窦性节律重整)。

房性期前收缩(早搏)伴完全性代偿间期：期前出现的异位房性激动与窦性激动在窦房结周围相遇，发生了干扰，异位的房性激动并未侵入窦房结，窦房结仍按期发出激动，因而房性P′波前后两个窦性P波的时距等于正常窦性P-P间期的2倍，即产生完全性代偿间期。

房性期前收缩伴不完全性代偿间期：窦房结尚未发出激动，便已被期前出现的房性激动侵入，抑制了窦房结按时发出激动，并引起窦房结节律重整，因而房性P′波前后两个窦性P波的时距小于正常窦性P-P间期的2倍，即产生不完全性代偿间期。

(2) 房内干扰：两个不同起搏点的激动，如果同时到达心房，可形成房性融合波；如果先后达，而后一次激动落入前次的不应期内，则引起后次激动传导延缓或中断，即形成房内差异性传导。一般来说，这两个起搏点一个来自窦房结，另一个来自心房、交界区或心室。

房性融合波：窦房结与另一异位起源点发出的激动从不同方向同时到达心房，并各自激动心房肌的一部分，这样形成的P波称为房性融合波(图9-5d)，形态介于纯异位P′波和纯窦性P波之间。由于两个激动同时到达心房，所以房性融合波与其前后窦性P波的时距大致相等。须注意与窦房结内游走性节律或窦房结至交界区的游走性节律(P-P间期不等)鉴别。房性融合波常见于窦性心律并发较晚出现的房性或交界性期前收缩、窦性心律与交界性心律形成的房室脱节等。

房内差异性传导：①窦性心搏之后的房性P波变形——窦性搏动之后，某次较早的房性异位激动紧跟着到达心房，该异位激动所致的P波受到之前窦性搏动的干扰即发生变形，但常难以与多源性房性期前收缩区别。②各类期前收缩或并行心律之后的窦性P波变形——其机制尚未完全明确，有学者认为是由于期前收缩在心房内传导束中发生隐匿性传导而干扰窦性P波所致，多见于器质性心脏病。

(3) 房室交界区干扰：两次激动同向先后或相向同时到达房室交界区(图9-5b、图9-5c)，产生房室干扰，引起传导延缓或传导中断。

房性期前收缩伴P′-R间期延长或房性期前收缩未下传：如果房性期前收缩发生较早(落在T波后支上)，适逢交界区处于前一次窦性激动引起的相对不应期，房性激动虽能下传，但传导速度减慢，表现为房性期前收缩伴P′-R间期延长(图9-5b)；如果房性期前收缩发生过早(落在T波波峰之前)，交界区处于前一次窦性激动引起的绝对不应期，房性激动不能下传心室，表现为房性期前收缩未下传(图9-5g)。

窦性激动与交界性逸搏发生干扰：交界性逸搏时，下传的窦性激动与逆传的交界性激动在房室交界区相遇，由于交界区处于生理性的绝对不应期，窦性激动不能下传心室，交界性激动亦不能逆传到心房，两者发生房室干扰。

窦性激动与室性期前收缩发生干扰：室性期前收缩常可隐匿性逆传至交界区，产生新的不应期，影响窦性激动的下传。室性早搏二联律时，室性激动有时可反复逆传至交界区，不断产生新的不应期，致窦性P波下传的P-R间期逐渐延长，R-P间期逐渐缩短，最后窦性P波落入交界区的有效不应期而下传受阻。经过一次"休息"后，交界区恢复正常传导功能，P-R间期恢复正常(图9-6)。

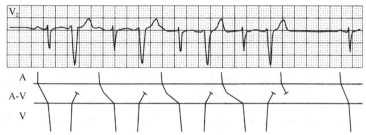

图 9-6　室性早搏引起的房室交界区干扰现象

注：基础心律为窦性，室性早搏呈二联律，室性早搏之后的窦性搏动 P-R 间期逐渐延长，

第 5 个窦性 P 波在房室交界区受到阻滞未下传，第 6 个窦性 P 波 P-R 间期恢复正常

心房扑动伴 2：1 房室传导，亦为交界区生理性干扰所致。

(4) 室内干扰：两个不同起搏点的激动如果同时到达心室，可形成室性融合波；如果先后达，而后一次激动落入前次的不应期内，则形成室内差异性传导。

室性融合波：两个不同部位的激动("窦性和室性"或"室性和室性")同时到达心室，并各自激动心室肌的一部分，由于心室肌不应期的存在，两个激动均不能侵入对方刚激动过的心室肌，这样形成的 QRS 波称为室性融合波(图 9-5f)。一般室性融合波的节律点一个来自心室，另一个来自于室上部位(包括窦房结)，两个节律点都来自心室者较少见。因此其形态介于纯异位 QRS 波和纯窦性 QRS 波之间。常见于室性早搏、室性并行心律、室性逸搏或逸搏心律、加速的室性自主心律和室性心动过速等。

室内差异性传导：当心室传导组织(束支与浦肯野纤维)受到一次激动后正处于不应期，此时第二个激动又到达该传导组织，受到干扰后发生传导延缓或中断，则激动只能沿着已经恢复了应激性的传导组织传导，产生一个增宽变形的 QRS 波群，称为时相性室内差异性传导，简称室内差异性传导(图 9-5b)。通常右束支的不应期长于左束支，当左束支开始恢复传导时，右束支仍处于不应期，此时恰逢一个较早的激动到达，但只能沿左束支下传，于是产生右束支阻滞的图形。同理，当室上性激动频率过快时，连续较短的心室周期，使一侧束支始终不能脱离不应期，则室内差异性传导便可连续发生。常见于房性早搏或交界性早搏的心室波、阵发性室上性心动过速的心室波，以及插入性室性早搏后的窦性心室波等。

2. 干扰性脱节　当两个独立节律点并行的产生频率相近的激动，连续发生 3 次或 3 次以上的完全性干扰，称为干扰性脱节现象，简称脱节。根据发生的部位可分为房内脱节、房室脱节、交界区内脱节和室内脱节，下面重点介绍房室脱节(又称房室分离)。

干扰性房室脱节，又称房室分离，正常情况下窦房结自律性明显高于其他部位，能有效抑制低位起搏点发放冲动。但是在某些病理情况下，当窦房结的频率降低或低位起搏点频率增高时，低位起搏点的逆行激动使交界区长时间处于生理性不应期而阻滞窦性激动的下传，同时由于交界区生理性单向传导的存在以及窦性激动在交界区产生的生理性不应期，使得交界性激动也难以逆传至心房，造成心房和心室之间分别由不同的起搏点所控制，形成房室完全脱离、各自独立的现象，即为干扰性房室脱节。因此，干扰性房室脱节常发生于以下情况：①窦性心动过缓合并交界性逸搏心律；②窦性心律合并交界性/室性加速的自主心律；③窦性心律合并室性心动过速。心电图上表现为 P 波与 QRS 波无固定关系。干扰性房室脱节时，时机适宜的激动可下传夺获心室或上传夺获心房。伴有夺获的房室脱节称为不完全性房室脱节；不伴有夺获的房室脱节称为完全性房室脱节。干扰性房室脱节常可由窦性频率增快或交界性频率变慢，窦房结夺获心室而终止。

(1) 完全性干扰性房室脱节：①心房呈窦性心律，如窦性心动过缓；心室呈交界性或室性异位心律，如逸搏心律、加速的自主心律、阵发性心动过速等。②R-R 间期均等，室率快于房率。如果房率快于室率，则房室传导阻滞可疑(完全性房室传导阻滞时，出现完全性房室脱节，但房率通常快于室率)。③P 波在 QRS 波前后游走，与 QRS 波无固定关系，窦性 P 波始终不能夺获心室。

(2) 不完全性干扰性房室脱节：①心房和心室分别由各自的起搏点控制，但偶见心室夺获或心房夺获使干扰性房室脱节中断；②发生心室夺获时，夺获的 QRS 提前出现(夺获与其前的交界性 QRS 波群之间的时距小于交界性周期)，其前有相关的窦性 P 波，P-R 间期>0.12s，QRS 形态呈室上性；③发生心房夺获时，室性 QRS 波后继以提前出现的逆行 P′波，且 R-P′间期固定；如心房夺获的逆行 P′波能下传再次夺获心室，则形成反复心律。

鉴别诊断　完全性房室传导阻滞或连续高度房室传导阻滞时，亦可发生房室脱节现象，其原因是由于交界区的病理性改变致传导功能减退或丧失，以致交界区以上的激动不能下传，而不是生理性不应期所致，故又称"阻滞性房室脱节"，因此发生房室脱节时，需注意区分是生理性干扰所致还是病理性阻滞所致。

3. 隐匿性传导　隐匿性传导是一种不完全性传导，窦性或异位激动在心脏传导组织中传导时，由于生理性干扰或病理性传导阻滞出现了传导中断，但该激动使其所经过的组织被除极并产生一个不应期，这种传导称为"隐匿性传导"。隐匿性传导所产生的不应期会干扰下一次激动的形成或传导。由于隐匿性传导未能使心房或心室除极，在心电图上不产生相应的 P 波或 QRS 波而难以发现，只有根据它对下一次激动的影响来分析。当下一次激动适逢该隐匿性传导的绝对不应期，则激动传导中断；如适逢相对不应期，则激动传导延缓。如果隐匿性传导发生于房室交界区可使交界区异位起搏点提前兴奋，使下一次交界性心搏延迟。

隐匿性传导可发生于传导组织的任何部位，最常发生在房室交界区，亦可发生在窦房传导组织，左、右束支，浦肯野纤维。可分为前向性与逆向性两种传导(图 9-7)。

(1) 发生机制：心脏传导系统因生理或病理因素造成的传导延缓或中断是形成隐匿性传导的电生理学基础，其本质是递减性传导。当激动到达某区域时，适逢该区域正处在由绝对不应期向相对不应期过渡的边缘状态，此时心肌细胞舒张期膜电位尚未充分复极，0 相除极速度及振幅都相应减小，引起的激动也较弱，其在冲动的传导中，所引起的组织反应性将依次减弱，即其传导能力逐步降低而发生传导障碍，最终传导停止。但是由于该激动在该区域产生了新的不应期，将影响后继心搏的形成(节律重整)和传导(传导中断或传导延迟)。

(2) 常见心电图表现

1) 对后继激动形成的影响

房性早搏伴不完全代偿间期：房性早搏逆向性隐匿性传导至窦房结，使其节律重整，窦性心律延迟出现形成不完全代偿间歇。

快速房性心律失常终止后伴一过性窦性停搏：可能是逆向性隐匿性传导对窦房结产生抑制。

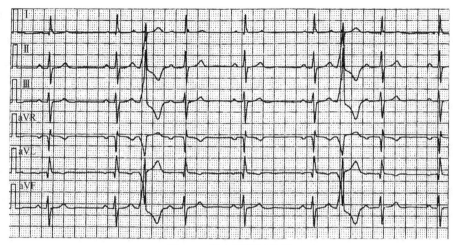

图 9-7　逆向性隐匿传导

注：第 3 个 QRS 波为室性期前收缩，逆向隐匿传导至交界区，使其后的激动传导延缓，P-R 间期从 0.20s 延长至 0.28s

房颤伴长的 R-R 间期：可能为心房激动在交界区产生前向性隐匿性夺获，重建交界性周期所致。

室性逸搏或心室停搏：房室传导阻滞特别是高度房室阻滞时，由于窦性激动反复在交界区产生隐匿性夺获，使交界性逸搏延迟发生，因而出现室性逸搏，若室性逸搏不能出现，可能产生心室停搏(图 9-8)。

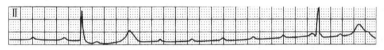

图 9-8　房室交界区隐匿性夺获引起长时间的心室停搏

2) 对后继激动传导的影响

早搏后的窦性 P 波下传中断或 P-R 间期延长：房性、交界性或室性早搏的隐匿性传导至交界区，如其后的窦性激动适逢交界区处于绝对不应期，则窦性激动的 P 波下传中断，产生完全性代偿间期；如适逢相对不应期，则窦性激动的 P-R 间期延长。

房颤伴心室律绝对不齐：房颤发作时，不规则的快速心房激动在交界区发生隐匿性传导并形成不应期，但其对交界区的影响深度不均一，后继部分激动落入不应期则传导中断，部分激动落入应激期则可下传，致室律绝对不齐。

房扑时房室传导比例由 2：1 变为 4：1——为心房激动在交界区产生前向性隐匿性传导，使房室传导比下降。

房室传导阻滞：房室传导阻滞中的文氏现象，以及房室传导比例由 2：1 变为 4：1 均可能是隐匿性传导所致。

(3) 隐匿性传导的临床意义：隐匿性传导可以是生理性的，亦可以是病理性的，但是有时两者性质不好区别。例如快速室上性心律失常(最常见者是房颤)，由于隐匿性房室传导的存在，可以阻止过多的室上性激动下传心室，这种隐匿性传导属生理性的，当然，隐匿性传导发生过多，则会导致心室长间歇的出现。在病理情况下，特别是病变累及房室交界区时，如 β 受体阻滞剂使用不当、洋地黄中毒等，房室间隐匿性传导会引发多种复杂心律失常。

隐匿性传导只是间接表现在心电图上，其本身不会引起任何临床症状或体征。但是发生在交界区的隐匿性传导可导致心室率突然减慢，甚或心室停搏。相反，当心房颤动转变为心房扑动时，由于交界区内隐匿性传导消失，可使心室率突然加速。心室率过度减慢或加速，均可使心排量降低，严重者可引起心源性脑缺血综合征(阿-斯综合征)。因此，识别隐匿性传导有重要临床意义。

(二) 病理性传导阻滞

心脏传导系统由于各种疾病使其受损而出现冲动向周围组织传导过程中发生延缓或中断，称为病理性传导阻滞。常见的病因有高血压、冠心病，或因传导系统缺血、退行性改变、电解质紊乱、药物影响等，少数为传导系统某一组织结构的中断或先天畸形所致。传导阻滞可以发生在传导系统的任何部位，可表现为暂时性、间歇性、永久性；可以是双向，也可以是单向的。发生机制：正常心肌纤维具有双向传导功能，但由于缺血、心肌纤维损伤或纤维化和心肌纤维走行方向的不同，造成了局部兴奋性的差异，当激动从兴奋高的部位向兴奋低的部位进行扩散的过程中就会发生递减传导，最终发生传出阻滞。

三、传导途径异常

心脏房室间除有正常的传导系统进行房室或室房传导外，还存在异常的传导途径(旁路)，冲动经此异常途径传导时可引起组织的激动时间和顺序发生异常，进而形成不同类型的异常心律，但主要表现为预激综合征。

四、冲动起源异常伴传导异常——折返

折返，通常属冲动起源异常伴传导异常所致，可发生于心脏的任何部位，如窦房结、心房、房室交界区及心室。折返的形成条件是在解剖上或功能上互相分离的两条径路(α，β)相互连接形成一闭合环。这两条径路传导速度和不应期均不相同，α径路传导速度慢，不应期短；而β径路传导速度快，不应期长(图9-9)。

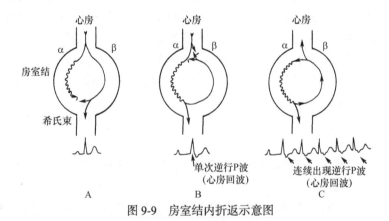

图9-9 房室结内折返示意图

正常窦性节律时，心电冲动沿β径路下传至心室，P-R间期正常，冲动同时沿α径路下传，由于传导缓慢遇到β径路所致的不应期而未能抵达希氏束，传导中断(图9-9A)。

当某个较早的激动(如房性早搏)到达时，由于β径路尚未脱离不应期而下传受阻，但α径路已脱离不应期，激动沿α径路缓慢下传至心室，P-R间期延长，由于传导缓慢，β

路径有足够的时间恢复兴奋性,激动在折返环的远端沿 β 路径逆向传导返回心房,并产生一个心房回波,完成单次折返,形成折返性过早搏动或折返性反复心搏(图 9-9B)。

如果产生心房回波的激动时机适宜,则可再次进入 α 径路下传,形成折返持续,引起折返性心动过速、扑动或颤动(图 9-9C)。当然,折返持续的前提是折返激动循折返环运行一周所需的时间(折返周期)要长于折返环路任意一部位的不应期,这样才能保证折返激动在其环行传导中始终不出现中断。

折返引起的心律失常程序电刺激可诱发和终止,超速起搏也可终止,一般无"温醒现象"。

第四节　意外传导

意外传导是指某一激动在一般情况下不会传导,却出乎意料地发生了一过性的传导,或其传导速度较一般的传导速度快。意外传导多发生于心肌受抑制时,包括超常期传导、韦金斯基现象和裂隙现象。

一、超常传导

Lewis 等在 1924 年针对一例高度房室阻滞患者提出了"超常传导(supernormal conduction)"的概念,是指心肌在传导受抑制的状态下,原来不能下传的激动发生了不明原因的、暂时性的传导改善,这是在原有传导异常基础上的改善,即预期传导中断的激动得以继续下传,预期传导延缓的激动得以快速下传,而并非意味传导性能比正常心肌好。理论上超常传导可发生于存在传导阻滞的任何部位,以房室交界区最常见,其次为束支及其分支,其他则很少见。一般认为超常传导期位于动作电位 3 位相末期和 4 位相早期。此期膜电位负值相对较小,距阈电位近,兴奋性较高,激动在此期比复极完全恢复后容易传导。一般只有那些原因未明的、不能用已知机制解释的意外传导改善,是可考虑超常传导的可能性。常见的心电图表现,如三度或高度房室阻滞时的心室逸搏-夺获现象(图 9-10);室内阻滞时发生的房性期前收缩下传心室,原有阻滞消失,QRS 形态变得正常;文氏型房室阻滞时,本该脱落的 P 波未脱落,而其后的 P-R 间期缩短使文氏周期不典型等。

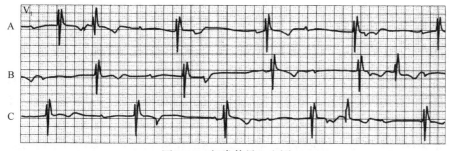

图 9-10　超常传导心电图

注:呈几乎完全性房室传导阻滞,基础心律为窦性,房率 47~57 次/min;QRS 波呈右束支阻滞型,频率 33 次/min;绝大多数 P 波与 QRS 波群无关,呈房室分离;A 中的第 2 个 QRS 波及 B、C 中的第 5 个 QRS 波均为心室夺获,其 R-P 间期为 0.24~0.58s,而晚于此期的 P 波受阻,推测该患者的超常传导期位于 R 波之后的 0.16~0.22s

二、韦金斯基现象

1886~1903 年 Wedensky 在研究蛙神经肌肉标本时发现并命名了"韦金斯基现象"(亦译"维

登斯基现象"），1968 年 Schamroth 首次报道了心电图韦金斯基现象。韦金斯基现象是指某些原来处于抑制状态的传导组织，受到一次强的刺激后，降低了阻滞区心肌的阈电位，使原先阻滞区的阻滞程度降低，出现传导功能暂时改善的现象，包括韦金斯基易化作用和韦金斯基效应。

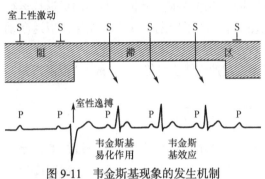

图 9-11　韦金斯基现象的发生机制

注：室性逸搏作为强刺激在阻滞区的远端反向作用于阻滞区，使阻滞区"变薄"，并使逸搏之后的阻滞区近端的激动反常地下传心室；第 1 个下传的室性激动称为韦金斯基易化作用，随后数个室上性激动连续下传的现象称为韦金斯基效应

韦金斯基易化作用是指阻滞部位一侧的强刺激到达阻滞区时，可使对侧的阈电位下降，兴奋增加，使对侧原来被阻滞的阈下激动得以通过阻滞区；韦金斯基效应是指强刺激通过阻滞区后可使阻滞部位的应激性暂时增高，使同侧接踵而来的阈下激动得以通过阻滞区。如高度房室阻滞时，连续数个 P 波不能下传心室，此时阻滞区远端突然出现的室性、交界性逸搏或期前收缩等，其隐匿性逆行通过阻滞区，使阻滞区近端的应激性暂时得以改善，阈电位降低，使紧随该异位激动之后的第 1 个 P 波通过阻滞区而下传心室(韦金斯基易化作用)，该下传的室上性激动又成为一次强刺激，降低了阻滞区的传导阈电位，并使随后连续数个 P 波(室上性激动)成为阈上刺激通过阻滞区下传夺获心室(韦金斯基易化作用延续为韦金斯基效应)(图 9-11)。

逸搏节律是防止心脏过长停搏的主要代偿机制，在高度或完全性房室阻滞中，韦金斯基现象是防止心脏过长停搏的另一代偿机制。

与超常传导不同的是，后者在超常期中，激动阈值降低，较小刺激即可引起除极，使激动得以或正常下传；而韦金斯基现象是在一强刺激后才使传导抑制的局部降低了激动阈值，使阈下激动得以传导。

三、裂隙现象

由 Moe 在 1965 年最先观察到裂隙现象，由 Wit 等在 1970 年首次提出裂隙现象的概念，并由 Narula 在 1973 年经希氏束电图证实。裂隙现象是指在心动周期中，某个时限到达的激动不能下传，而早于或晚于这个时限到达的激动却都得以正常下传。心电图常表现为，联律间期不同的激动可引起相互矛盾的心电现象：联律间期长的激动均能下传；联律间期短的激动下传受阻；联律间期更短的激动反而能下传。发生机制主要以分层阻滞学说来解释。该学说认为分层阻滞多发生于房室交界区，在房室传导通路中存在 2 个传导屏障区，即近端延迟区(不应期短但相对不应期长，易发生传导延迟)和远端阻滞区(不应期长特别是有效不应期长，易发生传导阻滞)。较晚发生的激动(室上性或室性)，因脱离了近端及远端不应期，故得以通过(图 9-12②)；当激动稍提前时，落在近侧区的相对不应期，以稍慢的速度达到远端，进入远端的有效不应期内而受到阻滞(图 9-12③)；当激动更进一步提前时，落在近端相对不应期的更早期，以更慢的速度下传，激动到达远端时，已脱离了有效不应期，故激动得以通过(图 9-12④)。因此，裂隙现象的发生不是远端组织的阻滞发生了意外改善，而是近端组织进入相对不应期缓慢下传的结果，其本质是一种伪超常传导。电生理检查中可见有多种表现，体表 ECG 仅能粗略判断，需靠希氏束电图确诊定型。

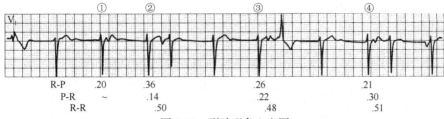

图 9-12　裂隙现象心电图

注：基础心律为窦性，P-P 间期 1.20s，QRS 波呈交界性，R-R 间期 1.04s，P 波与 QRS 波群无关，呈房室分离；①处 R-P 间期为 0.20s，P 波下传受阻；②处 R-P 间期为 0.36s，P 波下传心室，P-R 间期 0.14s，QRS 波形正常；③处 R-P 间期为 0.26s，P 波下传心室，P-R 间期 0.22s，QRS 波呈右束支阻滞型；④处 R-P 间期为 0.21s，P 波下传心室，P-R 间期 0.30s，QRS 波形正常。其中③处的 R-P 间期比④处的长，但 QRS 波呈右束支阻滞型，属裂隙现象，在③处由于房室传导稍慢(P-R 间期 0.22s)，当激动到达心室时，右束支尚未脱离不应期，故呈阻滞图形

四、伪超常传导

又称假超常传导，由 Narula 于 1973 年首次报道裂隙现象提出这个心电学概念。是指由于激动通过房室传导系统各部位，所发生的变化相互影响而产生的意外传导。凡属超常传导以外的其他各种意外传导，均可称之为伪超常传导。其内涵甚广，包括裂隙现象、双径路传导、隐匿传导的突然消除、隐匿性折返以及房室交接区的分层阻滞等。超常传导诊断必须与伪超常传导相鉴别，只有当不能用其他机理解释时，排除伪超常期传导，才能诊断为真正的超常传导。

第五节　梯形图的应用

梯形图在 1934 年首先为 Lewis 所倡导，故构成梯形图的横线被称为 Lewis 线。普通的心电图可以用语言来描述和表达，但是复杂的心电现象可用梯形图来分析会更清晰。

(一) 梯形图的绘制

通常是在心电图的下方画数条横线形成数行，分别代表窦房结活动(S)、窦房传导(SA)、心房活动(A)、房室传导(AV)和心室活动(V)。竖线和斜线表示房室之间的传导关系，竖线和斜线的角度表示传导速度，黑色圆点表示起搏点。梯形图的长轴(横坐标)代表时间先后。时间采用百倍秒，如：0.8 秒=80，1.2 秒=120。绘制梯形图时，先画出可见部分，再画出推测部分。一般情况下用 4 线 3 行梯形图即可满足需要，如果要表示窦房电活动则用 6 线 5 行梯形图(图 9-13)。

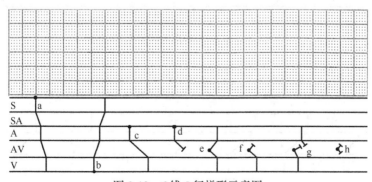

图 9-13　6 线 5 行梯形示意图

a. 正向传导；b. 逆向传导；c. 传导延迟；d. 传导阻滞；e. 双向传导；f. 单向阻滞；g. 干扰；h. 双向阻滞

(二) 常见心律失常的梯形图解(图 9-14~图 9-25)

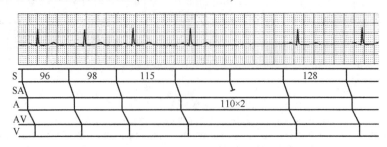

图 9-14　窦性心律不齐，二度Ⅱ型窦房传导阻滞(1)

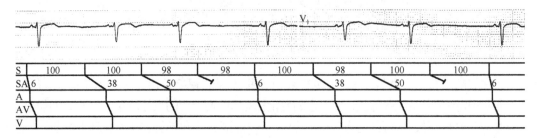

图 9-15　二度Ⅰ型窦房传导阻滞(1)

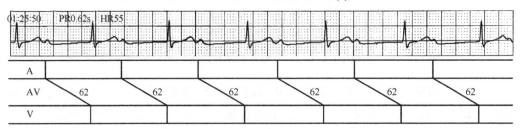

图 9-16　一度房室传导阻滞

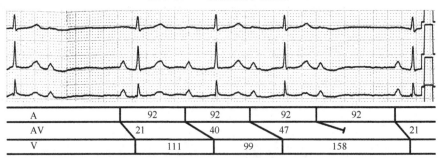

图 9-17　二度Ⅰ型房室传导阻滞(2)

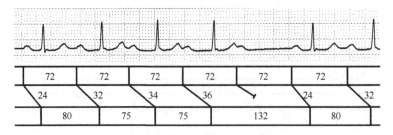

图 9-18　二度Ⅱ型房室传导阻滞(2)

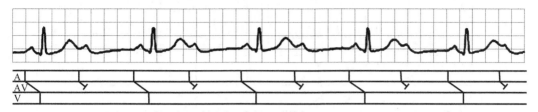

图 9-19　二度房室传导阻滞(2:1)

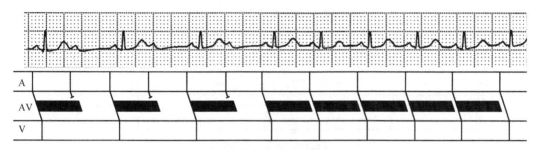

图 9-20　二度房室传导阻滞(间歇性)

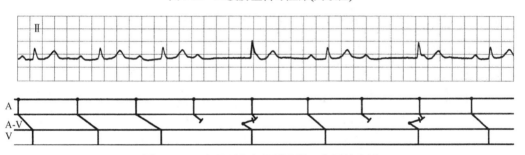

图 9-21　二度Ⅱ型房室传导阻滞、交界性逸搏

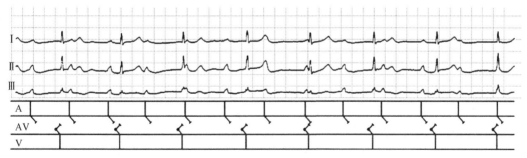

图 9-22　三度房室传导阻滞

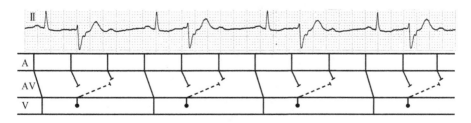

图 9-23　室性早搏伴隐匿性传导

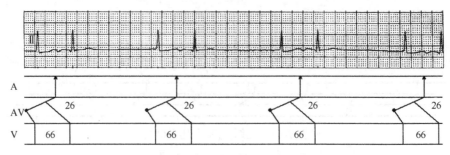

图 9-24　交界性逸搏、反复心律

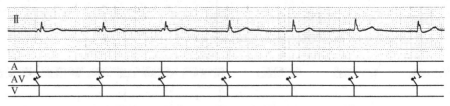

图 9-25　干扰性房室脱节

第十章　窦性心律失常

第一节　正常窦性心律

起源于窦房结的心脏节律称为窦性心律(normal sinus rhythm)，正常成人心电图的各波段及间期均在规定的范围之内。一般心电图机描记不出窦房结激动电位，都是以窦性激动发出后引起心房激动波的特点来推测窦房结的活动。

(一) 心电向量特征

窦房结产生心电活动后，引起心房除极，心电生理检查表明，心房激动的顺序最早是右心房高位，其次是右心房低位，然后为冠状静脉窦的近端和远端，最后为左心房除极，其综合除极向量自右前上指向左后下，在额面综合向量指向左下，故Ⅰ、Ⅱ、aVF 导联 P 波直立，在 aVR 导联 P 波倒置。P 波电轴几乎平行于Ⅱ导联轴，投影在Ⅱ导联上的 P 波振幅最高也最清晰。在横面综合向量指向左方，V_1~V_2 导联 P 波可直立、双向或倒置，V_4~V_6 导联 P 波直立。

(二) 心电图特征

1. 窦性 P 波　P 波在Ⅰ、Ⅱ、aVF、V_4~V_5 导联直立，在 aVR 导联倒置(P 波激动起源于窦房结)。

2. P 波频率正常　60~100 次/min。近年，国内大样本健康人群调查发现，国人男性静息心率的正常范围为 50~95 次/min，女性为 55~95 次/min。

3. P-P 间期均齐　同一导联上 P-P 间期差 < 0.12s。

4. 房室传导正常　P-R 间期介于 0.12~0.20s，每个 P 波后都跟随出现同一窦性起源的 QRS 波群。

5. 室内传导正常　QRS 波群形态正常，时间≤0.10s，反映左右心室同步除极。

符合以上条件者为正常窦性心律，若在一系列窦性 P 波中同时合并有异位搏动或传导障碍，只要窦性 P 波有规则地发生，其基本心律仍诊断为窦性心律。

第二节　窦性心动过速

窦性心动过速(sinus tachycardia)：指频率超过 100 次/min 的窦性心律(成人)。

(一) 心电图特征

(1) 窦性 P 波。

(2) P-P 间期 < 0.60s，P 波频率(成人) > 100 次/min，一般不超过 150 次/min。

(3) P-R 间期及 Q-T 间期相应缩短，但都在正常范围之内，QRS 波群时间、形态正常。

(4) 可伴有继发性轻度 ST 段上斜型压低和 T 波振幅降低。

(5) 发作时，其频率逐渐加快或逐渐减慢。

(二) 实例分析

见图 10-1、图 10-2。

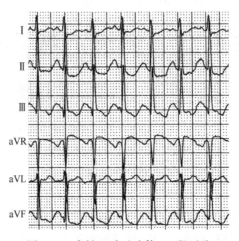

图 10-1　窦性心动过速伴 ST 段下移

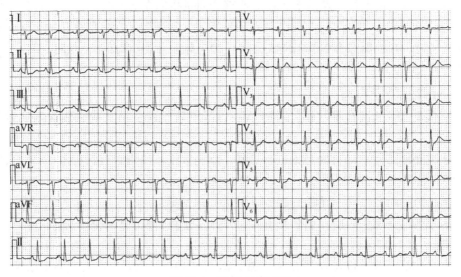

图 10-2　窦性心动过速

注：P_{I}、$_{II}$、$_{aVF}$ 直立，P_{aVR} 倒置，为窦性 P 波；窦性 P 波规律出现，频率 111 次/min，P-R 间期 0.18s，QRS 波呈室上性；ST-T 未见异常；P-P 间期规则，R-R 间期规则，房室传导比例为 1:1

第三节　窦性心动过缓

窦性心动过缓(sinus bradycardia)：是指频率低于 60 次/min 的窦性心律。

(一) 心电图特征

(1) 窦性 P 波。

(2) P-P 间期 > 1.0s，P 波频率(成人) < 60 次/min，若慢于 40 次/min，则疑为 2：1 窦房阻滞。近年大样本健康人群调查发现：约 15% 正常人静息心率可 < 60 次/min，尤其是男性。另外，老年人及运动员心率可以相对较缓。

(3) 往往伴有窦性心律不齐。

(4) 严重的窦性心动过缓可产生逸搏，此时可能发生房室分离，需与房室阻滞鉴别。前者的窦性心率慢于逸搏心率，后者窦性心率快于逸搏心率。

(二) 实例分析

见图 10-3~图 10-6。

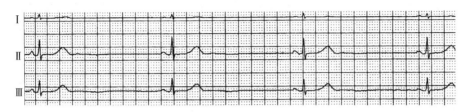

图 10-3 显著的窦性心动过缓(平均心率 41 次/min，无逸搏产生)

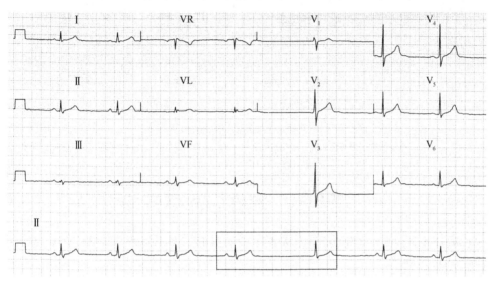

图 10-4 窦性心动过缓(1)

注：心率 44 次/min，长Ⅱ导联中第 5 个心搏为交界性逸搏。

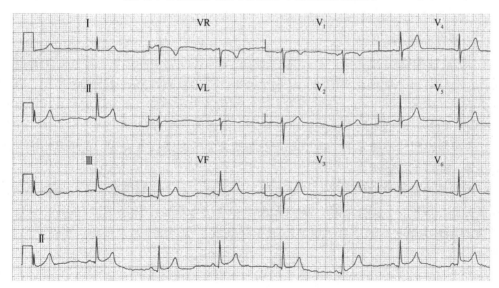

图 10-5 窦性心动过缓(心率 45 次/min)

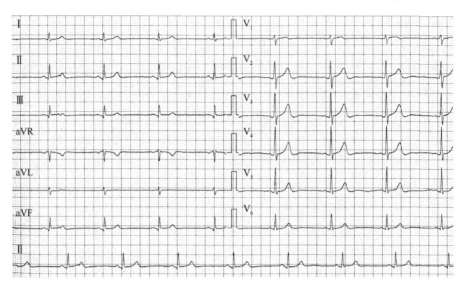

图 10-6　窦性心动过缓(2)

注：P_{I}、$_{II}$、$_{aVF}$ 直立，P_{aVR} 倒置，为窦性 P 波；窦性 P 波规律出现，频率 51 次/min，P-R 间期 0.14s，QRS 波呈室上性；
II、III、aVF 导联见 q 波，陈旧性下壁心肌梗死可疑，需结合临床

第四节　窦性心律不齐

窦性心律不齐(sinus arrhythmia)：是指节律明显的快慢不均齐的窦性心律。

(一) 心电图特征

(1) 窦性 P 波。

(2) 同一导联上 P-P 间期不匀,相差 > 0.12s;或在同一幅心电图中 P-P 间距相差 > 0.16s。

(3) 常与窦性心动过缓同时存在。

(二) 窦性心律不齐的分类

1. 呼吸性窦性心律不齐　P-P 间期随呼吸呈周期性缩短和延长，呼气时 P-P 间期逐渐延长，吸气时 P-P 间期逐渐缩短，是由于肺脏感受器反射性兴奋迷走神经所致。在同一导联 P 波形态基本一致，但由于呼吸时心脏解剖位置发生改变，P 波形成可有轻微变化，P-R 间期 > 0.12s。此型为最常见的心律失常之一，多为生理性反应。

2. 非呼吸性窦性心律不齐　此型与呼吸周期无关，多属病理表现，见于冠心病、颅内压增高等，亦可见于老年人。

3. 窦房结内游走性心律不齐　节律点位置不固定，游走于窦房结头部与尾部之间，激动起自头部心率较快，起自尾部心率较慢。P-P 间距差 > 0.12s，随心搏频率不同，P 波形态(由直立逐渐转为低平，但不会出现倒置)及 P-R 间期也有轻度改变，但仍为窦性 P 波，P-R 间期 > 0.12s。

需注意与"时相型窦性心律不齐"区别，后者在二度或完全性房室传导阻滞时，P-P 间夹有 QRS 波时，其 P-P 间期较不夹有 QRS 波者为短，属钩拢现象，多与心室收缩排血、窦房结供血改善有关，不属于窦性心律不齐的范畴。

【链接】

钩拢现象

钩拢现象是指心脏同时存在两个节律点时，副节律点对主节律点产生正性变时性作用，使主节律点的频率增快的现象，甚至出现主、副节律点的频率接近或同步化的现象。副节律点的频率一般高于主导节律点，主导节律点的自律性随副节律暂时升高，频率加快。当副节律终止后，主导节律会逐渐减慢，恢复为原先的频率。

(三) 实例分析

见图 10-7、图 10-8。

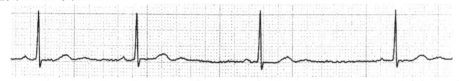

图 10-7　窦性心动过缓伴心律不齐

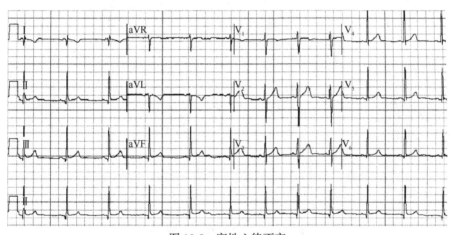

图 10-8　窦性心律不齐

第五节　窦　性　停　搏

窦性停搏(sinus arrest)：由于迷走神经张力增大或窦房结功能障碍，窦房结在一段时间内停止发放激动，使心房或整个心脏暂停活动，又称窦性静止，常可见到低位起搏点产生逸搏或逸搏心律。

(一) 心电图特征

(1) 在较长一段时间内无窦性 P-QRS-T 波。

(2) 长的 P-P 间期与正常 P-P 间期无倍数关系。

(3) 较长的停搏之后，常伴有交界性或室性逸搏或逸搏心律。

临床分析时需注意与“二度窦房传导阻滞、显著窦性心律不齐及房性期前收缩未下传”鉴别。但是，窦性停搏与三度窦房阻滞在体表心电图上无法区别。

(二) 实例分析

见图 10-9~图 10-12。

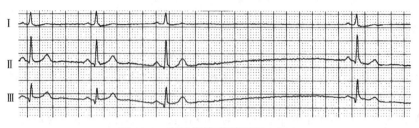

图 10-9　窦性停搏(停搏时长 2.94s)

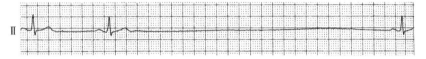

图 10-10　窦性心动过缓，窦性停搏(停搏时长 5.24s)

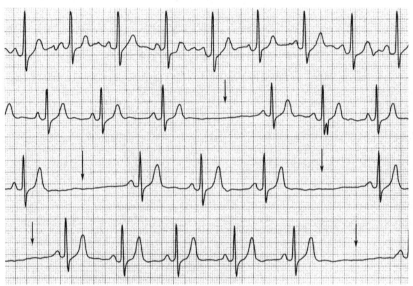

图 10-11　窦性停搏(箭头所示)

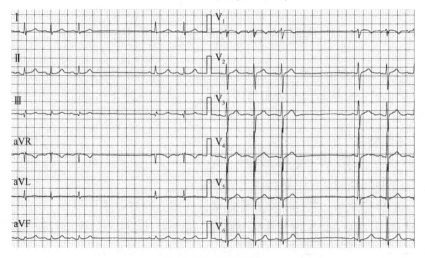

图 10-12　窦性停搏

注：窦性心律；第 3 个 P 波后突现长的 P-P 间期，此长 P-P 间期与正常窦性 P-P 间期之间无倍数关系，R-R 间期达 2.0s，之后
恢复为正常窦性心律

第六节　病态窦房结综合征

病态窦房结综合征(sick sinus syndrome，SSS)：由于窦房结功能障碍或窦房结与心房之间传导障碍，产生一系列缓慢性心律失常，并引起头昏、黑蒙、晕厥等临床表现。临床多由起搏传导系统退行性病变以及缺血性心脏疾病引起。

1. 心电图特征

(1) 严重而持续的窦性心动过缓，心率<50 次/min，且发热、运动、注射阿托品后心率增加不明显。

(2) 窦性停搏或窦房传导阻滞，伴或不伴有房室交界性逸搏或逸搏心律。

(3) 出现慢-快综合征：显著窦性心动过缓、窦性静止与快速性室上性心律失常(阵发性室上性心动过速、房性心动过速、房扑、房颤)交替出现。在快速心律失常发作终止后，往往出现较长时间的心脏停搏，此时可能发生晕厥，随后出现窦性心动过缓，心率20~30 次/min，持续一段时间后，心率逐渐增至 50~60 次/min。

快速性心律失常的电生理基础是：窦房结周围组织因各种病因引起敏感度升高、单向传导阻滞以及局部电活动不均一等，形成结构或功能上的折返环路，当窦房结功能受损出现频率显著减慢时而发生快速心律。

(4) 可出现双结病变：①显著的窦性心动过缓、窦房传导阻滞、窦性静止，长时间不出现交界性逸搏；②合并一度、二度、三度房室传导阻滞，或分支阻滞，反映传导系统广泛受累。

(5) 心电生理检查：窦房结恢复时间(SNRT) > 2.0s，窦房传导时间(SACT) > 150ms。

2. 实例分析

见图 10-13~图 10-19。

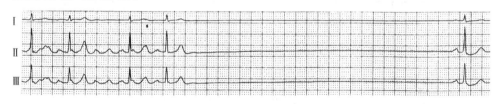

图 10-13　病窦综合征(慢－快综合征)(1)
注：阵发性房扑，全心停搏 5.42s，最后为 1 次窦性搏动

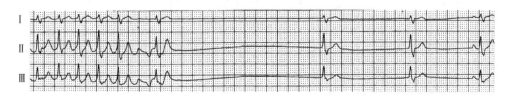

图 10-14　病窦综合征(慢－快综合征)(2)
注：阵发性房扑，继以窦性停搏，2 次交界性逸搏，最后 1 次为窦性搏动

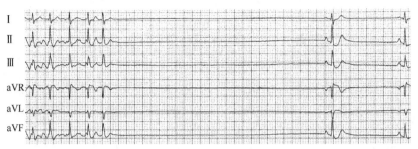

图 10-15　病窦综合征(慢-快综合征)(3)

注：阵发性房颤终止后出现 5.34s 的全心停搏；之后恢复窦性心动过缓，伴见下壁内膜下心肌缺血

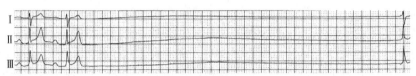

图 10-16　病窦综合征(1)

注：窦性心律；一度房室传导阻滞，P-R 间期 0.30～0.33s；全心停搏 8.06s；最后 1 次为交界性逸搏

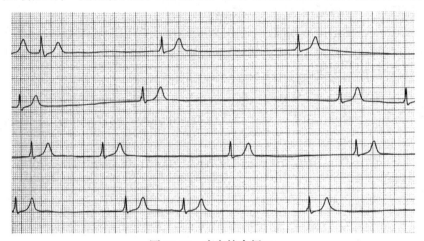

图 10-17　病窦综合征(2)

注：窦性停搏，节律不整的交界性逸搏连续发生，心率最低时 16 次/min

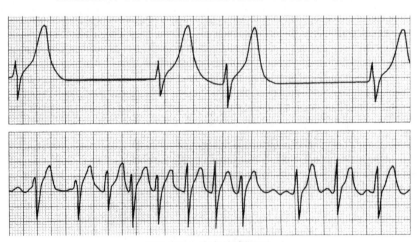

图 10-18　病窦综合征(3)

注：上图为窦性停搏，节律不整的交界性逸搏连续出现；下图为窦性心律之后出现交界性心动过速

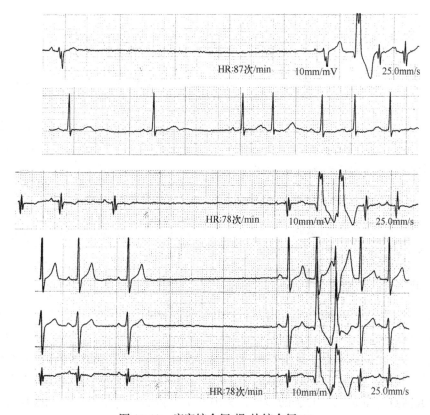

图 10-19　病窦综合征(慢-快综合征)(4)

注：动态心电图记录过程出现窦性停搏，随后出现快速房性心律失常，第 5、6 个 QRS 波伴有功能性束支阻滞

3. 病窦综合征引起的"慢-快综合征"与预激综合征引起的"快-慢综合征"的鉴别　预激综合征并发的快速性心律失常(房室折返性心动过速)发作停止后，常可出现窦性心动过缓、窦房传导阻滞，可诱发晕厥和阿-斯综合征，两者鉴别要点见表 10-1。

表 10-1　病窦综合征所致"慢-快综合征"与预激综合征所致"快-慢综合征"的鉴别

	慢-快综合征	快-慢综合征
基础心脏病	常有	常无
平日心率	窦性心动过缓、窦房传导阻滞、窦性静止	平日心率多在正常范围
心脏电生理检查	窦房结功能不全	窦房结功能正常
发病年龄	老年人居多	20~40 岁多见
快速性心律失常	多为房颤、房扑	多为房室折返性心动过速
治疗措施	常需要放置人工心脏起搏器	射频消融

第十一章　期前收缩

第一节　期前收缩概述

起源于窦房结以外的异位起搏点提前发出 1~2 次心电激动，控制了心脏，引起心脏提早发生除极收缩，称为期前收缩(extrasystole)，又称过早搏动(premature beat)，简称早搏，是临床最常见的一种自主性异位心律失常。

一、期前收缩的定位

根据异位起搏点位置的不同，可分为房性、交界性和室性期前收缩，其中以室性期前收缩最为常见，房性次之，交界性再次之。

二、期前收缩的产生机制

产生机制主要包括折返激动、触发活动和异位起搏点的自律性增高。当一段心电图连续出现多个期前收缩，每个期前收缩的联律间期相等时，多为折返机制；联律间期不等且各期前收缩自身之间无倍数关系时，其机制为触发活动和异位自律性增高；联律间期不等且各期前收缩自身之间存在倍数关系时，其机制为并行心律，即心脏内存在 2 个或 2 个以上独立的起搏点，分别主控心脏的搏动，其中一个来自窦房结，另一个则来自心房、心室或房室交界区。

三、常用术语

1. 偶发、频发　依据期前收缩出现的频度，人为地分为偶发性和频发性期前收缩。如果期前收缩 < 5 次/min，称为偶发性期前收缩；如果 ≥5 次/min，称为频发性期前收缩。期前收缩连发 2 次，称为连发或成对期前收缩；如果连发达到或超过 3 次以上，则称为短阵心动过速。

2. 联律　如果在正常搏动之后，有规律地间隔发生期前收缩，如每个窦性心搏之后出现 1 次期前收缩，以这 2 个心搏组成一组，连续出现 3 组或 3 组以上，即构成二联律(bigeminy)；每 2 个窦性心搏后出现 1 次期前收缩，以这 3 个心搏组成一组，连续出现 3 组或 3 组以上，即构成为三联律(trigeminy)。出现联律时，绝大部分属于频发性期前收缩。

3. 联律间期(coupling interval)　又称配对间期，是指异位搏动与其前窦性搏动之间的时距，联律间期长短与折返途径和激动的传导速度有关。房性期前收缩的联律间期从异位 P 波起点测量至其前窦性 P 波起点，而室性期前收缩的联律间期应从异位搏动的 QRS 起点测量至其前窦性 QRS 起点(图 11-1)。

4. 代偿间歇(compensatory pause)　是由于期前收缩使心房和(或)房室交界区处于不应期，使产生于其后的正常的窦性冲动不能激动心房或心室，故于期前搏动之后出现一

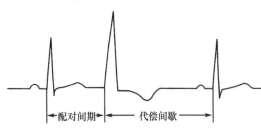

图 11-1　室性早搏的配对间期与代偿间歇

配对间期　　代偿间歇

段长于窦性心律心动周期的间歇，为代偿间歇。代偿间歇分为完全性和不完全性两种，通常以"早搏的配对间期与代偿间歇之和"与"2 倍的窦性节律"相比较来区分。如果异位激动能侵入窦房结，使其提前除极，引起窦房结节律重整，此时代偿间歇短于 2 倍的窦性节律，称为不完全性代偿间歇，常见于房性期前收缩。而交界性和室性期前收缩，距窦房结较远，不易侵入窦房结，窦性周期未发生节律重整，故往往表现为完全性代偿间歇，此时代偿间歇等于 2 倍的窦性节律。

5. 间位性期前收缩 又称插入性期前收缩，指夹在两个相邻正常窦性搏动之间的期前收缩，其后无代偿间歇，属期外收缩，多在窦性节律较缓且期前收缩明显提前的情况下发生。间位性期前收缩以室性多见。由于房性期前收缩本身的异位激动极易干扰窦房结自身的节律，故间位性房性期前收缩很少见。

6. 单源、多源 在同一导联上出现形态和联律间期一致的期前收缩，称为单源性期前收缩，说明该期前收缩来自同一异位起搏点或有固定的折返径路。如果在同一导联上出现 2 种或 2 种以上形态和联律间期互不相同的异位搏动，称为多源性期前收缩；如果联律间期相同但形态不同，称为多形性期前收缩，均说明该期前收缩分别来自于不同的 2 个或 2 个以上的异位起搏点，或异位起源相同但折返途径不同。

第二节 房性期前收缩

指心房内的异位起搏点提前发出激动，在心电图上出现一个期前发生的 P′ 波，其 P′-R 间期大于或等于 0.12s，而该 P′ 波的形状又与窦性 P 波有一定的差异，称这个期前收缩为房性期前收缩(premature atrial contraction)。

1. 心电图特征

(1) 期前出现的异位 P′ 波，其形态与窦性 P 波不同，P′ 波可直立、可倒置、可双向，取决于异位起搏部位的不同，有时过早的 P′ 波隐藏于 T 波之内(T 波变形，出现切迹)。如果激动起源单纯，则 P′ 波形态一致，称单源性 P′ 波；如果激动起源两个以上，则 P′ 波形态两种以上，即多源性 P′ 波。

(2) 房性期前收缩的 P′-R 间期可正常，也可延长(交界区干扰现象，因房性期前收缩发生较早，此时交界区尚处于前一次激动的相对不应期，故房室传导减慢，P′-R 间期延长)，但 P′-R 间期不能慢于 0.12s。

(3) 期前出现的房性 P′ 波之后 QRS 波群可出现以下三种形式。

1) 期前 P′ 波之后不出现 QRS 波群，称未下传的房性期前收缩。这是由于房性期前收缩发生过早，交界区仍处于前一次激动的不应期，则该房性激动无法下传。如果呈规律出现，临床易误诊为二度房室传导阻滞。

2) 期前 P′ 波之后的心室 QRS 波形与正常窦性激动所致的心室 QRS 波相同。

3) 期前 P′ 波之后跟随一个宽大畸形的 QRS 波，多呈右束支阻滞图形，为室内差异性传导。

(4) 多伴有不完全性代偿间歇，即包含房性期前收缩的前后两个窦性 P 波的间距短于正常窦性节律的 2 倍。但亦可能出现完全性代偿间歇，故此项不能作为与室性期前收缩鉴别诊断的依据。

2. 判断房性期前收缩的部位

(1) 起源于右房上部：由于房性P′电轴类似于窦性P电轴，故房性P′波与窦性P波相似，但形态略有不同。

(2) 起源于右房下部：房性P′波在Ⅱ、Ⅲ、aVF导联倒置，在Ⅰ、aVL、V₄~V₆导联直立，P′-R间期>0.12s。

(3) 起源于左心房：房性P′波在Ⅰ、V₆导联倒置，P′-R间期>0.12s。

(4) 起源于左心房前部：房性P′波在Ⅰ、V₆导联倒置，V₁导联倒置，P′-R间期>0.12s。

(5) 起源于左心房后部：房性P′波在Ⅰ、V₆导联倒置，V₁导联直立，P′-R间期>0.12s。

(6) 起源于房室结附近：房性P′波可类似于交界性期前收缩，出现位于QRS波群之前的逆行P′波，但此P′-R间期>0.12s。

3. 实例分析　见图11-2~图11-9。

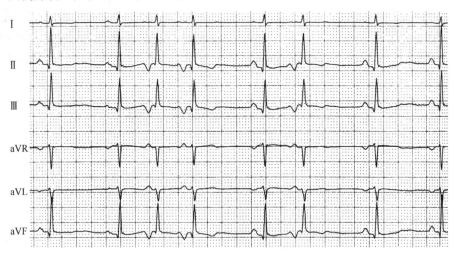

图11-2　房性早搏(1)

注：窦性心律，第3、第4、第6个心搏为成对及单个发生的房早，起源于右房下部，P-R间期0.15s

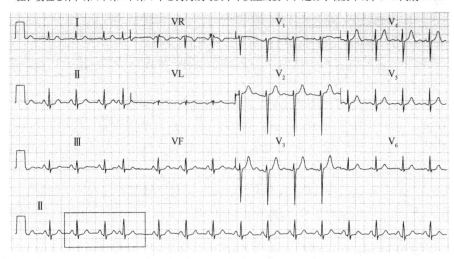

图11-3　房性早搏(2)

注：窦性心律，第4个心搏为房性早搏

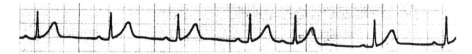

图 11-4　房性期前收缩(第 5 个 P 波为房早)

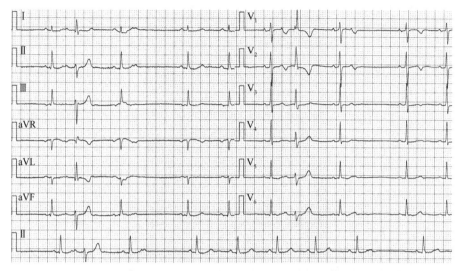

图 11-5　房性期前收缩伴室内差异性传导，房性期前收缩未下传

注：窦性心律；各导联第 2 个 P 波提前出现，形态与同导联窦性 P 波不同，部分隐藏于前一个 T 波内，其下传至房室交界区时，该处尚处于相对不应期，故出现传导延迟，P′-R 延长，当其下传至束支时，一侧已束支已脱离不应期，而另一侧仍处于不应期，致 QRS 增宽变形，类似于右束支阻滞图形；第 4 个 P 波同样为房性，当其下传至交界区时，该处尚未脱离不应期，故下传心室中断，因该房性 P 波可逆传窦房结使其节律重整，形成不完全性代偿间歇

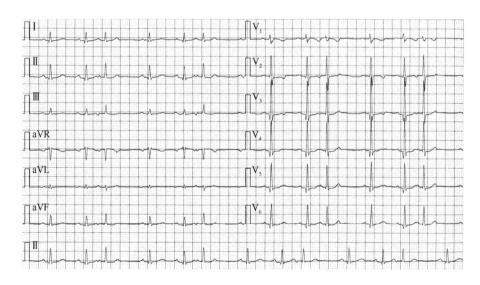

图 11-6　房性期前收缩三联律

注：各导联中第 3、第 6 个 QRS 波及长 II 导联中第 9、12 个 QRS 提前出现，其前有相关 P′波，P′波与窦性 P 波不同，P′-R 间期 0.16s，QRS 波呈室上性，其后呈不完全性代偿间歇

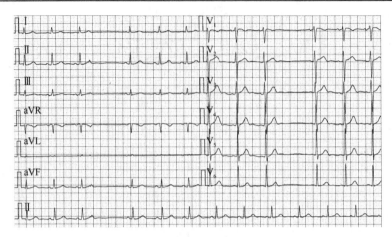

图 11-7　房性期前收缩未下传

注：窦性心律；图中第 3 个 P 波提前出现，形态与同导联窦性 P 波不同，部分隐藏于前一个 T 波内，Ⅱ、aVF 导联中 P′波清晰可见，其后无下传的 QRS 波

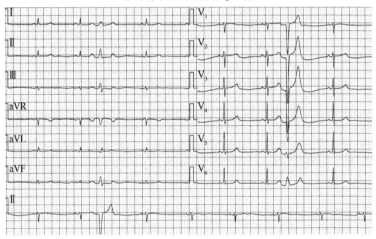

图 11-8　房性期前收缩伴室内差异性传导

注：窦性心律，频率 53 次/min，为窦性心动过缓；图中第 3 个 P 波提前出现，形态与窦性 P 波不同，P′-R≥0.12s，其后 QRS 波宽大，并呈不完全代偿间歇

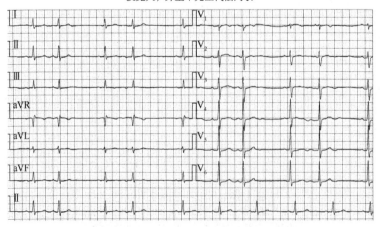

图 11-9　多源性房性期前收缩

注：窦性心律；图中第 2、第 4 个室上性 QRS 波提前出现，其前有相关 P 波，但形态与窦性 P 波不同，P′-R≥0.12s，且第 2、第 4 个 P 波形态亦不同，其后代偿间歇不完全

第三节 交界性期前收缩

交界区又称交接区，特指房室交界处的广泛区域，过去称为房室结区。房室结区包括房结区(A-N区)、结区(N区)和结希区(N-H区)三部分，其中房结区和结希区具有传导性和自律性，而结区(房室结本身)只具有隐匿的、缓慢的传导性，而不具有自律性。也就是说房室结本身不易发生过早搏动及异位心律，所谓"结性期前收缩"指的是房室结周围组织的过早搏动，而这一区域就是房室交界区。这也是现在常用"交界性期前收缩"的称谓取代"结性期前收缩"的原因之一。正是由于房室交界区比较广泛，它所产生的异常搏动表现为不同类型，相对比房性过早搏动和室性过早搏动都复杂。虽然交界性早搏起源点不同，但它们的临床意义相似，所以没有必要准确定位，而将之笼统称为"交界性期前收缩"(premature junctional contraction)。

起源于房室交界区的异常激动可以向上逆传至心房，而产生逆行 P′ 波(图 11-10)，即在 Ⅱ、Ⅲ、aVF 导联 P′ 波倒置，aVR 导联 P′ 波直立，因其所致的心房除极向量由交界区指向心房顶部。交界区的激动也可通过希氏束-浦肯野纤维下传至心室，故其产生的 QRS 波群时间、形态正常，与窦性心搏相似，属室上性。而逆行 P′ 波与下传的 QRS 波群关系取决于激动逆传至心房和下传至心室的传导时间。如逆传快于下传，则逆行 P′ 波在 QRS 波群前；如逆传与下传速度相同，则逆行 P′ 波隐藏在 QRS 波群中，表现为无逆行 P′ 波；如逆传慢于下传，则逆行 P′ 波在 QRS 波群后。但不少情况下受到交界区内单向传导阻滞的影响，激动不能逆传，因此只表现为一个没有 P′ 波的期前 QRS 波。

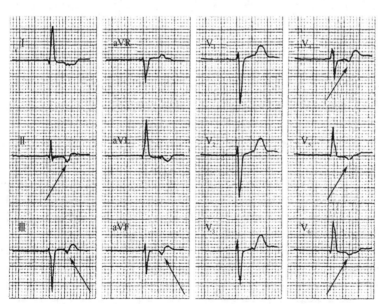

图 11-10　交界性心律经房室结慢径路逆行 P′波形态

注：由于慢径递减传导特性，逆行 P′波多与 QRS 波相距较远，且其产生的逆行 P′波在肢体导联Ⅱ、Ⅲ、aVF 上出现明显倒置，aVR 导联直立

如果交界性早搏过早出现，在该 QRS 波之后有时会紧随一与其不相关的窦性 P 波，该

窦性激动因与其前的交界性早搏的干扰，往往不能下传心室。

1. 心电图特征

(1) 期前出现 P′-QRS-T 波或 QRS-T 波，QRS-T 形态与窦性下传者基本相同。但如果交界性激动下传较早，有部分心室肌处于相对不应期时，心室则会发生差异性传导，表现为 QRS 波形增宽增大，一般多呈右束支传导阻滞图形。另外，还需要注意交界性早搏的起源位置，如果在交界区上部，其产生的 QRS 与正常窦性的 QRS 无异；如在交界区下部(如希氏束水平)则产生的 QRS 可表现为类似室性早搏的宽大畸形。

(2) 出现的逆行 P′ 波，可位于期前收缩的 QRS 波群之前(P′-R 间期<0.12s)或 QRS 波群之后(R-P′ 间期<0.20s)，或者与 QRS 相重叠而不得见。

(3) 代偿间歇呈完全或不完全。如果窦性节律较慢，而交界性期前激动又出现较早，则此激动可能侵入窦房结，使窦性节律重整产生不完全性代偿间歇；但实际上交界性期前激动很少能传入窦房结，因此多数情况下产生完全性代偿间歇。

2. 实例分析

见图 11-11~图 11-13。

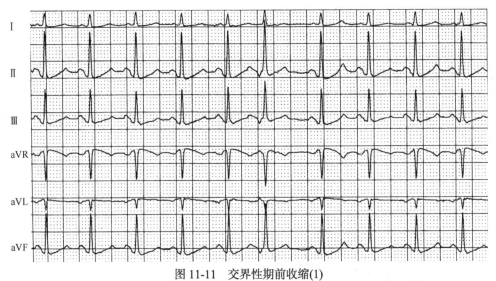

图 11-11　交界性期前收缩(1)

注：窦性心动过速，频率 110 次/min；第 6 个心搏提早出现，P′-R 间期 0.05s，为交界性早搏

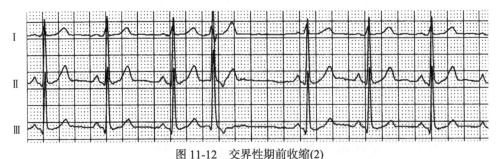

图 11-12　交界性期前收缩(2)

注：窦性心律，第 4 个心搏提早发生，其后可见逆行 P 波，R-P′间期 0.10s，为交界性早搏

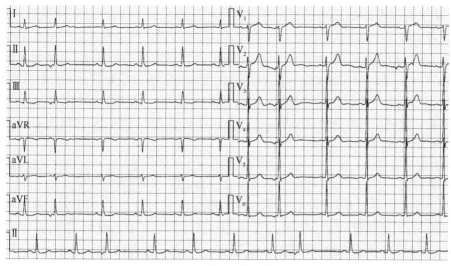

图 11-13 交界性期前收缩(3)

注：窦性心律；图中第 2 个及长 Ⅱ 导联中第 2、第 8 个室上性 QRS 波提前出现，其前可见逆行 P 波，P′-R < 0.12s，其后代偿间歇完全

第四节 室性期前收缩

一、心电图特征

在正常窦性激动到达心室之前，发自心室的异位搏动提前兴奋心室，引起心室的除极收缩反应，称室性期前收缩(premature ventricular contraction)。其特征是：

(1) 期前出现宽大畸形的 QRS 波，时间≥0.12s。由于室性期前收缩起源于一侧心室，同侧心室先除极，对侧心室延迟除极，故产生类似于束支传导阻滞的宽大畸形的 QRS 波群(图 11-14)。起源于左心室的期前收缩，类似于右束支阻滞的图形；起源于右心室的期前收缩，类似于左束支阻滞的图形；起源于室间隔顶部的期前收缩，由于左右心室几乎同时同步除极，故其 QRS 波群形态类似正常窦性心搏，时限甚至短于窦性的 QRS 时限。起源点距束支分叉越远，QRS 波畸形越明显。如果室性期前收缩 QRS 波群 > 0.14s，振幅较低，并出现多个切迹，多属病理性。

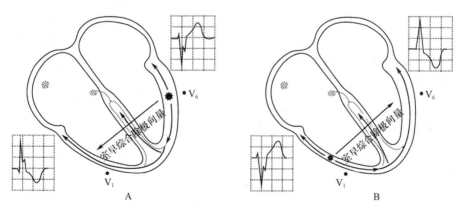

图 11-14 室性期前收缩激动传导示意图

A. 室性期前收缩起源于左心室；B. 室性期前收缩起源于右心室

(2) 宽大畸形的 QRS 波前无 P′ 波或无与之相关的 P′ 波, 但偶可见到窦性 P 波。由于下传的窦性激动与上传的室性期前激动会在交界区产生干扰, 可表现为: ①窦性 P 波位于期前收缩的 QRS 波群之前, 但此 P-R 间期明显短于正常的窦性 P-R 间期; ②窦性 P 波隐藏在期前收缩的 QRS 波群中; ③窦性 P 波落于期前收缩的 ST 段上, 如果此窦性激动能够下传, 则其 P-R 间期延长。当窦性心动过缓或室性期前收缩发生过早时, 室性期前激动可能会先于下一个窦性激动, 提前逆传至心房, 在宽大畸形的 QRS 波群之后可出现逆行 P′ 波, 多落于期前收缩的 ST 段和 T 波上。

(3) 出现与异常的 QRS 波群极性相反的继发性 ST-T 改变。发生室性期前收缩时, 由于某侧心室先除极, 对侧心室后除极, 心室除极时间延长, 当先除极侧心室复极开始时, 对侧心室除极尚未结束, 进而产生指向先除极一侧心室的复极向量, 即表现为在以 R 波占优势的导联中出现 ST 压低和 T 波倒置, 在以 S 波占优势的导联中出现 ST 段抬高和 T 波高耸。这种 ST-T 改变通常为继发性, 如果室性期前收缩的 ST-T 方向与 QRS 波群方向一致, 则多考虑伴原有的心肌病变。

(4) 期前收缩后多伴有完全性代偿间歇, 是由于室性期收缩未能重整窦房结。若窦性心律显著减慢, 室性期前收缩的激动提前传至窦房结并释放它, 即可引起窦性周期节律重整, 随之产生不完全性代偿间歇, 但此种很少见。

(5) 室性期前收缩常见的表现形式: 单源性室早、多形性室早、多源性室早、成对室早、间位性室早等(图 11-15~图 11-25)。

二、关于室性期前收缩中的特殊问题

(一) 间位性室性期前收缩(Interpolated VP、插入性室早)

在基础心律为窦性心动过缓时, 如果室性期前收缩发生很早, 房室结处于不应期或房室结没有逆传功能, 期前收缩不能逆传至心房, 下一个窦性激动下传心室时, 心室又已脱

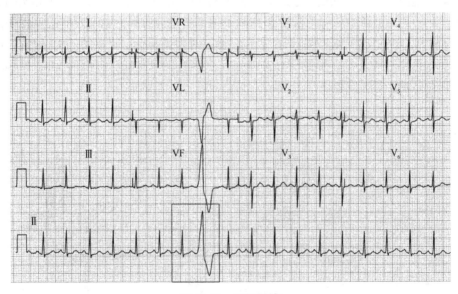

图 11-15　室性早搏

注: 窦性心律, 第 8 个心搏为室性早搏

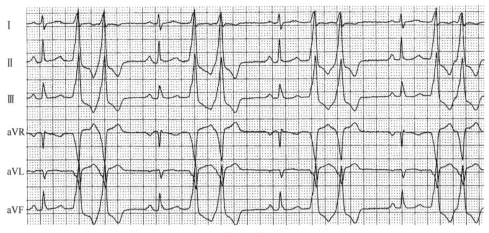

图 11-16 窦性心律，单形性成对室性早搏

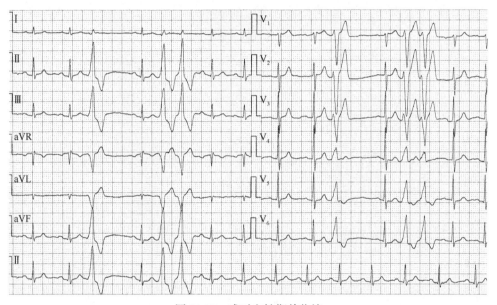

图 11-17 成对室性期前收缩

注：第3个 QRS 波群提前出现、宽大畸形，其前无相关 P 波，T 波方向与 QRS 波主波方向相反，第5、第6个 QRS 波群提前
出现、宽大畸形、成对发生

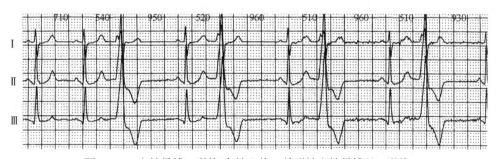

图 11-18 室性早搏二联律(窦性心律，单形性室性早搏呈二联律)

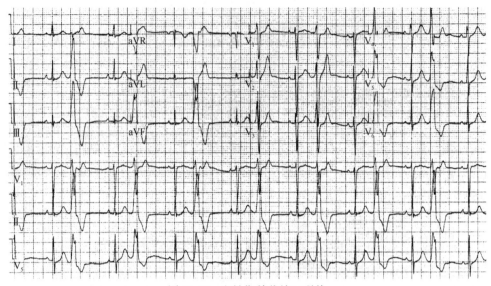

图 11-19　室性期前收缩二联律

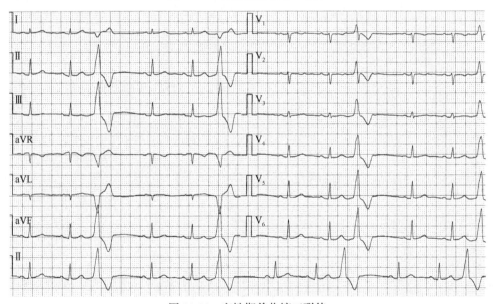

图 11-20　室性期前收缩三联律

注：第 2 个正常窦性搏动后出现 1 个提前出现的宽大畸形的 QRS 波群，其前无 P 波，T 波方向与 QRS 波主波方向相反，其后呈完全性代偿间歇

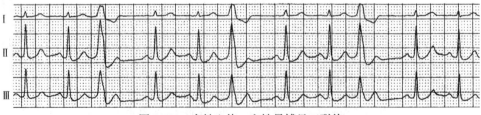

图 11-21　窦性心律，室性早搏呈三联律

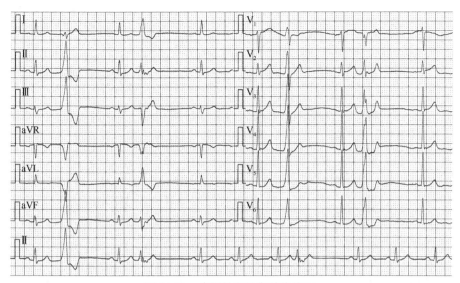

图 11-22 多源性室性期前收缩(1)

注：各导联中第2、第4个宽大畸形 QRS 波群提前出现，其前无相关 P 波，T 波方向与 QRS 波主波方向相反，其后呈完全性
代偿间歇；第2、第4个 QRS 波形态不同、联律间期不等，为多源性；长 II 导联中第8个 QRS 波和第4个 QRS 波起源相同

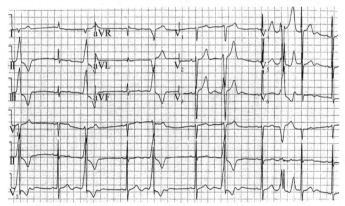

图 11-23 多源性室性期前收缩(2)

注：V₅ 导联中 QRS 波出现两种形态，联律间期不一致

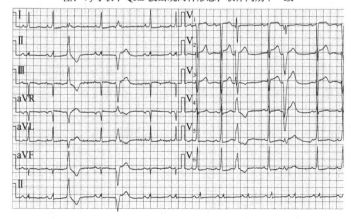

图 11-24 多源性室性期前收缩(3)

注：各导联中第3、第5个宽大畸形 QRS 波群提前出现，其前无相关 P 波，T 波方向与 QRS 波主波方向相反，其后呈完全性
代偿间歇；第3、第5个 QRS 波形态不同、联律间期相等，为多形性；Ⅰ、Ⅱ、aVL、V₅、V₆导联 ST 段压低，T 波低平

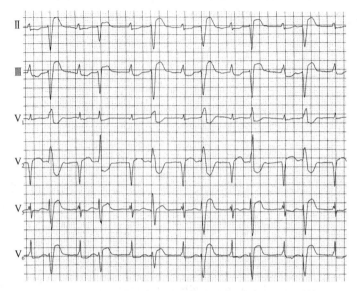

图 11-25　洋地黄中毒致多源性室性期前收缩呈二联律

注：P 波消失，QRS 波节律不齐，提示房颤；每间隔一个正常的 QRS 波出现一个宽大而形态错综的 QRS 波，其 T 波与主波方
　　向相反，并在同一导联中有两种形态，形成室早二联律，并呈多源性

离了绝对不应期，心室再次激动，就形成间位性室性期前收缩，故无代偿间歇。由于室性
期前收缩逆传至房室交界区，使其处于相对不应期，故间位性室性期前收缩之后的窦性 P-R
间期明显延长，而此时心室亦可能尚未脱离相对不应期，造成该窦性激动下传心室时形成
室内差异性传导。因此，当心电图中连续出现了两个形状不同的室性期前收缩时必须考虑
到第 2 个"QRS 波时限增宽的期前收缩"是否为一个受了干扰的窦性搏动(图 11-26~图
11-28)。

(二) 室性期前收缩 Lown 分级

　　室性期前收缩的意义及预后价值一直为人们所关注，最著名的是 1971 年 Lown 和 Wolf
对 220 例心肌梗死后 1~24 个月的病人进行连续 12 小时监测，提出了 Lown 分级方案，见
表 11-1。

　　Lown 分级标准认为，级别越高，预后越差，"猝死"的机会越多。但此方案来源于心
肌梗死患者，多用于对急性冠脉综合征等急性缺血时发生的急性室性期前收缩的危险程度
分级。目前的临床观察表明，室性期前收缩的临床意义主要取决于患者有无器质性心脏病
和心脏功能状态。同样级别的室性期前收缩，若发生于健康人则临床意义不大；若发生于
器质性心脏病伴心功能不全者，则有可能演变为室性心动过速，甚至心室颤动。

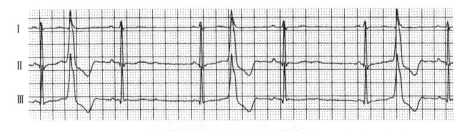

图 11-26　插入性室性早搏

注：窦性心动过缓，频率 45 次/min，图中每隔 1 个心动周期插入 1 次室早

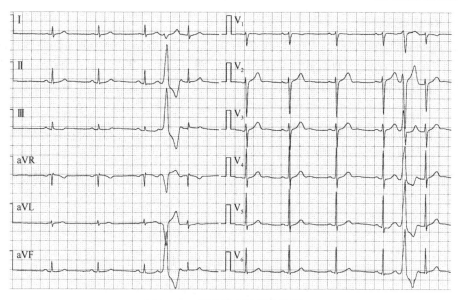

图 11-27 间位性室性期前收缩(1)

注：肢体导联第 4 个(胸导联第 5 个)宽大畸形 QRS 波群提前出现，其前无相关 P 波，T 波方向与 QRS 波主波方向相反，其后无代偿间歇

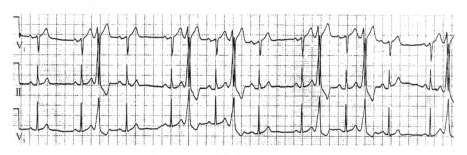

图 11-28 间位性室性期前收缩(2)

表 11-1 室性期前收缩的 Lown 分级标准

级别	心电图表现
0 级	无室早
I 级	单形、偶发室早，或 < 1/min，或 < 30/h，或 < 100/24h
II 级	单形、频发室早，或 > 6/min，或 > 30/h，或 > 100/24h
III 级	多形性或多源性室早
IV 级	
a 型	联律性(二联、三联等)或成对室早
b 型	成串室早(短阵室速，连续 ≥3 次以上，最长不超过 7 次)
V 级	R-on-T 型室早

　　近年来根据临床实践的需要，对室性心律失常(包括室性期前收缩)进行了重新分类，主要根据室性心律失常的预后意义和有无导致明显相关症状与血流动力学障碍分为三大类：良性室性心律失常(指无器质性心脏病的室性早搏或非持续性室速)、有预后意义的室性心律失常(指有器质性心脏病的室性早搏或非持续性室速)及恶性室性心律失常(指有血流动力学障碍后果的持续室速和室颤)。

(三) RonT 现象

指室性期前收缩落在前一个 QRS-T 波的 T 波之上，容易引起恶性室性心律失常(室性心动过速、心室颤动)是一种危险信号(图 11-29、图 11-30)，其在 Lown 分级中危险级别最高，但在临床应用时需注意以下二点：首先，要分析是否伴有急性心肌缺血现象，否则意义并不大；第二，还要分析只有 R 波 "on" 在 T 波的心室易损期才具有危险性。心室易损期(vulnerable period)是指 T 波上升支到达顶点前 0.02~0.03s 的一段时间，此时期心室复极不完全、易于反复激动，异位激动落在此处容易诱发严重的心律失常。而实际上，只有极少数发生在心室易损期的室性早搏可能诱发恶性室性心律失常，绝大多数 R on T 室性早搏还是安全的。

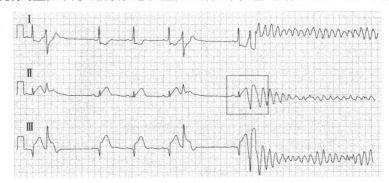

图 11-29　R on T 型室早诱发的室颤
注：开始为窦性心律，偶尔出现室早，R on T 室早后出现室颤

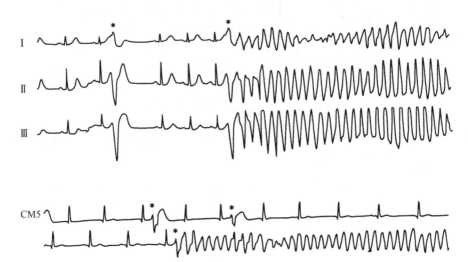

图 11-30　R on T 型室性期前收缩诱发的室颤

三、室性、交界性及房性期前收缩的鉴别

1.观察是否存在"期前"性质的波形　期前收缩是有别于窦性周期而提前出现，且此期前的 P 波(房性)或 QRS-T 波(室性)的形态表明是异位的。

2. 寻找"期前 P 波"

(1) 若无期前 P 波，则此 QRS-T 波是"室性或交界性期前收缩"。

1) 若该QRS-T 波的形状与正常窦性的心室波差别很大，且时限超过 0.12s，则是"室性期前收缩"。

2) 若该 QRS-T 波的形状与正常窦性的心室波很相似，且时限未延长，则是"交界性期前收缩或房性期前收缩"。此时应进一步通过与其他窦性 T 波比较，仔细观察前面的 T 波有无挫折、切迹、波峰增高或变尖等，如果能确定有期前的 P 波埋藏于前面的 T 波里，则考虑为"房性期前收缩"。

(2) 若存在期前 P 波，则无论该 P 波的形态和方向，下一步观察后继的 QRS 波：

1) 若该 P 波后未继以 QRS 波，则考虑为"房性期前收缩未下传"。

2) 若该 P 波后继以 QRS 波，则测量 P-R 间期：如果在 0.12s 以上，则考虑"房性期前收缩"；如果小于 0.12s，则考虑为"交界性期前收缩"，但该 P 波必须是逆行性的。

3. 最后辅以代偿间歇　　不完全性代偿间歇，多为"房性期前收缩"；完全性代偿间歇，多为"交界性或室性期前收缩"。

四、室性期前收缩的临床意义评估

室性期前收缩可见于正常人，也可见于冠心病、心肌梗死、心力衰竭及其他病理状态，有学者根据室性期前收缩的形态分为病理性和功能性(表 11-2)，而临床上有病理性质的室早几乎均见于所有心肌病变患者，该方法敏感性差，但特异性强。

表 11-2　病理性室早与功能性室早的鉴别

	病理性室早	功能性室性早
QRS 时间、振幅和形态	QRS 时间通常 > 0.14s，振幅低于窦性心搏，QRS 升支和降支可能出现切迹，顶部出现挫折	QRS 时间 0.12s 左右，振幅高于窦性心波，QRS 升支和降支光滑锐利
ST 段	起始部分变直、凹面向上，也可能处于等电位线	不处于等电位线，起始部分即下垂，轻度凸面向上
T 波	双支可能对称，与 QRS 主波方向一致，也可能深而倒置	双支不对称，与 QRS 主波方向相反
出现的时间	可能 R on T 或 R on P	舒张期内
出现的频度	频发、连发	偶发或频发
单形性或多形性	可能为多形性、多源性	多为单形性
与其他类型期前收缩并存	常见	常无

第十二章　异位性心动过速

第一节　心动过速的分类

心动过速一般是指频率≥100 次/min 的心率，根据其是否起源于窦房结而分为窦性心动过速(起源于窦房结，频率≥100 次/min)和异位心动过速(起源于窦房结之外，异位搏动连续出现 3 次或 3 次以上)；或根据起源于希氏束分叉部位之上或之下而分为室上性心动过速(简称室上速，指起源于希氏束或希氏束以上的心动过速，包括窦性心动过速、房性心动过速、房室交界区心动过速、房室折返性心动过速等)和室性心动过速(简称室速，指起源于希氏束以下的心动过速)。而对于异位心动过速，根据其发作特点也有多种分类，见图 12-1。

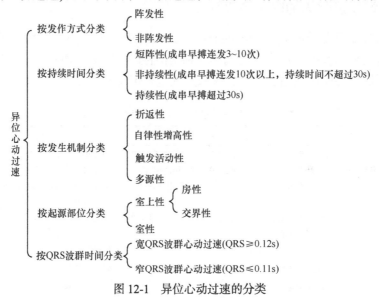

图 12-1　异位心动过速的分类

第二节　阵发性心动过速

所谓阵发性心动过速是指心动过速的发作具有突然发生、突然终止的特点。在其发作时心电图上多以明显提前的期前收缩出现，终止后有代偿间歇。可分为阵发性室上性心动过速和阵发性室性心动过速。从发生机制看，阵发性室上性心动过速绝大部分由折返激动引起，而阵发性室性心动过速大部分由室内异位起搏点自律性增高所致。持续时间短者，只有几秒钟或心电图上仅出现若干次称为短阵性心动过速；持续时间长者或 1 份心电图中未见起止者称为长阵性或持续性心动过速。

目前学术界对于阵发性室上性心动过速(paroxysmal supraventricular tachycardia，PSVT)概念的界定争议较大，一般的观点认为，诊断阵发性房性或阵发性房室交界性心动过速时通常根据心电图有无 P 波及其与 QRS 波群关系来判断，当 P 波不明显时，则统称为阵发性室上性心动过速(图 12-2~图 12-5)。但由于这一名称中实际包含了不同发病机制、不同发病部位的心动过速，其含义欠准确，故也有学者推荐使用"与房室交界区相关的折返性心动过速"来代替,但后者却不包括自律性增高所致阵发性室上性心动过速,故这一描述性名词也有待商榷。

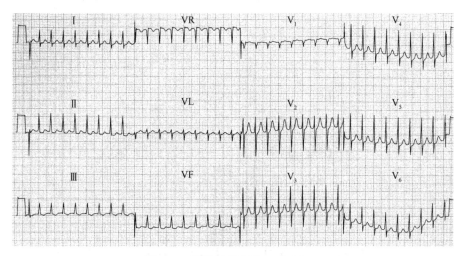

图 12-2 阵发性室上性心动过速(1)
注：P 波不清，QRS 波形态正常，室率 190 次/min

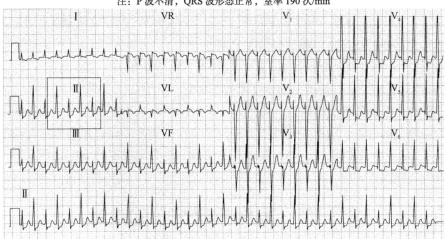

图 12-3 阵发性室上性心动过速，电交替
注：室率 200 次/min，大小 QRS 波交替出现

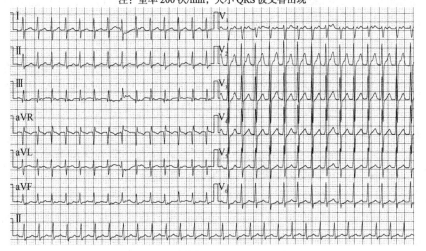

图 12-4 阵发性室上性心动过速(2)
注：室上性 QRS 波群，节律规则，频率 180 次/min，全部导联中未发现 P 波

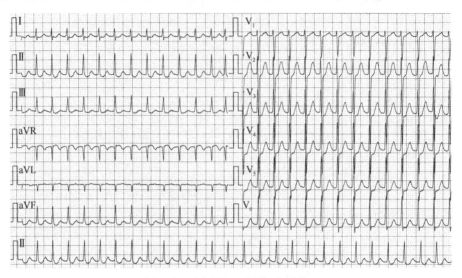

图 12-5　阵发性室上性心动过速(3)

注：室上性 QRS 波群，节律规则，频率 170 次/min，各导联中未发现 P 波，ST 段为继发性改变

阵发性室上性心动过速一般可分为以下两类：

(1) 折返性心动过速：窦房折返、心房内折返、房室结折返、房室折返。

(2) 自律性心动过速：房性、房室交界性。

国外资料表明，各种类型阵发性室上性心动过速的发病率相差很大。常见的类型包括房室结折返性心动过速、房室折返性心动过速、窦房折返性心动过速和房性心动过速，以前两者最多见。房室结折返性心动过速占阵发性室上性心动过速的 50%，房室折返性心动过速占 40%，其他占 10%。

第三节　窦房折返性心动过速

窦房折返性心动过速(sinoatrial reentry tachycardia，SART)，亦称窦房结折返性心动过速(sinoatrial nodere entrant tachycardia, SNRT)、阵发性窦性心动过速，指折返激动发生在窦房结内及其毗邻的心房组织之间，特别是窦房结有病变者更易发生。

(一) 发生机制

窦房结内的 P 细胞是慢反应细胞，除极速度慢、幅度低，激动传导缓慢。在正常情况下各群 P 细胞之间就存在起搏频率和传导性能差异。这种窦房结细胞群之间存在着功能上的差异，可导致细胞群之间发生不同的不应期，使窦房结在功能上形成几条传导径路，而有利于折返形成。此外，在窦房结周围尚有一个生理上介于窦房结(慢反应)和心房肌(快反应)之间的区域即窦房结结周区。结周区的结周纤维存在着功能性纵向分离的双径路，即传导性和不应期的不均一性，可成为折返的发生处，构成折返的病理基础。

在病变条件下，窦房结及结周区细胞的不应期长短差别增大，激动在这些细胞中的传导速度也会显著减慢。在心动周期的早期，这些情况可更加明显。所以，适时的房性期前收缩进入窦房结后，激动缓慢地传至窦房结原先的阻滞区，如果这时该区及原先激动过的心房已脱离了不应期，便可再次激动引起窦性回波，反复循环折返即形成窦房折返性心动过速。

(二) 心电图特征

(1) 阵发性发作的心动过速，频率为 120~160 次/min，平均为 130 次/min，发作持续时间一般较短，一次阵发仅 10~20 次心搏。终止后的停搏时限等于或略长于窦性周期。有突发突止的特点。常伴"温醒现象"，即在前 3~5 个心动周期中心率可不规则，常逐渐增快而趋于稳定。在心动过速终止时有冷却现象，即在最后 3~5 个心动周期中心率逐渐减慢后心动过速终止。

(2) P′波形态、时限及 P′-R 间期均与心动过速发生前的窦性 P 波基本一致，此为诊断的重要依据。但有时可稍异，这取决于房性期前收缩逆行传入窦房结的途径是否影响窦性回波除极心房的顺序。如传出途径与正常窦性相同，心房除极变化不大，则窦性回波形态和正常窦性一致。

(3) P′-R 间期与心动过速的频率有关，时限为 0.12~0.20s。

(4) 房室传导阻滞不影响窦房折返性心动过速。由于房室结及心室并非折返径路，故同时可合并房室传导阻滞或房室分离或束支传导阻滞。它们并不终止心动过速，也不影响心动过速的频率。

(5) QRS 波为室上性。

(6) 房性期前收缩可诱发和终止心动过速；兴奋迷走神经可减慢或突然终止心动过速。

(三) 鉴别诊断

1. 自律性增高的窦性心动过速

(1) SNRT 通常是窦房结有病变，而窦性心动过速是一种生理反应，也可能是某些病理状态的反映，但窦房结是正常的。

(2) SNRT 是突发突止，持续时间短，而窦性心动过速常逐渐发生、逐渐停止，无突发突止的特点，持续时间也长。可达几小时，几天或更长。

(3) SNRT 食管心房调搏程序刺激可被诱发也可被终止，而窦性心动过速不能被诱发和终止。

(4) SNRT 经刺激迷走神经可被终止或频率明显减慢，而对窦性心动过速者仅能使其频率暂时减慢，而不能使其突然终止。

2. 非阵发性窦性心动过速　　非阵发性窦性心动过速可看成是严重而顽固的窦性心动过速，其特点是心率常更快(白天多>140 次/min)，持续时间长(几个月或几年)，药物反应差，常可导致心动过速性心肌病，鉴别的方法与上述相同。

3. 心房内折返性心动过速(IART)

(1) IART 时心房相对不应期导致房内传导缓慢，而 SNRT 的窦房折返时无房内传导延迟的其他所见。

(2) IART 时心房回波与窦性 P 波明显不同。

(3) 心内电图记录时可见心房激动顺序与窦性 P 波不同。

(4) IART 时改变右心房刺激部位常不能重复，而不同心房部位的刺激可重复诱发窦房折返。

4. 自律性房性心动过速(AAT)　　自律性房性心动过速有突发突止的特点，但发作时频率较快，心房 P 波形态与窦性 P 波相比变异明显，其他与上述窦性心动过速的鉴别方法相同。

5. 快-慢型房室结内折返性心动过速　发作时 R-P′间期>P′-R 间期,但其 P′波是从心室逆传心房,故心动过速发作前后的 P 波方向相反。Ⅱ、Ⅲ、aVF 导联 P′波倒置可与 SNRT 相区别。

第四节　房性心动过速

一、概述

房性心动过速简称房速,更确切地应称为局灶性房速,是指激动起源于心房并在心房内维持,与房室结传导无关的室上性心动过速。2001 年欧洲心脏病学会和北美心脏起搏及电生理学会根据局灶性房速的电生理学机制和解剖结构特点作了如下的定义:"局灶性房速激动起源于心房内小面积的异位灶,向整个心房呈离心性扩展,在心动周期的大部分时间心房内膜无电活动。"这个定义的主要作用是区别于大折返房速(房扑),后者折返激动围绕直径约为数厘米大的中心障碍而环行,在整个心动周期都能记录到电活动。

(一) 房速的临床表现形式

1. 非持续性　3 个或 3 个以上快速心房异位搏动连续发生,持续时间<30s,称为非持续性房速,常无自觉症状。

2. 阵发性房速　房速可骤发骤停,发作时间>30s,可持续数分钟、数小时甚至数日,多可产生明显的症状。

3. 无休止性房速　亦永久性房速,可能呈反复发作性或持续发作性。前者长时间描记心电图一半以上为房速心律,一连串的房速发作与窦性心律交替出现;后者房速持续不断发作,每次描记心电图或持续长时间描记心电图均为房速发作,从不出现窦性心律。异位 P′波一般为 150~180 次/min,可因体位改变、深呼吸、吞咽动作、情绪改变、迷走神经张力变化等而发生改变,常可伴有一度及二度房室传导阻滞,二度房室传导阻滞可为文氏型或 2:1。

(二) 房速的诊断标准

1. 确定激动起源于心房　当房速呈短阵发作、其 P′波与窦性 P 波明显不同时,不难确定房速。而起源于某些部位如上界嵴的房速 P′波形态与窦性 P 波无明显不同,如果呈持续性发作时很难与窦速相鉴别;有时心率较快,P′波与其前的 T 波相重叠、P′波形态无法分辨,也较难分辨。

2. 确定心动过速在心房内维持,而不需房室结的参与　确定房室结不参与心动过速的形成可以采用按压颈动脉窦、静注腺苷或维拉帕米等抑制房室结传导,如果发生二度房室传导阻滞,心动过速继续进行而不受影响,可排除房室结参与心动过速的形成。当发生二度房室传导阻滞后,P′波容易分辨,也有助于房速及其定位诊断。

(三) 房速的 P 波特点

房速可起源于左右心房的不同部位,P′波的形态有明显差别。起源于右房界嵴的 P′波与窦性 P 波极为相似,而起源于房间隔下部的 P′波又酷似交界区产生的逆传型 P波,但 P-R 间期≥0.12 s。故房速的确诊还需与窦性心动过速、房扑及其他类型室上速相鉴别。

(四) 房速的发生机制

房速的发生机制包括自律性增高、折返与触发活动。

二、房内折返性心动过速

房内折返性心动过速(intra atrial reentrant tachycardia，IART)亦称期前收缩型房性心动过速、阵发性房性心动过速。

1. 发生机制 由于心房局部组织病变，心房内传导速度和不应期的不均一性为房内折返性心动过速的产生提供了必要条件。折返环路局限于心房，冲动自房内折返环路传出，心房除极的途径逐搏改变，P 波形态有别于窦性且多变。激动仍经房室结-希-浦系统下传使心室除极，因此 QRS 波形态与时限均正常。房内折返性心动过速是由于激动在房内折返而引起的一种期前收缩型心动过速，常表现为突发、突止，故又称阵发性房性心动过速。它可由自发性房性期前收缩诱发，尤其是房性期前收缩落在心房肌易损期更易诱发，也可由心房起搏反复诱发和终止。

2. 心电图特征

(1) 3 个或 3 个以上的连续而快速的 P′ 波(房性期前收缩)多出现在 QRS 波之前，R-P′/P′-R >1，P′ 波在 QRS 波后者少见。大部分病例 P′ 波可以辨认，当心率过快时，P′ 波与 T 波重叠，而不易辨认。P′ 波形态与窦性 P 波不同，其形态视激动起源部位而定。起源于右心房者，P′ 波 V_1 倒置，P′ 波 V_5 直立；起源于左心房者，P′ 波 V_1 直立，P′ 波 V_5 倒置；起源于心房上部者，P′ 波在 Ⅱ、Ⅲ、aVF 导联直立；起源于心房下部者，P′ 波在 Ⅱ、Ⅲ、aVF 导联倒置。

(2) 心动过速开始时即达到最达心率，无"温醒现象"，停止发作前也无冷却现象，频率 160~240 次/min，P′-P′ 间期规则。一般呈短阵发性，且突发突止。

(3) QRS 形态正常，时限≤0.10s，R-R 间期相等，也可因室内差异性传导而呈宽大畸形(当异位房性激动传至束支时，一侧束支已恢复传导功能，而另一侧束支尚未脱离不应期则可发生室内差传，多为右束支阻滞型)。

(4) 出现继发性 ST-T 改变，ST 段压低及(或)T 波倒置，反映舒张期缩短导致冠状动脉灌注不足，引起暂时性心肌缺血。此种 ST-T 改变有时在心动过速终止发作后持续数小时，甚至数日，亦称"心动过速后综合征"，它与运动试验一样具有重要意义。

(5) 房室传导比例为 1~2：1，或呈文氏型房室传导阻滞。心房率过快时可伴有房室传导阻滞，在 IART 中常伴有一度房室传导阻滞，是由于心率快速时房室传导组织尚处于功能性不应期所致。当心房率 > 200 次/min 时，常显示 2：1 房室传导阻滞。如心房率 < 200 次/min 并发二度房室传导阻滞则提示房室结有病变。心房率 < 200 次/min 时多呈 1：1 的传导。

(6) 可由适时的房性期前收缩诱发或终止发作。每次发作时第 1 个异位 P′ 波提前发生，且每次阵发性发作时联律间期相等(P-P′ 间期)。诱发 IART 的第一个 P′ 波形态与其后心动过速的 P′ 波形态略有不同，心动过速每搏的 P′ 波形成可有差异，这是由于折返环路和传导速度发生变化所致。

(7) 按摩颈动脉窦或注射维拉帕米引起房室传导阻滞，可明确显示持续快速的 P′ 波，但不影响心动过速的进行。

(8) 由于 IART 仅局限在心房内发生，因此 P′-R 间期延长、房室传导阻滞等的发生，可能使心室率慢于心房率，但不影响 IART 的持续。

(9) 心动过速发作时，窦房结也同时被除极而暂时失去自身起搏功能，故于心动过速终止后往往有一个间歇，直至窦房结的起搏功能重新恢复为止，这段间歇称之为超速抑制时间，时间越长则表明窦房结抑制越明显或窦房结本身功能减退。

3. 实例分析　图 12-6~图 12-8。

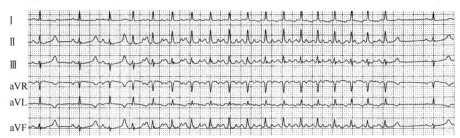

图 12-6　短阵房性心动过速(1)

注：前 2 次心搏为窦性，频率 75 次/min；自第 3 个心搏起出现持续 5.6s 的房速，频率 176 次/min；最后 1 次心搏为窦性

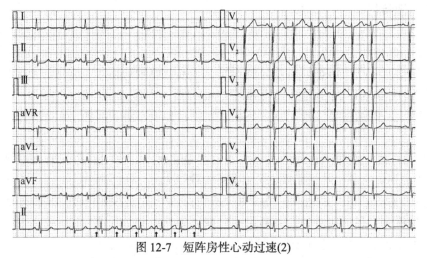

图 12-7　短阵房性心动过速(2)

注：各导联出现数个提早出现的 P′，频率 125 次/min，其后的 QRS 波呈室上性，P′-R > 0.12s

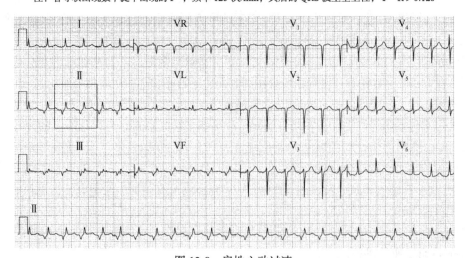

图 12-8　房性心动过速

注：P 波在 II、III、VF 导联倒置，VR 导联直立，P-R 间期大于 0.12s，心率 140 次/min，QRS 波形态正常

三、自律性房性心动过速

心房内有自律性增高的异位起搏点，引起心房率超过 100 次/min 者即是，通常为 150~200 次/min。临床表现短阵发作、持久性或无休止性心动过速。

1. 发生机制　心房内异位起搏点自律性增高，发放激动的频率加快，可因心房肌细胞舒张期自动除极速度加快，或病变心房肌部分除极及(或)舒张振荡电位所致，心房内传导束动作电位 4 位相自动除极上升速度增快，坡度变陡，或心房肌病变使快反应电位转变为慢反应电位而出现异常自律性，产生房性心动过速，现认为自律性房性心动过速是一种介于加速的房性逸搏心律与心房扑动之间的房性快速性心律失常。

2. 心电图特征

(1) 3 个或 3 个以上连续出现的房性异位搏动，心房率通常为 150~200 次/min。

(2) P′波形态与窦性者不同，在 Ⅱ、Ⅲ、aVF 导联通常直立，P′-R 间期≥0.12s；诱发房速的房性早搏形态(第一个 P′波形态)与其后心动过速的 P′波形态一致，诱发心动过速的房性早搏 P-R 间期一般不延长。

(3) P′波之间的等电线仍存在(与心房扑动时等电线消失不同)。

(4) 发作开始时 P′-P′间期较长，心率逐渐加速，经数次心搏后达到稳定的频率，此后节律规整("温醒现象")。

(5) 房室传导可为 1∶1，此时每个 P′波之后跟随出现一个 QRS 波群，P′-R 间期正常或延长，QRS 波群时间形态正常，也可因室内差传呈右束支阻滞(RBBB)型或左束支阻滞(LBBB)型；也可能出现房室传导阻滞，常为二度 Ⅰ 型或 Ⅱ 型，呈现 2∶1 房室传导阻滞，但心动过速不受影响。

(6) 刺激迷走神经不能终止心动过速，仅加重房室传导阻滞。

3. 实例分析　见图 12-9。

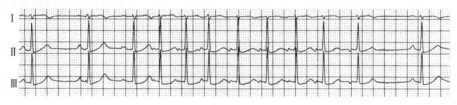

图 12-9　自律性房速

注：第 4~11 次心搏为房性心动过速，频率 102 次/min，节律稍不齐

四、多源性房性心动过速

多源性房性心动过速也称紊乱性房性心动过速(chaotic atrial tachycardia)，是指多个心房内异位病灶自律性增强引起的心动过速。男性多于女性，多见于患慢性阻塞性肺疾病或充血性心力衰竭的老年人，亦见于洋地黄中毒及低血钾患者。本型心律失常多从多源性房性期前收缩发展而来，并最终可能发展为心房颤动。

1. 心电图特征

(1) 同一导联至少有 3 种或 3 种以上不同形态的 P′波，但没有一种类型的 P′波是主导的，P′波之间有等电位线。

（2）心房频率为 100~250 次/min，一般 > 150 次/min。

（3）P′-P′ 间期、P′-R 间期、R-R 间期均不一致

（4）大多数 P′ 波都能传至心室，但部分 P′ 波因发生过早而出现传导延缓或中断，呈现一度或二度房室传导阻滞。

2. 实例分析　见图 12-10。

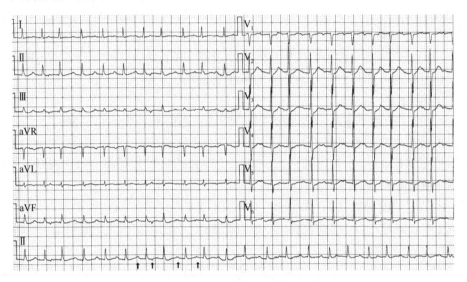

图 12-10　紊乱性房性心动过速

注：同一导联出现数个形态各异的 P′(箭头处)，频率明显增快，其后的 QRS 波呈室上性，P′-R > 0.12s

五、触发活动性房性心动过速

本型房速是由于连续的触发激动所致，体表心电图很难对其做出确切诊断，只能是间接分析与推理，一般认为洋地黄诱发的房性心动过速、部分多源性房速很可能是触发活动所致。其对钙通道阻滞剂常有满意的疗效。电生理检查特点为：①心房起搏可诱发心动过速，依赖于心房起搏周期的长度；②发作心动过速之前，单相动作电位记录可发现延迟后除极；③程序刺激可终止心动过速；④超速起搏不引起"拖带"(心动过速发生时用高于心动过速的频率起搏，心动过速的频率可升高到起搏频率；当超速起搏停止后，心动过速又回到原来频率的现象称为拖带现象)，但可终止心动过速。本型房速经刺激迷走神经的方法或静脉注射维拉帕米、腺苷可终止发作。

第五节　房室结折返性心动过速

房室结折返性心动过速(A-V nodal reentry tachycardia, AVNRT)多见于 40 岁以下中青年女性，临床心率变化快，多数在 170 次/min。AVNRT 电生理基础是房室结双通道结构，约有 20% 的正常人存在房室结双通道结构，并且有解剖学双通道或功能学双通道之说。房室结双通道包括慢通道与快通道。慢通道称 α 通道，传导速度慢、不应期短；快通道称 β 通道，传导速度快、不应期长。窦性心律时如果心电图出现长短交替的 P-R 间期，两者相差 0.06s 以上，提示房室结双通道的存在(图 12-11)。

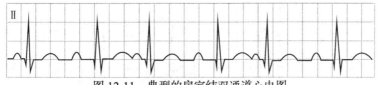

图 12-11　典型的房室结双通道心电图

注：窦性心律，两种不同长度的 P-R 间期交替出现，提示房室结存在双通道

正常人虽有双通道，但窦房结激动是沿着快通道下传，产生了 QRS 波，而沿慢通道下传的激动传至希氏束时，该部位已处于前面快通道所致的不应期内，因此不表现。此时表现为正常的 P-R 间期和 QRS 波群。当发生于适当时间的一个房性期前收缩下传时，由于快通道不应期长，尚处在上一次窦性激动的不应期中，因此不能从快通道下传，只能从慢通道缓慢下传，从而产生一个较长的 P'-R 间期。下传的冲动一方面进入希氏束引起心室除极产生了 QRS 波；另一方面沿着快通道逆传，如果此时快通道已脱离了不应期，则会引起心房回波，表现在心电图上是 QRS 波后有一逆向 P 波(图 12-12)。

如果此时慢通道尚处在不应期中，激动则不能再次下传，这就不能形成折返，也就谈不上心动过速，仅到心房回波为止。但如果房性期前收缩出现的足够早，在出现心房回波后，激动能反复地由慢通道下传、快通道逆传，心房回波连续发生，就形成了

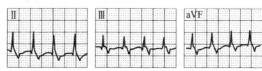

图 12-12　慢-快型 AVNRT 的心房回波

注：心房回波(P' 波)紧接着 QRS 波之后发生，类似于 s 波

AVNRT。上述的激动由慢通道下传、快通道逆传而形成的心动过速为慢-快型 AVNRT，或称典型的房室结折返性心动过速，占 AVNRT 的 90%以上，成人多见。另有约 10%的病例其激动由快通道下传、慢通道逆传，称为快-慢型，或称不典型的 AVNRT，儿童多见(图 12-13)。

1. 慢-快型 AVNRT 心电图特征

(1) 突然发作、突然终止。

(2) 心动过速的第一个 QRS 波前有较长的 P'-R 间期(伴有长 P'-R 间期的房早，图 12-14)，QRS 波之后有心房回波(逆行 P 波)。

(3) QRS 波群形态正常(室内差传时例外)，R-R 间期绝对均齐，心室率 150~250 次/min。

(4) P' 波为逆行，R-P' 间期 < 70ms，R-P' 间期 < P'-R 间期，逆向 P' 波与 QRS 波群呈分离现象，可以位于 QRS 波群之前、之中、之后。半数左右的 P' 波埋没于 QRS 波群而不得见，另有半数左右的 P' 波紧跟着 QRS 波群之后出现。在Ⅱ、Ⅲ、aVF 导联类似 S 波，在 V₁ 导联类似 r' 波(图 12-15)，如无窦性心律对比，不易确定。极少数的 P' 波可能位于 QRS 波群之前类似 q 波。

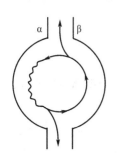
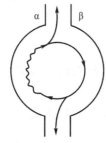

慢快型AVNRT　　　　快慢型AVNRT

图 12-13　慢-快型 AVNRT 和快-慢型 AVNRT
示意图

(5) 可有继发性 ST-T 改变。

(6) 按摩颈动脉窦可能会终止心动过速的发作。

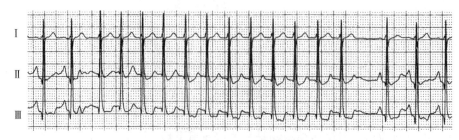

图 12-14　阵发性室上性心动过速(慢-快型 AVNRT)(1)

注：第 2 个窦性搏动的 ST 段上发生 1 个长 P′-R 间期的房早，此后出现慢-快型 AVNRT，频率 160 次/min

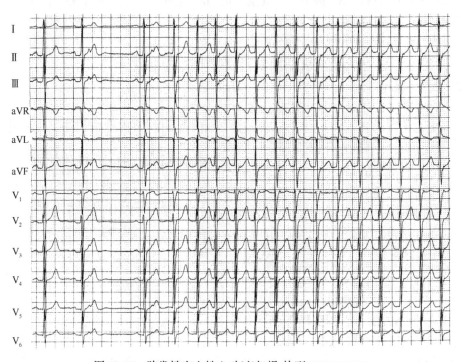

图 12-15　阵发性室上性心动过速(慢-快型 AVNRT)(2)

注：男性，41 岁，反复发作阵发性心动过速 10 余年；动态心电图示第 1、2 个心搏为窦性。第 2 个心搏的 ST 段上有一个未下传的房性期前收缩，第 3 个心搏的 ST 段上发生的房性期前收缩诱发了心动过速，诱发心搏的 P′-R 间期延长，心动过速时 V₁ 导联出现了假性"r"波，心动过速的频率 142 次/min，为慢-快型 AVNRT

2. 快-慢型 AVNRT 心电图特征

(1) 突然发作、突然终止。

(2) QRS 波群正常(室内差传时例外)，R-R 间期绝对均齐，心室率较慢-快型 AVNRT 慢，多在 120~150 次/min。

(3) 心动过速的诱发不一定依赖于提前的房早，可以由窦性心律加速引起。如由房性期前收缩引发，则其 P-R 间期一般正常。

(4) 逆行的 P′ 波明确可见，但远离 QRS 波群，常介于两次 R-R 间期之间，距离后面的 QRS 更近一些，即 R-P′ 间期 > P′-R 间期(图 12-16、图 12-17)。

(5) 按摩颈动脉窦可能会终止心动过速的发作。

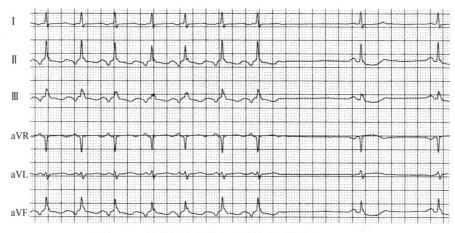

图 12-16　阵发性室上性心动过速(快-慢型 AVNRT)(1)

注：前 7 次心搏的频率 116 次/min，P'波位于 R 波之前，R- P' 间期大于 P'-R 间期，为快-慢型 AVNRT；之后发生窦性心动过缓；Ⅱ、Ⅲ、aVF 导联 ST 段下移超过 0.1mV，为下壁内膜下心肌缺血

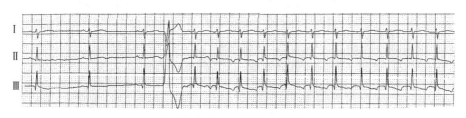

图 12-17　阵发性室上性心动过速(快-慢型 AVNRT)(2)

注：女性，29 岁，有阵发性心动过速史，前 3 次心搏为窦性心动过缓，之后室性期前收缩诱发了心动过速；室性期前收缩的激动沿房室结慢径路逆传心房，R- P' 间期 0.45s，经房室结快径路折返回心室，P'-R 间期 0.16s，激动沿房室结快径路前传，慢径路逆传，形成了快-慢型 AVNRT

3. 慢-快型与快-慢型房室结折返性心动过速的区别　见表 12-1。

表 12-1　慢-快型与快-慢型房室结折返性心动过速的不同点

	慢快型	快慢型
发作方式	阵发性	多为持久性
诱发心动过速的 P'-R 间期	延长	正常
发病年龄	成人常见	多见于儿童
诱发因素	房性期前收缩	自发，房性期前收缩，室性期前收缩
P' 波与 R 波的关系	R- P' < P'-R 或 P' 波埋没于 QRS 波群	R- P' > P'-R

第六节　房室折返性心动过速

房室折返性心动过速(atrio ventricular reentrant tachycardia, AVRT)电生理基础是房室旁道(或称预激旁道)的存在。正常房室间电生理传导是一种递减性传导，但旁道传导的电生理特征是：①传导速度快，无文氏递减传导，呈"无"和"全"关系，即要么不传导，但如果传导就是一种极快的速度；②部分旁道可双向传导，少数只能顺向传导，这些旁道为显性旁道，平静心电图表现为 W-P-W 综合征；③相当一部分旁道只有逆向传导功能，而不能顺传,即激动只能由心室逆传心房而不能由心房下传心室,为隐藏性旁道,平静时心电图正常。

AVRT 的折返环由房室结、房室束(希氏束)、浦肯野纤维、心室肌、旁道和心房肌构成。AVRT 根据前传和逆传途径的不同可分为顺向传导型 AVRT(图 12-18A)和逆向传导型 AVRT(图 12-18B)两类。只有顺传功能的旁道有可能发生逆向传导型 AVRT,只有逆传功能的旁道才会引起顺向传导型 AVRT,而具有双向传导功能的旁道两种 AVRT 均可以发生。

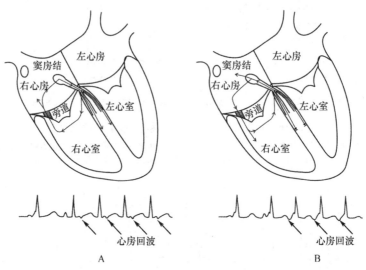

图 12-18　AVRT 的形成机制示意图

A. 顺传型 AVRT; B. 逆传型 AVRT

(一) 顺传型房室折返性心动过速

顺传型 AVRT 是指激动通过房室结顺传,即前传或下传,而旁道作为逆传或回传构成一个折返环路。引起顺传型 AVRT 的房室旁路束有两类:①一类是隐匿性房室旁路束,这种房室旁道为隐匿性旁道,其为单向传导阻滞,即只能逆向传导、无前传功能。表现为仅有室房逆传能力,此称"隐匿性预激综合征"。平静时心电图表现无预激波,QRS 波正常。即使出现快速心房节律时也不会发生快速心室反应。但这种隐匿性旁道的存在,会给房室之间形成折返传导提供条件,进而发生顺传型 AVRT。这种 AVRT 是窄 QRS,占全部 AVRT 的 90% 以上,其愈后较好。房早、室早都可诱发该型心动过速。适时的房早下传时,适逢旁道仍处于前次激动后的有效不应期,冲动在旁道发生单向阻滞,激动只能经房室结、希氏束下传心室,心室激动到达旁道心室端口时,旁道已脱离了不应期,激动又通过旁道逆传至心房,引起心房激动,此时正常房室传导系统也脱离了不应期,则冲动再由房室传导系统下传,若此周而复始便形成 AVRT。室早发生时,激动经旁道逆传心房,再经房室结、希氏束下传心室,形成房室之间的折返。②另一类是显性旁路束,旁路具有传导的双向性,在窦性心律时,窦性激动沿房室旁路下传至心室,可出现典型的预激综合征的心电图图形。如果当适时的房性期前收缩下传时,遇到房室旁路处于有效不应期,激动只能沿房室结下传心室,再经房室旁路逆传入心房,再循房室结下传,如此反复折返则形成顺传型 AVRT,可表现为无预激波的 QRS 波群。根据旁道位置的不同顺向型 AVRT 可分为左侧旁道与右侧旁道。

窦性心律时,当旁路与房室结有效不应期相差较大时,由于"回搏带"(echo zone)宽,适时的期前收缩或回搏易引起旁路的逆向室房传导,从而产生顺传型 AVRT。适时的期前收缩可由心室、心房或交接区期前收缩所引起，但以室性期前收缩最常见。心电图特征如下：

(1) 突发突止。

(2) 心室率 150~220/min，多数≥200 次/min，R-R 间期绝对均齐(图 12-19)。

(3) QRS 时间 < 0.10s，如并发室内差传，QRS 波群呈宽大畸形，可呈 LBBB 型室内差传或 RBBB 型室内差传。

(4) P′波多呈逆传型，位于 QRS 波群之后，R-P′间期 > 70ms，R-P′间期 < P′-R 间期，如果旁路逆传速度慢(慢旁路)，可 R-P′间期 > P′-R 间期(图 12-20)。

(5) QRS 电交替相对多见，QRS 电交替的诊断标准为 QRS 振幅相差 1mm 以上，持续时间 > 10s。

(6) 如果心动过速并发室内差传时心室率减慢，R-R 间期相差 35ms 以上，提示旁路与阻滞的束支位于同一侧，此为顺传型 AVRT 的确证。这一现象由 Coumel 在 1973 年首先发现，称为 Coumel 定律。

(7) 房室或室房均为 1∶1 传导，如果出现二度房室传导阻滞，则心动过速立即停止发作，因正常房室传导途径为折返环中不可缺少的一环。

(8) 可伴有继发 ST-T 改变。

(9) 按摩颈动脉窦可能终止发作。

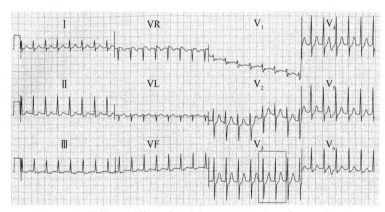

图 12-19 前传型(顺传型)房室折返性心动过速(心率 150 次/min)

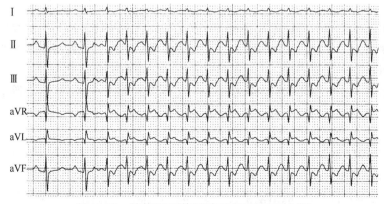

图 12-20 前传型(顺传型)房室折返性心动过速

注：窦性心律，房早诱发房室折返性心动过速，心率 186 次/min；P′波(心房回波)位于 R 波之后，R-P 间期 0.08s；R-P′ < P′-R

(二) 逆传型房室折返性心动过速

逆传型 AVRT 少见，约占 AVRT 的 5%，但属于潜在危险的 PSVT。其电生理基础为激动沿显性旁道顺传或前传、下传，故心动过速时 QRS 波宽大畸形，然后冲动经房室结逆传或回传至心房构成的折返性心动过速。隐匿性旁路不能参与形成逆传型 AVRT，因为隐匿性旁路不能前传，系单向阻滞，而只有显性旁路才能参与形成逆传型 AVRT。开始时旁道和房室结共同竞争下传，但旁道传导速度快、不应期短，所以抑制了房室结前传而形成显性预激。或者房性早搏到达房室交界区时，房室结处于不应期间，使激动只能由旁道下传。另外，有时隐性预激(潜在性预激)在某些病理情况下，其旁道的前传功能得以体现，这也构成逆传型 AVRT。适时的房性期前收缩或室性期前收缩可诱发逆传型 AVRT，心房、心室期前刺激也能诱发逆传型 AVRT。

1. 心电图特征

(1) 平静心电图为 WPW 综合征。

(2) 突发突止。

(3) 发作时 QRS 波群宽大畸形，容易误诊为室性心动过速，在 QRS 起始部分有时可见到 δ 波，R-R 间期绝对均齐，心室率 150~240 次/min，多数≥200 次/min。

(4) 一般无 P′ 波，有时可见其位于 QRS 波群之前，P′-R 间期极短。

(5) 可伴有继发 ST-T 改变。

(6) 按摩颈动脉窦可能终止发作。

2. 逆传型 AVRT 临床特征

逆传型 AVRT 通常发作持续时间短，可自行终止，如持续时间长可严重影响血流动力学，必须尽快中止发作。但在临床药物治疗时需要特别注意，应避免使用西地兰、维拉帕米、腺苷及 β 受体阻滞药(均为治疗窄 QRS 心动过速的常用药物)，上述药物均明显抑制房室结传导，但此时如抑制房室结正常传导，反而有利于旁道加速下传，使心动过速更快，甚至衍变成真正的室速、室颤。此时应该选用能抑制旁道的药物，如普鲁卡因胺、普罗帕酮、胺碘酮或直接电转复。

第七节　室性心动过速

室性心动过速(ventricular tachycardia)是指起源于希氏束分叉以下，连续出现 3 次以上的心室除极活动，简称室速。90%以上属于病理性质，主要见于各种器质性心脏病、电解质及酸碱平衡紊乱、药物中毒、低氧血症等，其不仅可引起血流动力学障碍，导致充血性心力衰竭、休克、心肌梗死和脑血管意外等，还可能演变成室颤，引起心脏骤停，属于恶性室性心律失常。

一、室速的分类

根据发作方式分为阵发性和非阵发性；根据形态可分为单形性与多形性；根据持续时间的长短，可分为短阵性(一般指室早连发 3~10 次)、非持续性(指成串室早连发 10 次以上，但持续时间不超过 30s)和持续性(指同一形态的室速连续超过 30s，或虽未超过 30s 但已引起临床血流动力学的改变)。

二、阵发性室性心动过速的心电图特征

(1) 频率多在140~200次/min,节律基本匀齐,但不如阵发性室上速绝对匀齐(图12-21、图12-22)。

(2) QRS 波群形态宽大畸形，时限通常>0.12s，如果大于 0.2s 几乎可以肯定是室速。

(3) 如能发现 P 波，并且 P 波频率慢于 QRS 波频率，P 与 R 无固定关系(房室分离)，则可明确室性心动过速诊断。

(4) 如有心房激动夺获心室或发生室性融合波，也支持室性心动过速的诊断。

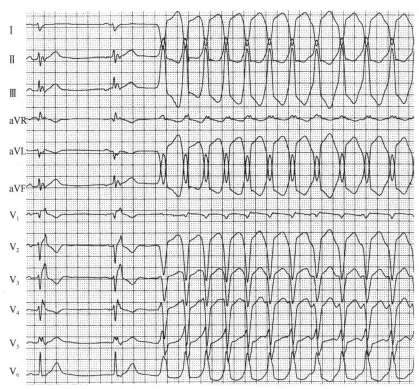

图 12-21　室性心动过速(1)

注：第 1 个心搏为窦性，第 2 个心搏为房性逸搏，之后发作持续性室速；完全性右束支传导阻滞

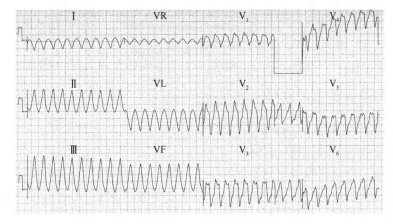

图 12-22　室性心动过速(2)

注：QRS 波宽大畸形，室率约 200 次/min

三、室性心动过速诊断中的特异性

(一) 房室分离

室速时，室性激动多数不能逆传心房，因而窦房结仍可按自身的规律发放冲动，其频率多数慢于室速的频率(P 波的频率慢于 QRS 波的频率)。该窦性激动下传到心室时，多数因遇不应期不能使心室激动，形成干扰性房室分离。

房室分离对诊断室速具有高度特异性，几乎达 100%，但敏感性只有 20%，即在常规体表心电图中约 20%的室速可见房室分离现象，但只要出现房室分离，几乎就可以诊断为室速。在快速宽大畸形的心室波中发现有规律的 P 波比较困难，但在下壁导联和 V_1 导联有时可以看到。

(二) 心室夺获与室性融合波

室速发生后，窦房结的激动有时也会通过房室结下传到心室，并引起心室除极，产生一次或几次正常 QRS 波(窄 QRS)，称心室夺获(图 12-23)。而当窦性激动在下传至心室时，若室性激动也同时发出，则两者各自激动一部分心室肌，其各自产生的 QRS 波相互融合表现为一种介于正常窦性 QRS 与室性 QRS 之间的中间形态，此 QRS 波群被称为室性融合波。

心室夺获与室性融合波，对诊断室性心动过速具有很高特异性，但敏感性更低，只有5%左右。

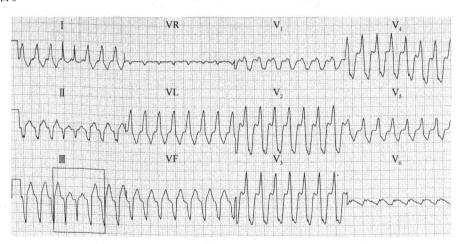

图 12-23　室性心动过速(3)

注：Ⅰ、Ⅱ、Ⅲ导联出现 2 个窄 QRS 波，第 1 个可能是融合波，第 2 个可能是夺获波

四、两种特殊类型的室性心动过速

(一) 尖端扭转型室性心动过速

尖端扭转型室性心动过速(torsades de pointes，TDP)是一种多形性室速，表现为 QRS 波群形态、振幅、电轴及除极间期连续的改变，QRS 波的尖端围绕基线扭转，典型者多伴有 Q-T 间期延长，是一种介于室速与室扑和室颤之间的严重室性心律失常。临床上表现为反复发作的心源性晕厥，亦称为阿-斯综合征，可发展为室颤致死。

1. 发生机制　目前认为 TDP 的发生与折返和触发活动有关。

(1) 折返：Q-T 间期的不均一延长可伴随复极离散度的增加，即心肌细胞传导缓慢、心室复极不一致。Q-T 间期延长时，心室肌复极时间可明显延长且复极明显不同步，使能传导与不能传导的肌纤维交错在一起，激动沿着已恢复传导的肌纤维扭转前进，形成多路微折返，产生一系列振幅不断改变的心室波群。当激动遇到前面的肌纤维都处于不应期时，激动则无法前进，发作自行停止。

(2) 触发活动：触发活动是指正常的细胞膜复极过程中在较低膜电位出现单个或重复的细胞膜去极化或振荡。这些后除极延迟了复极的过程，因此可致 Q-T 间期的明显延长，为折返的产生提供了条件。

由于 TDP 的发病机制与心肌细胞的复极异常有关。因此，凡是能引起或增加心室复极延迟极不均一的原因均可能引起这类心律失常。常见病因为各种原因所致的 Q-T 间期延长综合征、严重的心肌缺血或其他心肌病变、使用延长心肌复极药物(如奎尼丁、普鲁卡因酰胺、胺碘酮等)以及电解质紊乱(如低钾、低镁)。

2. 心电图特征

(1) QRS 波群形态多变，每隔 3~20 个心搏，QRS 波群尖端逐渐地或突然转变方向，电轴可有 180°的偏移(图 12-24)。

(2) 心室率 160~280 次/min，多数≥200 次/min。

(3) R-R 间期可规则，可不规则。

(4) 每次发作持续数秒到数十秒后自行终止(非持续性)，也可能演变为室颤。

(5) 心动过速常 R on T 或 R on U 的室性期前收缩所诱发(图 12-25)。

(6) 基础心律 Q-T 间期明显延长，U 波明显增大，称为"大慢波"。

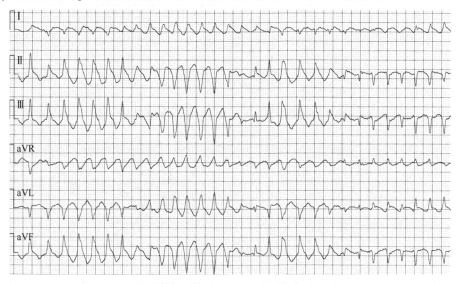

图 12-24 尖端扭转型室性心动过速

注：增宽变形的 QRS 波围绕基线不断扭转其主波方向，伴有 QRS 波振幅和时限的变化

(二) 双向性室性心动过速

双向性室速是室性心动过速的一种特殊类型，临床少见，病死率高。发作时在同一导联上 QRS 额面电轴呈左偏、右偏交替，致增宽的 QRS 波呈两种形态，主波方向上下交替改变，或胸前导联 QRS 主波上下交替，可不同时出现在所有导联上，一定要结合心动过速

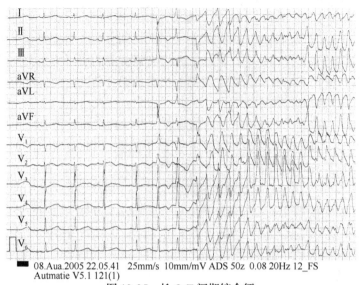

08.Aua.2005 22.05.41　25mm/s　10mm/mV ADS 50z　0.08 20Hz 12_FS
Autmatie V5.1 121(1)

图 12-25　长 Q-T 间期综合征

注：室性期前收缩触发扭转性室性心动过速

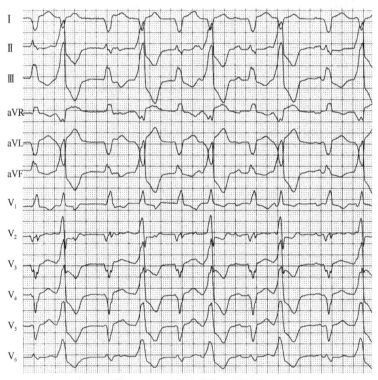

图 12-26　双向性室性心动过速

注：规律发生的窦性 P 波与 QRS 波无关系，P 波时限 0.14s，左房扩大；QRS 波呈两种形态交替出现，时限分别为 0.18s 和 0.20s，
室率 102 次/min

时的 12 导联心电图整体判断(图 12-26、图 12-27)。机制不明，可能是：心室内有两个起搏点交替发放激动；单源性室性心动过速伴交替性室内传导异常；一个起搏点为室性，另一个起搏点为室上性。临床可见于严重器质性心脏病、洋地黄中毒、儿茶酚胺敏感性多形性室性心动过速患者(属遗传性心律失常的一种)。

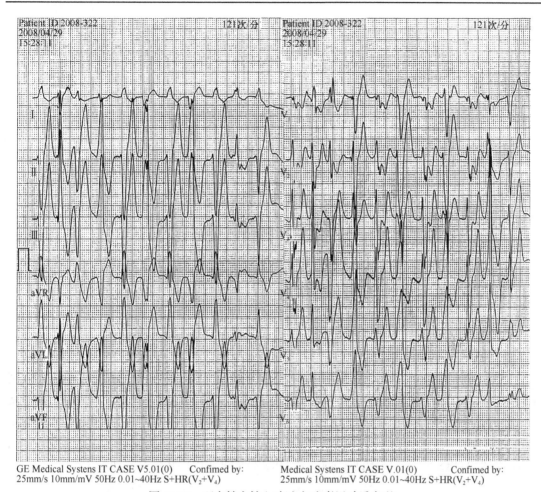

图 12-27　双向性室性心动过速(患者运动后出现)

五、临床较实用的室速诊断方法

在室性心动过速的诊断中意义最大的是房室分离、心室夺获、室性融合波，但其敏感性太低，诸多学者根据 QRS 波群的宽度、电轴、形态提出了临床较为实用的诊断方法，综述如下。

(1) 有房室分离、心室夺获或室性融合波之一(敏感性为 20%，特异性为 100%)

(2) QRS 波群时限。

1) 般 QRS 波群越宽，室速的可能性越大(图 12-28)。呈 RBBB 型的宽 QRS 心动过速，其 QRS 波群时限 > 0.14s，或呈 LBBB 型的宽 QRS 心动过速，其 QRS 波群时限 > 0.16s，高度提示为室速，否则室上速伴室内差传的可能性较大(敏感性为 53%，特异性为 90%~100%)。

2) 胸前导联 RS 间期>100ms：室速发作时，如果 V_1~V_6 导联有 RS 波，其 RS 间期>100ms 出现于 1 个或 1 个以上的胸导联则考虑为室速，特异性较高(RS 间期指 R 波起点至 S 波最低点的时间)。

(3) 额面 QRS 电轴的极性：心动过速时 QRS 电轴极度右偏(-90°~-180°)，Ⅰ、Ⅱ、Ⅲ、aVF 导联均呈 rS 或 QS 型；RBBB 型时电轴左偏(-90°~-60°)；LBBB 型时电轴右偏(+ 120°~±180°)(敏感性为 30%，特异性为 95%)。

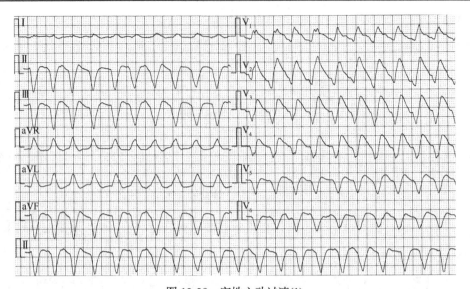

图 12-28　室性心动过速(1)

注: QRS 电轴-140°, QRS 波宽大畸形连续发生, 时限 > 0.12s, 频率 135 次/min, 节律基本规则

(4) QRS 波群形态:

1) 胸导呈同向性心动过速

在宽 QRS 心动过速中, $V_1 \sim V_6$ 胸前导联 QRS 波群主波方向一致, 称为胸导同向性(图12-29)。如存在胸导同向性, 绝大多数支持为室速。胸导同向性可分为正向型与负向型两种, 如为正向型(胸导 QRS 波群主波均向上)时, 宽 QRS 心动过速可以是室速, 但也可能是合并左侧旁道前传的 AVRT(逆传型 AVRT), 窦性心律有预激心电图表现有助于鉴别; 如为负向型(胸导 QRS 波群主波均向下)时, 宽 QRS 心动过速可以肯定是室速。

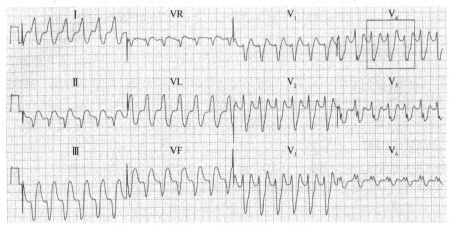

图 12-29　室性心动过速(频率 160 次/min)

2) 胸导均无 RS 型心动过速: 心动过速发作时, $V_1 \sim V_6$ 导联 QRS 波群均无 RS 型(包括 Rs、RS、rS 型), 而呈 R、QS、QR 或 qR 型, 诊断为室速。

3) 胸导呈右束支阻滞型心动过速: V_1 导联 QRS 波群主波向上, 呈单相 R 型或双相 qR、Rs 型, 或三相 rsR 型, R 型和 qR 型支持室速。三相 rsR 型如果左边的 R 波大于右边的 R波, 称为 "左兔耳" 征, 提示室速(敏感性为 23%, 特异性为 100%)。相反则称 "右兔耳",

室上速的可能性大。V_6导联呈 QR、QS 型(敏感性为 30%，特异性为 100%)或 rS、RS 型但 R/S < 1(敏感性为 38% ，特异性为 100%)，也提示为室速(图 12-30、图 12-31)。

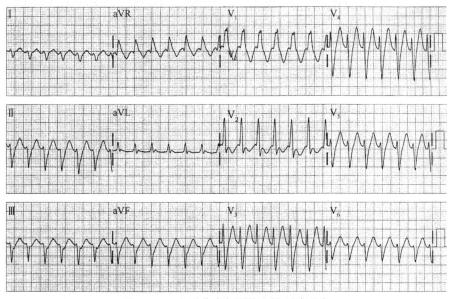

图 12-30　左后分支起源的室性心动过速

注：心动过速发作时表现为右束支阻滞图形，V_6导联 R/S<1，故诊断为室性心动过速

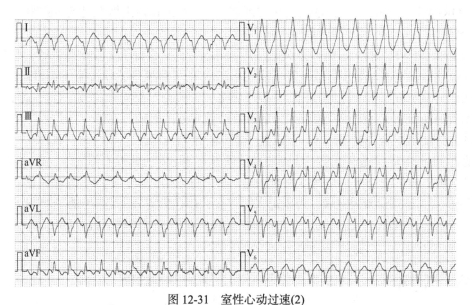

图 12-31　室性心动过速(2)

注：QRS 电轴+135º，QRS 波宽大畸形连续发生，时限 0.16s，频率 171 次/min，节律基本规则

4) 胸导呈左束支阻滞型心动过速：QRS 波群起始部分的形态可为室速的鉴别提供极有价值的线索。LBBB 时，V_1导联呈 rS 或 QS 波形，r 波尖锐，S 波降支较陡，从 QRS 波起点到 QRS 波最低点的时间一般 < 0.06s，因为左心室除极较慢，在 S 波或 Q 波升支会有切迹或顿挫。当 r 波增宽>30ms，或 QRS 波起点到 QRS 波最低点的时间>60ms 时，支持室速的诊断，切迹可在 S 波或 Q 波的任何部位。V_6导联在 LBBB 时 q 波消失，呈 R 或 RP′形。

当 V_6 导联出现 Q 或 q 时提示室速(敏感性为 30%，特异性为 100%)；当 QRS 起点至 R 波最高点或至 S 波最低点 > 0.07s 也支持室速。

5) V_1、V_2、V_6 导联 QRS 波形：单相波与双相波多为室速，三相波多为室上速。

(5) 心动过速发作时与室性期前收缩比较：

1) 心动过速的发作如果是由室性期前收缩引起，则为室速。

2) 若原窦性心律时有室性早搏，其形态与心动过速时同导联的 QRS 波形态一致，该宽 QRS 心动过速为室速。

(6) 频率与节律：室速频率多数在 140~200 次/min；心室律基本匀齐(单形性)。

(7) Brugada 分步诊断法：Brugada 等于 1991 年提出通过 4 个步骤来对宽 QRS 心动过速进行鉴别。此方法对室速诊断的敏感性为 98.7%，特异性为 96.5%。步骤如下：

1) 所有胸前导联均无 RS(包括 rS、Rs)波形，则可诊断为室速(敏感性为 21%，特异性为 100%)，否则进入下一步。

2) 任一胸导联 RS 时间 > 100 ms(敏感性为 82%，特异性为 98%)，则可诊断为室速，否则进入下一步。

3) 房室分离，心室率 > 心房率(敏感性为 82%，特异性为 98%)，则可诊断为室速，否则进入下一步。

4) QRS 呈 LBBB 型：V_1 导联为 rS 型时，V_1 或 V_2 的 r 波宽度 > 30 ms，S 波顿挫或切迹，RS 间期 > 70 ms，V_6 呈 QR 或 QS 波形；QRS 呈 RBBB 型，V_1、V_2 导联 QRS 波呈 R、QR 或 RS 波形，V_6 呈 QR、QS 波形或 R/S < 1 的 RS 型(敏感性为 98.7%、特异性为 96.5%)。

以上 4 步依次判别，任何一步成立，则不再进行下一步分析。若全部否定，则为室上性心动过速合并室内差异传导或束支阻滞。Brugada 的 4 步鉴别诊断法简便实用，是近年来应用较广的鉴别方法之一。但其仍存在以下不足：①研究对象为无预激综合征参与的室上性心动过速及原来有单侧或双束支阻滞和存在心肌坏死的病例；②第 3 步房室分离难以判断；③此方法第 4 步对于 V_1、V_2 及 V_6 的形态学标准难以记忆。

为此，Brugada 又提出了三步法以鉴别预激旁路参与的快速性心律失常，第一步 V_4~V_6 导联的 QRS 波主波向下，是则诊断为室速，否则进入第二步；V_2~V_6 导联中任一个出现 QR 或 qR 型，是则诊断为室速，否则进入第三步；存在房室分离是则诊断为室速，否则诊断为旁路前传的 AVRT。Brugada 三步法诊断经旁路前传的逆传性 AVRT 的敏感性为 75%，特异性为 100%。

六、宽 QRS 波心动过速与室性心动过速的鉴别诊断

在宽 QRS 波心动过速(QRS 波时限≥120ms，频率≥100 次/min)中，①室性心动过速，约占 80%；②房室结折返性心动过速(AVNRT)和顺向性房室折返性心动过速(AAVRT)伴束支传导阻滞或室内差异传导，约占 15%；③经旁路前传的逆向性房室折返性心动过速(OAVRT)，发生率<5%。所以，伴束支阻滞或室内差传的室上性快速性心律失常、经房室旁路前传的室上性快速性心律失常等，都应与室性心动过速鉴别诊断。

(一) 伴束支阻滞或室内差传的室上性快速性心律失常与室速的鉴别

1. 室上性心动过速伴束支阻滞与室速的鉴别 对于室上性心动过速(窦性心动过速、房性心动过速、房室结折返性心动过速、顺向性房室折返性心动过速)伴束支传导阻滞,其QRS波群形态呈典型左束支或右束支阻滞改变,且节律十分匀齐。若有以往窦性心律的心电图参照,将有助其鉴别诊断:如原窦性心律时就存在束支阻滞,心动过速宽大的QRS波群形态与原窦性心律时QRS波群形态相同,为室上性心动过速伴束支传导阻滞;如果不同,提示为室性心动过速。

2. 快速房颤伴束支传导阻滞与室速的鉴别 对于节律完全不规整的宽QRS心动过速,若宽大QRS波群呈典型的右束支或左束支阻滞图形,应考虑为房颤伴束支传导阻滞。其与室速的主要不同点为:①心室律极不规则;②宽大的QRS波群呈典型的束支阻滞图形。

(二) 经房室旁路前传的室上性快速性心律失常与室速的鉴别

1. 经房室旁路前传的房室折返性心动过速与室速的鉴别 经房室旁路前传的房室折返性心动过速也称逆传型房室折返性心动过速。由旁路前传的房室折返性心动过速为室上速中的一种类型。其心电图表现有QRS快速匀齐、前无P波的室上速特点,而QRS形态宽大畸形、起始部可见心室预激的"δ波"。其与室速的鉴别要点见表12-2。

表 12-2 逆传型房室折返性心动过速与室速的鉴别

	室性心动过速	逆传型房室折返性心动过速
心室律	规则或基本规则	绝对规则
QRS波群形态	V₁~V₆导联QRS波群出现负向同向性等室速的特征改变	QRS波群起始部可见预激波
房室分离	可出现房室分离	不会发生房室分离
窦性心律心电图	正常	多数呈显性预激心电图改变

2. 经房室旁路前传的快速房颤与室速的鉴别

经房室旁路前传的心房颤动即预激综合征合并心房颤动。对于节律完全不规整的宽QRS心动过速,或心动过速的频率>200次/min,首先要考虑预激综合征合并心房颤动的可能。预激综合征发生房颤时,快速且不规则的心房激动可从房室旁路下传,或从旁路与房室结同时下传,引起心室率很快的宽QRS心动过速,且QRS形态和宽度常常多变。其与室速的鉴别见表12-3。房颤时,心房激动可间歇性或持续性从旁路前传。

表 12-3 预激综合征伴房颤与室速的鉴别

	室性心动过速	预激综合征伴房颤
心率	多在150~200次/min	多在180次/min以上
心室律	规则或基本规则	R-R极不规则
心房激动波	有时可见无关的P波(房室分离)	可见f波,尤其在V₁的长R-R中
心室预激波	无	有
QRS波群形态	多一致,且与窦律时的室早形态相同	多变,旁路与房室结同时前传可产生不同宽度的QRS波群

七、宽 QRS 心动过速的治疗原则

对于室速的治疗，一般遵循的原则是：无器质性心脏病者发生非持续性室速，如无症状及晕厥发作，无需进行治疗；持续性室速发作，无论有无器质性心脏病，均应给予治疗；有器质性心脏病的非持续性室速亦应考虑治疗。常用的方法有药物治疗、直流电复律、射频消融。下面简单介绍治疗宽 QRS 心动过速的药物选择原则。

(一) 首先需熟悉常用抗心律失常药物的作用部位分类

第一类为抑制房室结的药物：洋地黄、普罗帕酮、升压药、β-受体阻滞剂、胺碘酮、维拉帕米、腺苷、硫氮卓酮、氟卡因、莫雷西嗪、奎尼丁、索他洛尔，这些药物主要用于窄 QRS 心动过速。

第二类为抑制旁道的药物：胺碘酮、普罗帕酮、索他洛尔、奎尼丁、普鲁卡因胺、双异苯吡胺，这些药物主要用于宽 QRS 心动过速中的室速，包括室上速合并显性预激综合征、房颤合并预激综合征，但不包括室上速合并差异性传导或合并束支传导阻滞。

第三类为对旁道和房室结都有抑制作用的药物：胺碘酮、普罗帕酮、奎尼丁、普鲁卡因胺、索他洛尔。在宽 QRS 心动过速鉴别诊断有困难时建议使用以上药物。

(二) 治疗宽 QRS 心动过速，需特别注意以下几点

(1) 宽 QRS 心动过速时应选用对旁道及房室结均有抑制作用的药物，特别是选择只有抗室颤及防止室速恶化的药物。

(2) 普罗帕酮在低血压、急性心功能不全时慎用或禁用。

(3) 只抑制房室结的药物，如洋地黄、β受体阻滞药、维拉帕米、腺苷等在显性预激的室上速(包括房颤)，即旁道前传引起的宽 QRS 心动过速时禁用。因为它们阻滞了房室结而不阻滞旁道，反而使旁道前传加速，增加了室颤的危险。

(4) 目前具有抗室颤作用的药物只有胺碘酮及索他洛尔。

(5) 具有预防室颤的药物有 β受体阻滞剂、胺碘酮、血管紧张素转换酶抑制剂(ACEI)。β受体阻滞剂虽然不能治疗室速、室颤，但它可有效预防室速蜕化为室颤；ACEI 类对心脏扩大、心力衰竭患者有心律保护作用。

(6) 对有血流动力学障碍的宽 QRS 心动过速，即出现低血压、休克或昏厥者应立即给予电击复律。

(7) 对有猝死倾向者或已发生过心脏骤停患者建议及早植入抗心动过速起搏器(ICD)。

第八节　非阵发性心动过速

非阵发性心动过速(nonparoxysmal tachycardia)是异位心动过速中的一种类型，其发生机制是异位起搏点自律性轻度增高，发出激动的频率超过起搏点自身固有频率，即比逸搏心律快，但比阵发性心动过速慢，因此又称为加速的自主心律，多发生于器质性心脏病。此类心动过速发作多有逐渐发生，缓慢终止的特点。心电图若能记录到心动过速的起止，可见其发作时提前不明显，终止后多无代偿间歇。为区别于阵发性心动过速，故名为非阵发性心动过速表 12-4)。

表 12-4　非阵发性心动过速与阵发性心动过速的比较

	非阵发性心动过速	阵发性心动过速
频率	较慢，多为 60~130 次/min	较快，多为 150~250 次/min
发生机制	自律性轻度增高	多为折返机制或自律性中度增高
心电图表现	渐起渐止，发作提前不明显，终止无代偿	突发突止，发作提前明显，终止有代偿

　　非阵发性心动过速可表现为短阵性与持续性两种。在其频率与主导心律(通常是窦性)频率相近时，非阵发性心动过速常以短阵节律与主导节律交替出现：当异位起搏点自律性增高发出冲动的频率超过窦性频率时，或由于窦房结自律性降低慢于自律性增高的异位节律时，异位心律则取代窦性心律控制心脏；由于异位起搏点无保护性阻滞，当异位心律的频率减慢低于窦性频率时，或窦性频率加速超过异位心律时，则窦性节律可侵入异位起搏点，窦性心律重新控制心脏，异位心律(非阵发心动过速)终止，在心电图上表现为两者竞争性控制心脏，形成双重性心律。当两者的频率接近时，可形成房室分离；当窦性节律下传夺获心室时，可产生心室夺获，或各种不完全性心室夺获即室性融合波。根据激动起源部位的不同，非阵发性心动过速分为房性、交界性和室性三种，其中以交界性多见，室性次之，房性最少见。

一、非阵发性房性心动过速

　　非阵发性房性心动过速(nonparoxysmal atrial tachycardia)，又称加速的房性自主心律(accelerated atrial spontaneous cardiac rhythm)和加速的房性逸搏心律(accelerated atrial escape rhythm)，是因房内异位起搏点自律性增高引起。可见于正常人，也可见于各种病理状态，如冠心病、心肌炎、洋地黄中毒等，以及迷走神经张力增高引起的窦房结自律性降低。较少引发自觉症状，本身不需治疗，治疗主要针对原发病。其心电图特征是：

　　(1) 连续出现 3 个或 3 个以上的 P′波，形态与窦性 P 波不同，P′-R 间期≥0.12 秒(图12-32)。

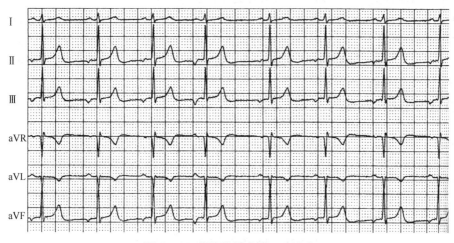

图 12-32　非阵发性房性心动过速

注：P′在 aVF 导联倒置，在 Ⅱ导联双向，P′-R 间期 0.15s，心率 73 次/min，为非阵发性房性心动过速；第 4 个心搏为房性早搏，其 P′-R 间期 0.16s，产生于心房底部

(2) 心房率一般为 70~100 次/min。

(3) QRS 波群形态与窦性 QRS 波群相同。

(4) 双重性心律:

1) 伴有窦律竞争:房性心律与窦性心律交替出现,窦性周期不受干扰,心动过速前后 2 个窦性激动之间的距离为窦性基本周期的整数倍。由于窦性频率与房性频率相近,可常见房性融合波。

2) 不伴有窦律竞争:整幅心电图均为房性心律。

(5) 以心室夺获形式终止一次发作,无代偿间歇。

二、非阵发性交界性心动过速

非阵发性交界性心动过速(nonparoxysmal atrioventricular junctional tachycardia),又称加速的交界性自主心律(accelerated atrioventricular junction spontaneous cardiac rhythm)和加速的交界性逸搏心律(accelerated atrioventricular junction escape rhythm),是由交界区潜在的起搏点自律性增高引起的一种心律失常。多见于病理状态,最常见的病因是急性心肌梗死、心肌炎和洋地黄中毒,偶见于正常人。本型心动过速很少引起血流动力学障碍,一般不需要治疗,主要治疗基础病因。

(一) 心电图特征

(1) 连续出现 3 个或 3 个以上的室上性 QRS 波群。

(2) 心室率多为 70~100 次/min,较窦性 QRS 频率略快,有时也可达 120~130 次/min。

(3) 逆行 P' 波,可位于 QRS 波群之前(P'-R 间期<0.12s)、QRS 波群之后(R-P' 间期<0.20s)或者与 QRS 相重叠而不得见。抑或出现的 P 波与 QRS 波群无关。

(4) 双重性心律:

1) 伴有窦律竞争:心电图上窦性激动的频率和交界性频率相近,频率快者控制心脏,常可见干扰性不完全性房室分离、房性融合波或心室夺获。

2) 不伴有窦律竞争:整幅心电图均为交界性心律。

(5) 房颤患者服用过量洋地黄后可出现非阵发性交界性心动过速,f 波仍然存在,但 R-R 间期规整;有时由于并发起搏点-交界区文氏型传出阻滞,R-R 间期可出现"渐短突长"或"短-长周期",如不仔细分析,可误认为房颤本身引起的 R-R 间期不整,漏掉了非阵发性交界性心动过速的诊断。

(二) 实例分析　见图 12-33~图 12-36。

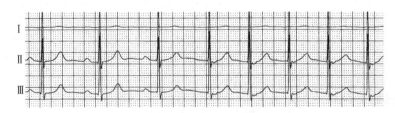

图 12-33　非阵发性交界性心动过速(1)

注: 前 3 次心搏为窦性,频率 58 次/min,窦性心动过缓;P-R 间期 0.24s,一度房室传导阻滞;自第 4 个 QRS 波群起为非阵发性交界性心动过速,频率 88 次/min

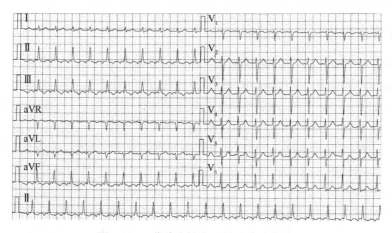

图 12-34　非阵发性交界性心动过速(2)

注：室上性 QRS 波群，节律规则，频率 130 次/min，QRS 波前见逆行 P 波，$P'\text{-}R < 0.12s$；Ⅱ、Ⅲ、aVF 导联 T 波倒置

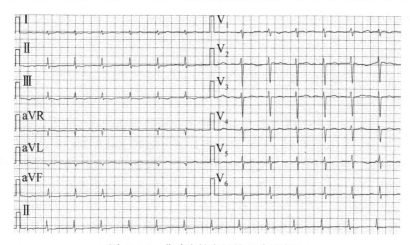

图 12-35　非阵发性交界性心动过速(3)

注：室上性 QRS 波群，节律规则，频率 87 次/min，全部导联中未发现 P 波；以 R 波为主的导联 T 波低平

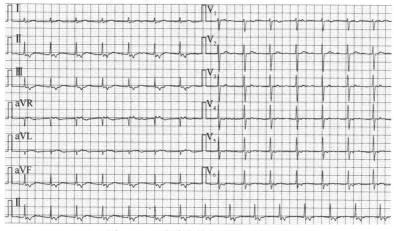

图 12-36　非阵发性交界性心动过速

注：室上性 QRS 波群，节律规则，频率 130 次/min，QRS 波后可见逆行 P 波，$P'\text{-}R < 0.20s$；以 R 波为主的导联 T 波低平

三、非阵发性室性心动过速

非阵发性室性心动过速(nonparoxysmal ventricular tachycardia)，又称加速的室性自主心律(accelerated ventricular spontaneous cardiac rhythm)和加速的室性逸搏心律(accelerated ventricular escape rhythm)，多由室性异位起搏点自律性增高引起，当其接近或超过窦房结的频率时，就可与窦房结竞相控制心脏，形成非阵发性室性心动过速。多见于病理状态，最常见的病因是急性心肌梗死、洋地黄中毒、急性心肌炎等。本型心动过速因其频率较慢，对血流动力学影响较小，故常被称作是"良性"的，治疗主要针对基础病因。但对存在严重基础疾病的某些病例，如急性心肌梗死，"良性"的非阵发性室性心动过速也会演变为致命的室性心动过速。急性心肌梗死合并窦性心动过缓并发本型心动过速时，注射阿托品提高窦房结频率，可终止心动过速的发作。此外，非阵发性室性心动过速还见于急性心梗患者冠状动脉再灌注时，被称为再灌注性心律失常，是急性心肌梗死溶栓后冠脉再通的重要指标。其心电图特征是：

(1) 连续出现 3 个或 3 个以上宽大畸形的室性 QRS-T 波群(图 12-37)。

(2) 心室率多为 60~100 次/min，一般为 70~80 次/min。

(3) 其前无 P 波，有时可见无关的窦性 P 波。

(4) 双重性心律。

1) 伴有窦律竞争：心电图上窦性激动的频率和室性激动的频率相近，频率快者控制心脏，可出现房室分离、心室夺获及室性融合波。窦房结的激动控制心房，室性异位起搏点控制心室，两种节律同时发生，进而形成房室分离；因窦性激动的频率相对较快于室性异位节律，故窦性节律有可能下传夺获心室，产生完全性或不完全性心室夺获。不完全性心室夺获即室性融合波。

2) 不伴有窦律竞争：整幅心电图均为室性心律。

(5) 本型心动过速常以数个室性融合波开始，并以数个室性融合波终止发作。

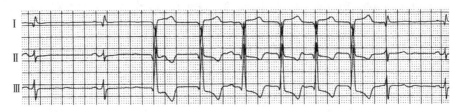

图 12-37　非阵发性室性心动过速

注：前 2 次心搏为窦性，频率 49 次/min，呈窦性心动过缓；自第 3 个 QRS 波起为非阵发性室性心动过速，室率 93 次/min，节律稍不齐；最后 1 次心搏为窦性

第十三章 扑动与颤动

异位搏动连续发生，频率明显超过阵发性心动过速，节律快速而规则者为扑动，节律快速不规则者为颤动。根据异位搏动的频率和起源不同，可分为心房扑动、心房颤动、心室扑动、心室颤动。主要的电生理基础为心肌的兴奋性增高，不应期缩短，同时伴有一定的传导障碍，形成环形激动及多发微折返。

第一节 心 房 扑 动

心房扑动(atrial flutter，AFL)，简称房扑，目前认为系心房内大折返环路激动所致(图13-1)，典型房扑其大折返环路位于三尖瓣环到下腔静脉口之间的峡部区域，又称为峡部依赖性房扑；非典型心房扑动，又称非峡部依赖性心房扑动；此外局灶性异位起搏点自律性增高所致也可能是因素之一。房扑常突然发作、突然终止，大多为短阵发作(持续数秒、数小时、数天)，少数可呈持续性(持续时间超过 2 周，又称慢性心房扑动)。总体而言，心房扑动不如心房颤动稳定，常可转为心房颤动(持续性房扑大多演变为慢性房颤)或窦性心律。此型心律失常很少见于正常人，几乎均见于病理情况，常见于各种类型的器质性心脏病，有无症状取决于基础心脏病和心室率的变化。心室率的快慢与心房扑动的房室传导比例有关，当房室传导为 3∶1 与 4∶1 时，心室率接近正常，对血流动力学影响较小，症状可无或轻，仅有轻微的心悸、胸闷等；当房室传导为 2∶1 甚至达 1∶1 时，心室率可超过 150~300 次/min，可引起明显的血流动力学障碍，加重原有的心脏病变，诱发心力衰竭。

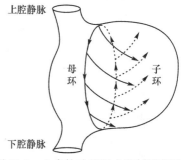

图 13-1　心房扑动的形成机制示意图

(一) 心电图特征

1. 心房激动波

(1) 形态：正常窦性 P 波消失，而被扑动波(F 波)代替。F 波呈大锯齿状或波浪状，波幅大小、形态、间距均一致，其间无等电位线，连续不断，常与 QRS-T波重叠而变形。临床常见为峡部依赖性右房内环形折返呈逆钟向运行，下壁导联(Ⅱ、Ⅲ、aVF 导联)F 波负向波，V_1 导联呈正向波，过渡到 V_6 导联呈负向波。

(2) 节律：基本规则。

(3) 频率：240~350 次/min。

如果 F 波的大小和间距有差异，且频率>350 次/min，称不纯性房扑或称非典型房扑。

2. 心室激动波

(1) 形态：QRS 波群时间、形态一般正常。当房室传导比例呈 1∶1 时，因可因室内差传而呈宽大畸形酷似室速。

(2) 节律：取决于房室传导比例。由于房扑的频率通常超过 250 次/min，由于房室结频率依赖性保护，很难进行 1∶1 传导，常出现不同程度的房室传导阻滞，以 2∶1 房室传导比例最为多见，也可见到 4∶1 传导，或者 2∶1 和 4∶1 传导交替出现。如果房室传导比例固定，则心室律规则；如果房室传导比例不恒定或伴有文氏传导现象，则心室律不规则。

(3) 频率：取决于房室传导比例。如果心室率异常缓慢，房室传导比例达 6~8∶1，为房扑合并高度房室传导阻滞，此时 F-R 间期固定。当发生完全性房室传导阻滞时，心室则为缓慢的逸搏节律控制，此时 F-R 间期不固定。当出现快速房室传导，室率很快时，可误诊为窦性心动过速、房性心动过速或室性心动过速(伴室内差传)，此时可通过按摩颈动脉窦，抑制房室结传导，显示隐藏的 F 波，进行鉴别诊断。

(二) 实例分析

见图 13-2~图 13-14。

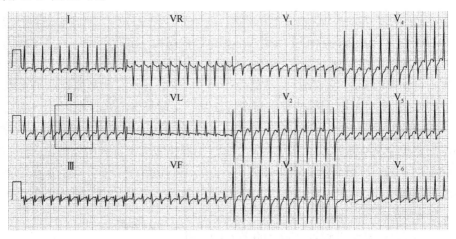

图 13-2　心房扑动(房室传导比例 1∶1)
注：室率 300 次/min，节律整齐，提示基础心律为房扑

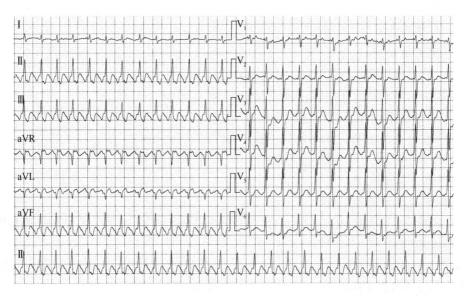

图 13-3　心房扑动(2∶1 房室传导)
注：P 波消失，代之以间距匀齐、形态一致呈锯齿状的扑动波(F 波)，频率 336 次/min，QRS 波呈室上性，房室传导比例为 2∶1

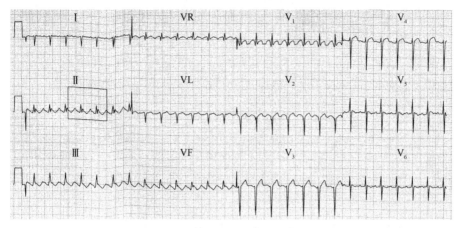

图 13-4　心房扑动(房室传导比例 2 : 1)

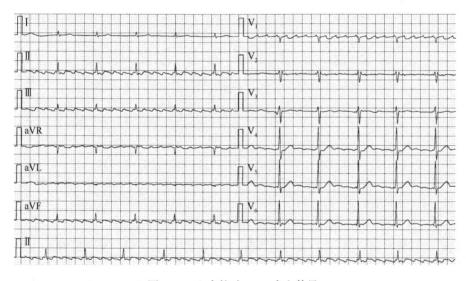

图 13-5　心房扑动(4 : 1 房室传导)

注：P 波消失，代之以间距匀齐、形态一致呈锯齿状的扑动波(F 波)，频率 280 次/min，QRS 波呈室上性，房室传导比例为 4 : 1

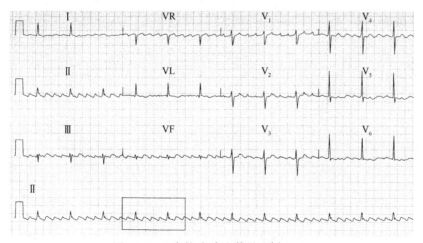

图 13-6　心房扑动(房室传导比例 4 : 1)

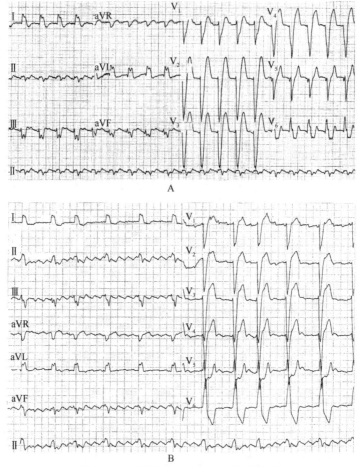

图 13-7　心房扑动(2∶1~4∶1房室传导)

注：男性，53岁，超声提示二尖瓣脱垂、心脏扩大；A图中Ⅱ、Ⅲ、aVF导联F波呈负向，在V_1导联呈正向，房室传导比例
　　2∶1，QRS时间0.16s，属完全性左束支阻滞；B图为同一患者，F波形态相同，房室传导比例为4∶1，个别是3∶1

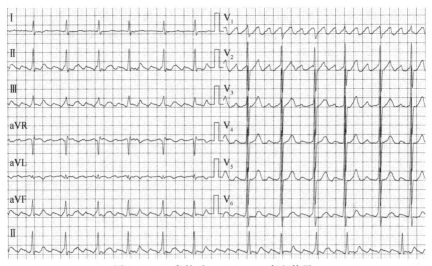

图 13-8　心房扑动(3∶1~5∶1房室传导)

注：P波消失，代之以间距匀齐、形态一致呈锯齿状的扑动波(F波)，QRS波呈室上性，房室传导比例不规则，最长的R-R间
　　期达1.46s；$RV_5 \geqslant 2.5mV$，示左心室肥厚

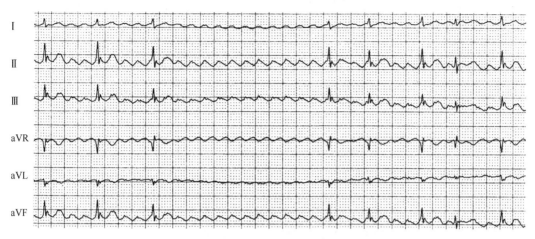

图 13-9　房扑伴心室长间歇

注：P 波消失代之以锯齿状 F 波，F 波间无等电位线，Ⅱ、Ⅲ、aVF 导联 F 波倒置，最大房室传导比例 13∶1

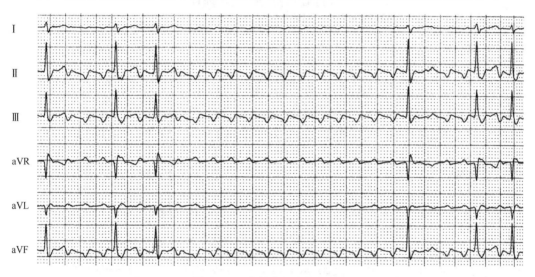

图 13-10　房扑伴心室长间歇

注：P 波消失代之以锯齿状 F 波，Ⅱ、Ⅲ、aVF 导联 F 波倒置，房室传导比例 2∶1~13∶1，R-R 间期 3.20s

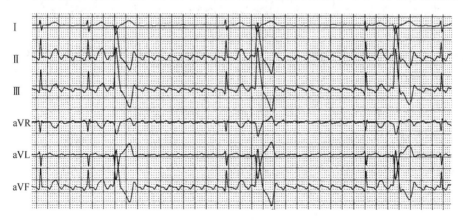

图 13-11　心房扑动

注：P 波消失代之以锯齿状 F 波，房率 300 次/min；Ⅱ、Ⅲ、aVF 导联 F 波倒置；第 3、第 5、第 7 个 QRS 波为室早，呈二联律

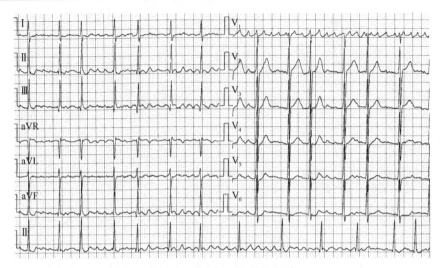

图 13-12 不纯性心房扑动(1)

注：P 波消失，代之大小不等，形态各异的 f 波和 F 波(以 F 波为主)， QRS 波呈室上性，室律绝对不规则

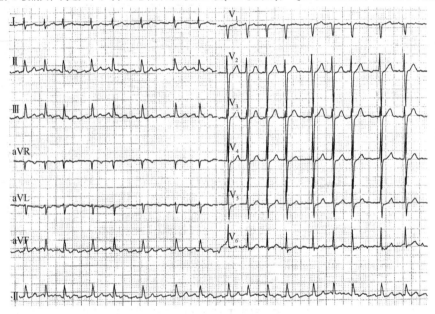

图 13-13 不纯性心房扑动(2)

注：男，45 岁，风心病二尖瓣狭窄合并关闭不全；心电图示 Ⅱ、Ⅲ、aVL、aVF 导联上扑动波形态不规则，但又非典型的房颤形态，频率约 330 次/min，室律不齐

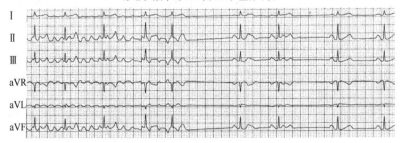

图 13-14 扭转型心房扑动

注：心房扑动的 F 波在 Ⅱ、Ⅲ、aVF 导联中由直立逐渐转为倒置后终止，为扭转型心房扑动；之后转为窦性心律，P 波时限 0.13s，属不完全性心房内传导阻滞；第 3 个 P 波为房性早搏未下传

第二节 心 房 颤 动

心房颤动(atrial fibrillation，AF)，简称房颤，是指心房内产生每分钟达 350~600 次不规则的冲动，心房内各部分肌纤维极不协调地乱颤，从而心房丧失了有效的收缩。发生心房颤动的机制比较复杂，至今仍未完全清楚，多数可能系多个不规则微小折返激动所致，导致不规则多形态的心房波动，心房超速起搏不能终止(图 13-15)。近年的研究发现，自律性增高可能是局灶起源性(起源于肺静脉)心房颤动的发生机制。90%以上的房颤发生在器质性心脏病基础上，多与心房扩大、心肌受损、心力衰竭等有关。约 10%的房颤无病因可寻，称为特发性房颤。房颤发作时整个心房失去协调一致的收缩，心排血量降低，持续 48h 以上左房内便可形成附壁血栓，随时脱落的血栓可引起栓塞并发症。其引发的症状与心室率

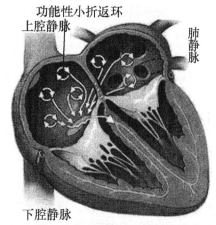

图 13-15 心房颤动的形成机制示意图

的快慢有关，室率不快时，可无症状，室率超过 150 次/min 时，可引起血流动力学障碍，诱发心绞痛、心力衰竭等。

(一) 心房颤动的分类

1. 按持续时间分类

(1) 阵发性房颤：能自动转复为窦性心律，其发作持续时间一般小于 48 小时，也有持续 7 天或以上者(图 13-16、图 13-17)。

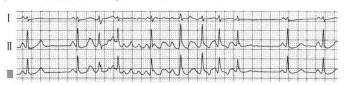

图 13-16 短阵房颤

注：源于 T 波上的房早诱发了房颤，部分下传心室的 QRS 波形态与窦性不同，为室内差异性传导，持续 3s 后自行终止，恢复窦性心律

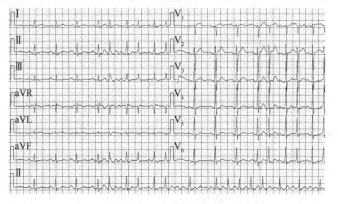

图 13-17 阵发性房颤

注：各导联前半部分为窦性心律；后半部分 P 波消失，代之大小不等，形态各异、节律不齐的纤颤波(f 波)，QRS 波呈室上性，室律绝对不规则，为阵发性房颤

(2) 持续性房颤：不能自动转复为窦性心律，但可经药物或其他方法治疗后恢复窦性心律。

(3) 永久性房颤：无法恢复窦性心律，即使偶尔恢复窦性心律，也会很快转回房颤。

2. 按房颤时的心室率快慢分类

(1) 缓慢型心房颤动：房颤时心室率 < 100 次/min。

(2) 快速型心房颤动：房颤时心室率 ≥ 100 次/min。

(3) 极快型心房颤动：房颤时心室率 ≥ 180 次/min，常见于房颤合并预激综合征患者。

3. 按病因分类

(1) 病理性房颤：见于器质性心脏病导致心房扩大、心房肌纤维化、心房肌代谢增加等。

(2) 孤立性房颤：又称特发性房颤，无明确病因者，但目前认为可能与遗传因素、肺静脉起源等有关。

(二) 心电图特征

1. 心房激动波

(1) 形态：正常窦性 P 波消失，而被颤动波(f 波)代替。f 波大小不等、形状各异，其间无等电位线，连续不断。通常在下壁导联和 V_1 导联最明显。

(2) 节律：间距不规则，毫无规律。

(3) 频率：心房率为 350~600 次/min；

临床资料表明，f 波大小与左房大小无明显相关性，将房颤分为粗房颤(f 波 > 1.0mV)和细房颤(f 波 < 1.0mV = 无临床意义(图 13-18、图 13-19)。

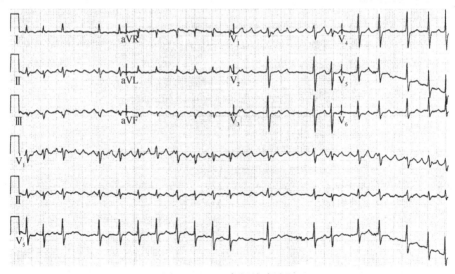

图 13-18　心房颤动(粗颤)

注：P 波消失，代之以间距不同、频率不一、形态各异的颤动波，各导联上颤动波较大，为"粗颤"

2. 心室激动波

(1) 形态：一般正常，但也可由于室内差传而增宽变形：①当心室率过快，部分患者可发生室内差异性传导，QRS 波群增宽变形(图 13-20)；②房颤时 R-R 间期长短不一，紧跟长 R-R 间期之后的短 R-R 间期的心搏常可发生室内差传。这是因为，传导组织不应期的长短与心动周期的长度呈正比，较长的心动周期产生较长的不应期，较短的心动周期产生较短的不应期。房颤时 R-R 间距绝对不等，使得传导系统的不应期长度也随之不同。在一个长 R-R 间期之后出现的短 R-R 间期，此时如有提早出现的心房激动则很容易遭遇前一次激动的不应期而发生室内差异性传导，此所谓长周期短配对，又称为阿斯曼现象(Ashman)。

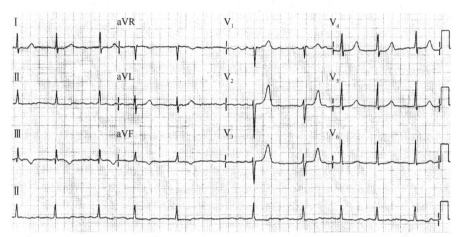

图 13-19　心房颤动(细颤)

注：P 波消失，Ⅱ、Ⅲ、aVF 和 V₁ 导联可见极小的颤动波，室律极不规则，心率约 60 次/min，其他导联几乎呈等电位线，未见明显颤动波，为"细颤"

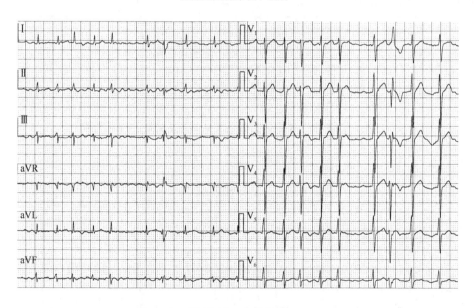

图 13-20　心房颤动

注：P 波消失，代之大小不等，形态各异的纤颤波(f 波)，QRS 波呈室上性，室律绝对不规则；各导联第 7 个 QRS 波呈右束支阻滞图形，发生于长 R-R 间期之后，考虑为室内差异性传导

　　(2) 节律：绝对不齐，是由于房颤隐匿性传导对交界区的影响所致。

　　(3) 频率：由于房室结不应期较长，故房颤未经治疗、房室传导正常者，心室率通常在 100~160 次/min。

(三) 实例分析

见图 13-21~图 13-25。

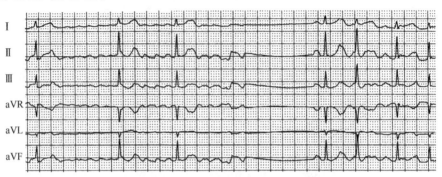

图 13-21　反复发作的阵发性房颤

注：房颤自行终止后，出现 1 次窦性搏动，又再发房颤

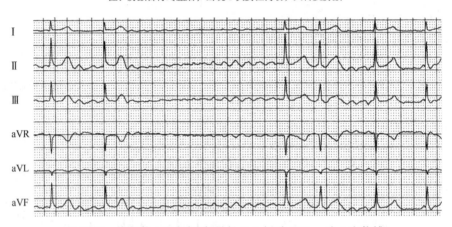

图 13-22　房颤伴心室长间歇(最长 R-R 间歇 2.92s，为心室停搏)

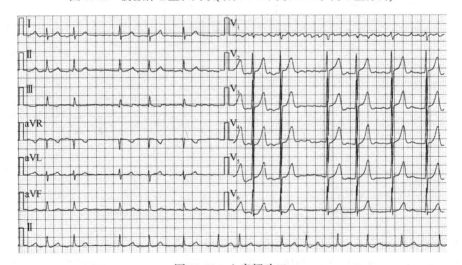

图 13-23　心房颤动(1)

注：P 波消失，代之大小不等，形态各异的纤颤波(f 波)，QRS 波呈室上性，室律绝对不规则.

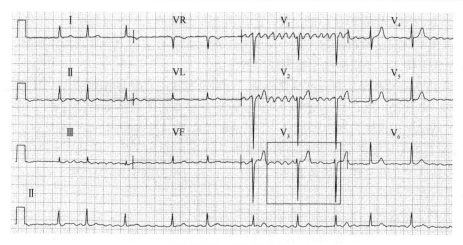

图 13-24 心房颤动(2)

注：V₁导联呈扑动波但未持续，Ⅱ、V₃导联示颤动波

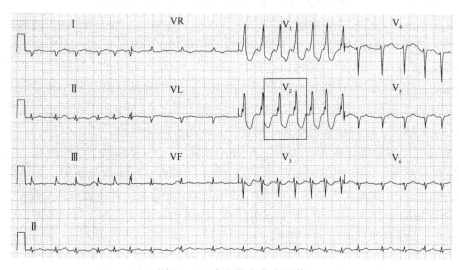

图 13-25 房颤伴右束支阻滞

(四) 房颤合并其他心律失常

1. 合并室性期前收缩 见表 13-1 房颤伴室内差异传导与室性早搏的鉴别

表 13-1 房颤伴室内差异传导与室性早搏的鉴别

	室内差异性传导	室性期前收缩
心室率	多出现于心室率较快时	多出现于心室率较慢时
提前程度	较早，但与其前 QRS 无固定的配对关系	多有固定的配对关系
前一个 R-R 间期	多出现在长 R-R 间期后的短周期	无一定规律
QRS 波群形态	V₁导联绝大多数呈右束支阻滞图形，呈三相波；提前越早 QRS 形态畸形越明显	V₁多数呈单相或二相波；形态一致，与提前程度无关
QRS 波群起始向量	大多数与正常 QRS 波群相同	大多数不相同
用药情况	多发生于未用洋地黄或用量不足	多发生于洋地黄过量

2. 合并非阵发性交界性心动过速　心房激动呈颤动波，R-R 间期规整，心室率 70~130 次/min，QRS 时间、形态正常，见于洋地黄中毒。此时心室在交界性起源点控制之下，心房激动无法下传，由于阻滞和干扰形成房室分离。

3. 合并交界性逸搏及交界性逸搏心律　此种心律失常的诊断困难较大，因为长间歇后出现的第一个激动，既可能是交界性逸搏，也可能是某次心房颤动波经交界区下传，如果出现以下情况提示可能为交界性逸搏：①长 R-R 后的第一个 QRS 波群形态呈室上性，与其他 QRS 波群形态略有差异；②出现多个规律的长 R-R 间期，结束长 R-R 间期的心律很可能是交接性逸搏；③连续出现长 R-R 间期(1.0~1.5s)，R-R 间距相等，QRS 形态呈室上性，多为交界性逸搏心律。

4. 合并室性逸搏　长 R-R 间期后出现宽大畸形的 QRS 波群，逸搏间期一般 > 1.50s，即频率 < 40 次/min。如果连续出现长 R-R 间期，R-R 间距相等，多为室性逸搏心律。

5. 合并一度房室传导阻滞　由于房颤时在交界区产生深度不同的隐匿性传导，并不同程度的影响着下一次激动的下传，故 f-R 间期不固定且无正常高限。因此，心电图对房颤合并一度房室传导阻滞无法做出诊断。

6. 合并二度房室传导阻滞　由于房颤时隐匿性传导，引起长短不一的 R-R 间期，如果出现"过长的" R-R 间期时，可考虑存在心室漏搏：①基础心律是心房颤动，平均心室率 < 50 次/min；②> 1.5s 的长 R-R 间期出现 3 次以上；③交界性逸搏或室性逸搏出现 3 次以上；④出现 R-R 相等的交界性逸搏心律或室性逸搏心律，即心电图出现了相当长时间 f 波不下传心室的情况，这时极有可能为房颤合并二度房室传导阻滞。

7. 合并三度房室传导阻滞　基础心律为心房颤动，心室率缓慢，节律规整，考虑合并三度房室传导阻滞。如果 QRS 波群形态呈室上性，频率在 40~60 次/min 者，为伴交界性逸搏心律；如果 QRS 波群宽大畸形，频率在 20~40 次/min 者，为伴室性逸搏心律。

8. 合并预激综合征　基础心律为心房颤动，QRS 波群宽大畸形，节律不齐，心室率 ≥ 180 次/min，为房颤激动经旁路下传到心室。

第三节　心室扑动和心室颤动

心室扑动(ventricular flutter)与心室颤动(ventricular fibrillation)均是极严重的致死性心律失常，是心脏性猝死的主要原因。心室扑动是介于室性心动过速与室颤之间的一种心律失常，常常是一个短时间的过渡阶段，极少数可终止发作而恢复原来的自身心律，大部分迅速蜕变为室颤。室颤发作时，由于心脏出现多灶性局部兴奋，以致完全失去排血功能，患者很快出现脑缺氧、意识丧失、呼吸停止死亡，室颤持续 4~6 分钟，引起不可逆的大脑损害，8 分钟内若缺乏生命支持治疗措施，复苏和长时间存活几乎不可能。心室扑动与心室颤动的发生机制尚未完全阐明，可能是由于心室异位起搏点的频率增加到一定程度、心室内有多个异位节律点存在、心肌严重受损，造成心室各部分心肌传导速度和复极不均匀、不应期长短不等，当激动传至各部分心肌时，易发生干扰，形成激动折返。此时，如果激动沿着一个相对固定的途径形成折返，则造成心室扑动；若形成多发性的折返，其折返途径不固定，则造成心室颤动。R on T 的室性期前收缩、频率大于 180 次/min 的单形性室速、多形性室速、心肌缺血、心肌坏死、严重心动过缓或中枢交感神经兴奋为常见诱因。

(一) 心室扑动的心电图特征

1. 形态 无法辨认 P 波、QRS 波群、ST 段、T 波，顶端和底端均呈钝圆状，无法区分正向波和负向波，呈连续的大振幅波动(图13-26、图13-27)。扑动波高大反映心功能略好，扑动波波幅降低，预示即将发生室颤。

2. 节律 基本规整。

3. 频率 200~250 次/min。

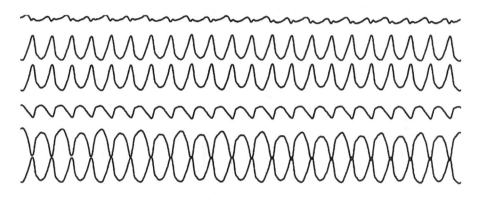

图 13-26 心室扑动

注：QRS 波形态单一，频率 267 次/min(纸速=25mm/min)，无等电位线

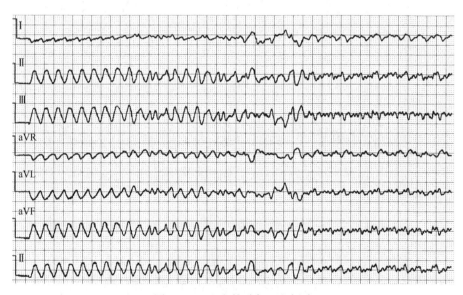

图 13-27 心室扑动与心室颤动

注：前半部分出现连续规则、形态宽大的心室扑动波，后半部分 P-QRS-T 波完全消失，代之大小不等、形态各异、极不规则的心室颤动波

(二) 心室颤动的心电图特征

1. 形态 无法辨认 P 波、QRS 波群、ST 段、T 波，其大小、形态、间距均极不匀齐的连续的颤动波(图 13-28)。颤动波高大(大于 0.5mV)为粗颤，颤动波纤细(小于 0.5mV)为细颤，粗颤比细颤较易除颤，故临床上对细颤患者常采用肾上腺素静脉注射，使其转变为粗

颤，以争取除颤机会，但不一定成功。如果颤动波在某些导联极为纤细而类似心脏停搏，可取与原导联相垂直的导联进行描记，可发现明显的室颤波。

2. 节律 不规则。

3. 频率 200~500 次/min。

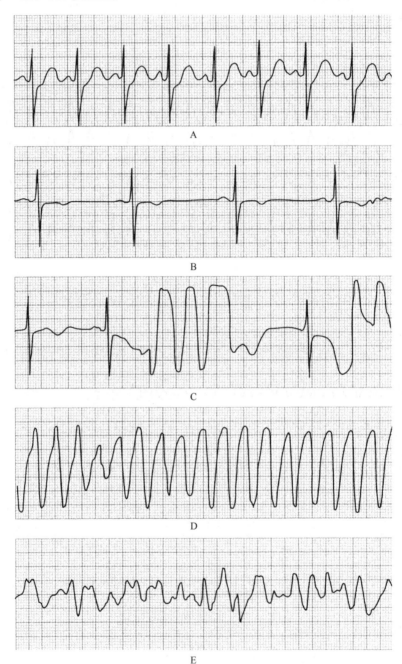

A

B

C

D

E

图 13-28　心室颤动

注：A. 显示为窦性心律；B. 显示为窦性心动过缓；C 和 D. 显示为多形型室速；E. 显示为室颤

第四节　临终前心电图

从致死性心律失常发展到死亡心电图的短暂过渡性心电图，即为临终前心电图。一般包括心室颤动、电-机械分离和心脏停搏，三者可相互转变，其中 90%以上为室颤(已如前述)，以心脏停搏告终。

一、电-机械分离

指心电图上出现比较规则的心电活动，但泵功能完全丧失，即所谓"心脏有电激动但无同步的机械性舒缩运动"，临床上一旦发生电-机械分离者，预后极差，几乎是终末性结局。电-机械分离常表现为起搏点向下移位，即窦房结的起搏功能逐渐被心房所代替，以后又为房室交界区所代替，接着出现室性逸搏心律，最终发生心室停搏，临床表现与室颤无法区分。

心电图特征：出现宽大畸形的 QRS-T 波群；节律相对规整；频率为 20~40 次/min。

心电监护时，如果发现其 QRS 波群逐渐增宽和畸形程度愈加显著(可达 0.20s 以上)，频率逐渐减慢，则提示将发生心脏停搏。

二、心脏停搏

指心脏电活动和泵功能均完全丧失的现象。心电图呈长时间的等电位直线而无任何其他电活动，即为死亡心电图。由于室颤波在某些导联极为纤细不易辨认，酷似心脏停搏，故有学者主张，对心脏停搏患者，即使心电图呈直线状，也可盲目除颤 2~3 次，以免遗漏不典型的心室颤动。

第十四章　心脏病理性传导阻滞

心脏激动起源于窦房结，通过传导系统(房间束、结间束、房室结、希氏束、浦肯野纤维)到达心肌，顺序性激动心房和心室。但由于传导系统的器质性损害、迷走神经张力增高、药物作用等使激动在传导系统的任何部位均可发生传导阻滞(heart block)，按发生的部位分为窦房阻滞、房内阻滞、房室传导阻滞和室内阻滞(左束支阻滞、右束支阻滞、左前分支阻滞、左后分支阻滞)。按阻滞程度可分为一度(指仅有传导时间延长，但激动均能通过阻滞部位)、二度(指部分激动传导发生中断，使激动不能全部通过阻滞部位)和三度(指传导完全中断，所有的激动都不能下传)。其中一、二度传导阻滞又合称为不完全性传导阻滞；三度传导阻滞又称完全性传导阻滞。在二度传导阻滞中，如果连续两个以上的激动被阻滞，则称为高度传导阻滞；如果只有个别激动通过阻滞部位，几乎完全性传导阻滞；此两者主要表现在房室传导阻滞中。此外，按传导阻滞持续时间，可分为永久性、暂时性、交替性及渐进性。

第一节　窦房传导阻滞

窦房结发出的冲动经窦房结—心房交界区时发生传出阻滞，激动无法传至心房使其除极，称为窦房传导阻滞(sinoatrial block)。理论上可分为一度、二度、三度。

一、一度窦房传导阻滞

窦房结发出的激动能传至心房，心房正常除极，但传导时间延长，由于常规体表心电图不能直接描记出窦房结电位，故心电图无法诊断一度窦房阻滞，其心电图表现如正常窦性搏动。

二、二度窦房传导阻滞

分为二度Ⅰ型窦房传导阻滞(文氏型)和二度Ⅱ型窦房传导阻滞，又分别称为莫氏Ⅰ型窦房传导阻滞(Morbiz type Ⅰ sinoatrial block)和莫氏Ⅱ型窦房传导阻滞(Morbiz type Ⅱ sinoatrial block)。

(一) 二度Ⅰ型窦房传导阻滞

窦房结的激动通过窦房结—心房交界区时传导时间逐搏延长，但递增量逐搏减少，最后激动传出受阻，出现心房和心室漏搏(P-QRS-T 均脱漏)。窦房传导时间在体表心电图无法表达，但根据 P-P 间期逐搏缩短，可推测出窦房传导时间递增量逐搏减少,其理如同根据 R-R 间期逐搏缩短，推测房室传导时间递增量逐搏减少一样。基本特点为：P-P 间期渐短突长(P-P 间期逐搏缩短，直到出现长间歇)，能下传的 P 波其 P-R 间期恒定不变。

【链接】

文氏现象(Wenckebach phenomenon)

　　文氏现象又称文氏周期，是二度传导阻滞的一种表现，可发生于传导系统任何部位。文氏现象具有以下特点：每一个周期开始的心搏传导正常，随后逐搏传导延迟，最后发生传导中断；之后，阻滞部位的兴奋性有一定的改善，重新恢复传导能力，又开始新的周期，如此周而复始，称为一个文氏周期。文氏现象最多见于房室传导阻滞，其次为窦房传导阻滞和异位起搏点传出阻滞，也可见于心室或交界区的激动逆传至心房的过程中，称为交界区逆向文氏现象。

　　发生机制：文氏现象的发生与递减性传导有关，可能由于激动出现过早，或由于心肌细胞相对不应期延长，激动抵达传导系统时正处于动作电位 3 位相的后半段，此时膜电位负值较低，产生的动作电位 0 位相上升速度慢，振幅较低，传导减慢。在传导过程中，由于激动出现的时间越来越早，动作电位 0 位相上升速度逐搏减慢，振幅逐搏减低，最后激动落入动作电位 3 位相的前半段(有效不应期)，传导中断。之后新的周期开始，激动落入动作电位 4 位相或 3 位相的后半段，传导正常或基本正常。

1. 心电图特征

(1) 窦性 P 波。

(2) P-P 间期逐渐缩短，最后 P-QRS-T 均脱漏，出现一个长的 P-P 间期(渐短突长)。

(3) 最长 P-P 间期短于 2 个最短的 P-P 间期之和。

(4) 最长 P-P 间期短于 2 倍最短的 P-P 间期。

(5) 最长 P-P 间期的前一个 P-P 间期短于其后的第一个 P-P 间期。

(6) 最长 P-P 间期后的第一个 P-P 间期均大体相等。

(7) 窦房传导比例常为 3：2、4：3、5：4，可固定，也可不固定(图 14-1)。

2. 鉴别诊断　需与窦性心律不齐鉴别，后者的 P-P 间期逐渐延长，而后逐渐缩短，不出现渐短突长的改变。

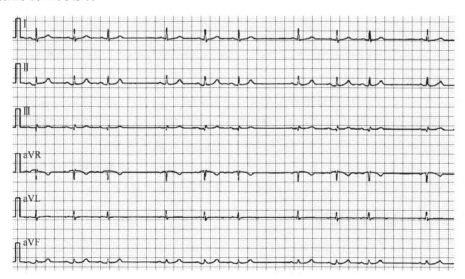

图 14-1　二度 I 型窦房传导阻滞

注：窦性心律；第 1、第 2 个 P-P 间期依次缩短，第 3 个 P 波后突现长的 P-P 间期，此长 P-P 间期与最短的 P-P 间期之间无倍数关系，之后周而复始呈文氏现象

(二) 二度Ⅱ型窦房传导阻滞

1. 心电图特征

(1) 窦性 P 波。

(2) 在规律的窦性 P-P 间期中突然出现一个长 P-P 间期，这一长间期等于正常窦性 P-P 间期的倍数。窦房传导比例可为 3∶2、4∶3、5∶4 不等。长间期内脱漏窦性 P-QRS-T，但间期内可出现逸搏(图 14-2、图 14-3)。

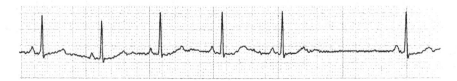

图 14-2 二度Ⅱ型窦房传导阻滞(长 PP 间期是短 PP 间期的 2 倍)

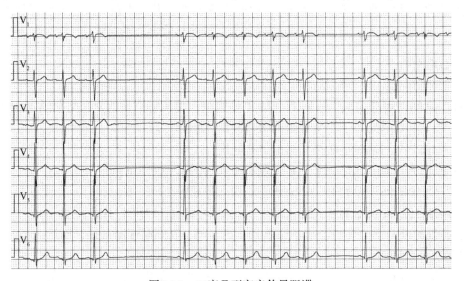

图 14-3 二度Ⅱ型窦房传导阻滞

注：窦性心律；第 3 个 P 波后突现长的 P-P 间期，此长 P-P 间期是正常窦性 P-P 间期的 3 倍，之后恢复为正常窦性心律，第 8 个 P 波后再现长的 P-P 间期，此长 P-P 间期是正常窦性 P-P 间期的 2 倍，之后再次恢复为正常窦性心律

2. 鉴别诊断

(1) 持续的 2∶1 窦房传导阻滞酷似窦性心动过缓，但其 P 波的频率一般小于 30~40 次/min，而窦性心动过缓的 P 波频率一般为 40~60 次/min。运动或注射阿托品可使窦性心动过缓的心率逐渐增加，而 2∶1 窦房传导阻滞的心率突然成倍增加。

(2) 3∶2 窦房传导阻滞形成二联律，酷似房性期前收缩二联律，但窦房传导阻滞时均为窦性 P 波，而房性期前收缩二联律的第二个 P 波为异位 P 波。

三、三度窦房传导阻滞

三度窦房阻滞又称完全性窦房传导阻滞，窦房结发出的激动均不能下传至心房，故其心电图特征为窦性的 P-QRS-T 均消失，但此时必须由心房、房室交界区或心室发出逸搏，以相应的逸搏心律维持心脏激动。临床需要与以下心律失常鉴别：

1. 窦性停搏 两者极难鉴别。但窦性停搏由于窦房结与心房往往同时受累，所以从不出现房性逸搏，但可出现交界性或室性逸搏。

2. 窦室传导　高钾血症时，由于心房肌受到抑制而不产生 P 波，也无房性逸搏产生，但窦房结的激动仍可通过传导系统下传到心室而产生 QRS 波群。

第二节　房 内 阻 滞

正常窦性激动沿着三条结间束下传至房室结，同时又较快地沿着房间束传向左房。当结间束及(或)房间束发生传导障碍时称为房内传导阻滞(intra-atrial block)或结间束传导阻滞。连接右房与左房主要为上房间束(系前结间束的房间支，又称 Bachmann 束)和下房间束。根据阻滞发生部位分为：左房内传导阻滞和右房内传导阻滞，以前者多见。按阻滞持续时间分为：固定性房内阻滞和间歇性房内阻滞，以前者多见。按阻滞程度分为：完全性房内阻滞和不完全性房内阻滞。间歇性房内阻滞属不完全性房内阻滞。房内阻滞一般不产生心律不齐，以不完全性房内阻滞多见，主要是上房间束传导障碍。

发生机制：窦性激动自三条结间束下传时产生 3 个方向的瞬间向量，这些瞬间向量的综合向量便形成窦性 P 波。其中任何一条或多条病损出现传导延缓或阻滞引起 P 环综合向量变化，便可出现 P 波异常。三条结间束在离开窦房结时是离心性的，最后又是向心性止于房室结。

结间束由心肌细胞和浦肯野纤维聚集所组成，具有传导及产生兴奋的特点。其传导速度远较心房肌快，通常窦房结发出的冲动最先沿前、中结间束传到房室结，而后结间束需绕行较长路线才到达房室结。此时房室结已处于不应期，因此在一般情况下，房室结主要由前、中结间束传来的激动所控制，而后结间束较少参与前向传导，但它在逆向传导中起着重要作用。同时在前中后三条结间束之间存在着丰富而复杂的连接与交叉吻合，故仅当心房肌有广泛病变时才能出现传导阻滞。

一、不完全性固定性左房阻滞(Bachmann 束阻滞)

1. 心电图特征

(1) 窦性 P 波，形态固定不变，时限增宽≥0.12s，出现双峰，切迹间距≥0.04s(图 14-4)。

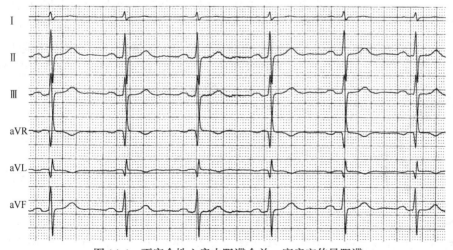

图 14-4　不完全性心房内阻滞合并一度房室传导阻滞

注：窦性心动过缓，心率 58 次/min；P 波时限 0.15s，不全性心房内传导阻滞；P-R 间期 0.24s，一度房室传导阻滞

(2) P 波电压不增高。

2. 鉴别诊断　与"左心房肥大、左心房负荷过重"鉴别，后者常有引起左房肥大、左房负荷过重的病因，X 线、超声心动图检查均可能有左心房肥大、左房负荷过重的依据；而房内阻滞者多见于冠心病、高血压性心脏病。

二、不完全性固定性右房阻滞

右心房内结间束因缺血、变性或纤维化而传导延缓时，右心房除极延长，自上而下的除极向量增大，且与后继的左心房除极向量重叠，致使左右心房除极趋于同向同步，使 P 波增高，与右心房增大的肺型 P 波难以鉴别。

1. 心电图特征

(1) 窦性 P 波，形态固定不变，Ⅱ、Ⅲ、avF 导联 P 波高尖，振幅≥0.25mV。

(2) P 波时限正常。

2. 鉴别诊断　需与"右心房肥大"鉴别，后者有引起右房肥大病因，X 线、超声心动图检查均可能有右心房肥大的依据。

三、不完全性间歇性房内阻滞

指房内传导束间歇性或暂时性传导延缓或阻滞。其心电图特征如下：

(1) 窦性心律，节律匀齐。

(2) P-P 间期与 R-R 间期恒定。

(3) P 波形态、时限有动态变化。

(4) P 波改变的同时，P-R 间期不变。

四、完全性房内传导阻滞

完全性房内传导阻滞少见，其产生原因是局部心房肌周围形成传入传出双向性完全性传导阻滞圈，此时心房同时受两个节律点控制，主导节律(通常为窦性)激动一侧或一部分心房肌产生规整的窦性 P 波，并能下传激动心室产生 QRS-T 波群；而另一节律点局限于阻滞圈内，由于其存在传入阻滞，使窦性激动或其他房性激动不能侵入该圈，同时由于存在传出阻滞，圈内的房性起搏点只能以自身固有的频率和节律发出冲动，引起圈内局限性心房除极，而不能下传激动心室(图 14-5)。最终两部分心房肌保持各自的起搏节律独立存在而不相互影响，引起心房分离。其心电图特征如下：

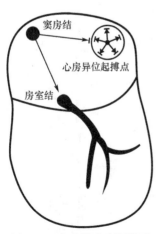

图 14-5　完全性房内阻滞示意图

(1) 同一导联可见到两种形态不同的 P 波，其中一种为窦性 P 波，另一种异位 P 波、或房颤波或房扑波，各自成节律。

(2) 基本节律多为窦性，并能下传心室产生 QRS 波。

(3) 基本的窦性心房节律与异位心房节律无关，两者之间无节律重整，各自以固有频率和节律形成独立的心房节律。窦性 P 波后继以窦性 QRS 波，而异位心房节律则无后继的 QRS 波。

第三节　房室传导阻滞

房室传导阻滞(atrioventricular block，AVB)　简称房室阻滞，指心电激动从心房传至心室的过程中，因房室传导系统某部位的不应期异常延长，出现传导延缓、部分传导中断，甚至全部传导中断的现象。通过分析 P 与 QRS 波的关系可以了解房室传导情况。房室阻滞是心脏传导阻滞中最常见的一种。根据阻滞的严重程度，房室阻滞分为一度、二度及三度。房室阻滞的部位可发生在心房内、房室结和希氏束，若双侧束支或三分支(右束支及左束支的前、后分支)同时出现传导阻滞，也归于房室传导阻滞。根据临床实用的需要，通常把发生在希氏束以上部位的阻滞称为高位房室阻滞；希氏束及以下部位的阻滞称为低位房室阻滞，因两者的病变发展、治疗原则和预后均不相同。一般阻滞部位愈低，潜在节律点的稳定性愈差，危险性也就愈大。准确地判断房室传导阻滞发生的部位需要借助于希氏束(His bundle)电图。房室传导阻滞多数是由器质性心脏病所致，少数可见于迷走神经张力增高的正常人。

一、一度房室传导阻滞

一度房室传导阻滞仅是指在窦性 P 波时出现的 P-R 间期延长，并不包括异位室上性节律引起的 P-R 间期延长。体表心电图上 P-R 间期代表房室传导时间，实际上是反映了心房激动开始至心室激动开始的时间，其中还包括了房内传导时间。一度房室传导阻滞可发生在心房到心室的各个水平，但多因交界区的相对不应期延长，引起房室传导时间延长，其每次的室上性激动均能下传心室。体表心电图一般难以区别阻滞的部位，P 波增宽且伴切迹可提示房内阻滞的存在，但 QRS 波群的宽窄并不能提示其传导的延迟部位。30%~40%的房内或房室结内传导延迟同样可伴有宽大的 QRS 波群，一般预后良好，且比较稳定，很少发展为高度房室传导阻滞。75%~90%希氏束及束支的传导延迟呈增宽的左束支阻滞形态，常可发展为高度或三度房室传导阻滞。

(一) 心电图特征

(1) 每个 P 波后均跟一个 QRS 波群，房室传导比例为 1:1。

(2) 在正常心率范围内，14 岁以下儿童 P-R 间期大于 0.18s，成人 P-R 间期大于 0.20s，老年人 P-R 间期大于 0.22s，P-R 间期固定。一度房室阻滞的 P-R 间期延长程度有轻有重(大多在 0.21~0.35s，偶有长达 1.0s 者)，但每次室上性激动均能下传心室，不出现传导中断。

(3) 有时可出现 P-R 间期逐渐延长或长短不一或长短交替，但 P 波均能下传心室，提示房室结双径路或旁路传导。

(4) 前后 2 次心电图比较，心率在没有明显改变的情况下 P-R 间期延长超过 0.04s。

(5) 心率过快或 P-R 间期重度延长者，P 波可与其前的 T 波重叠而不易辨认，按摩颈动脉窦可使 P 波与 T 波分开。

(6) 间期特点：一般情况下 P-P 间期、P-R 间期和 R-R 间期均恒定。

(二) 实例分析

见图 14-6~图 14-9。

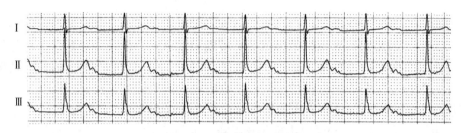

图 14-6　一度房室传导阻滞

注：窦性心律，心率 79 次/min；　P-R 间期 0.44s

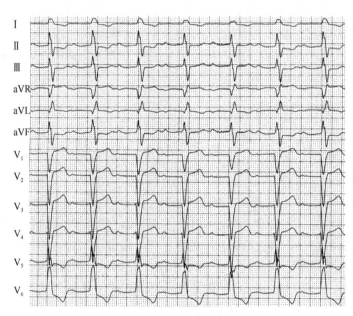

图 14-7　一度房室传导阻滞(1)

注：窦性心律，心率 65 次/min；P-R 间期 0.34s，为一度房室传导阻滞；完全性左束支传导阻滞

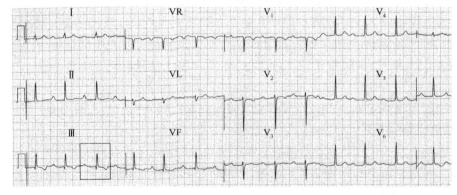

图 14-8　一度房室传导阻滞(2)

注：窦性心律；PR 间期 0.38s；Ⅲ、VF 导联 T 波倒置提示心肌缺血

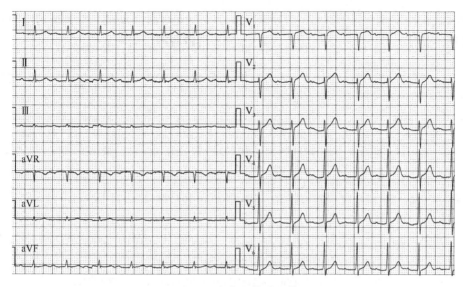

图 14-9　一度房室传导阻滞(3)

注：窦性心律；P-R 间期 0.28s，QRS 波呈室上性

二、二度房室传导阻滞

二度房室传导阻滞是指激动自心房传至心室的过程中，出现部分激动传导中断，出现心室漏搏，心电图上在一些 P 波后无相关的 QRS 波群。由于交界区的绝对不应期延长(未占据整个心动周期)，致使落在交界区生理性的绝对不应期之外(T 波波峰之后)的室上性激动无法下传心室，心电图上出现心室漏搏。通常以 P 波数与 QRS 波数的比例来表示房室阻滞的程度，如 4∶3 传导表示 4 个 P 波中有 3 个 P 波下传心室，而只有 1 个 P 波不能下传。根据心电图不同表现，二度房室传导阻滞可分为：二度Ⅰ型房室传导阻滞、二度Ⅱ型房室传导阻滞、2∶1 房室传导阻滞、高度房室传导阻滞、几乎完全性房室传导阻滞。

(一) 二度Ⅰ型房室传导阻滞

二度Ⅰ型房室传导阻滞又称文氏型、莫氏Ⅰ型(MorbizⅠ型)房室传导阻滞，多为功能性或病变位于房室结，少数位于希氏束近端，很少演变为三度房室传导阻滞，预后相对较好。由于阻滞部位的绝对不应期和相对不应期均延长(但绝对不应期延长较轻)，下传的激动落于相对不应期，即发生传导速度减慢，致 P-R 间期延长，所以随着 P-R 间期逐搏延长，其R-P 间期和 R-R 间期会逐搏缩短，心房激动逐渐落入房室结相对不应期的更早期(动作电位3 位相的更早期)，进而使 P-R 间期进一步延长，最后 P 波落入阻滞部位的有效不应期内而发生传导中断出现 QRS 波群脱漏，此后新的周期开始(图 14-10)。也就是说，房室交界区是最容易发生递减传导的部位，当交界区的传导功能减低时，此现象即可出现，每次搏动后交界区都不能完全恢复。当文氏周期中第 1 个心房激动下传时，交界区传导正常或延长；第 2 个心房激动到达交界区时，落于第 1 次激动的相对不应期，使 P-R 间期比第 1 个 P-R间期要延长些；此时交界区不应期延长，第 3 个心房激动到达交界区时，便落于第 2 个激动相对不应期的更早阶段，使第 3 个 P-R 间期更加延长。最后心房激动终于落于交界区的绝对不应期中，而不能下传心室，发生一次漏搏。在漏搏的长间歇中，交界区的传导功能又有所恢复，这样周而复始。但在临床上，多数表现为非典型、变异型或其他不典型的文氏现象。文氏周期越长，不典型的比例越大。但是无论哪种类型的二度Ⅰ型房室阻滞，都具备其基本特征：P-R间期逐渐延长，直至QRS波群脱漏，周而复始。

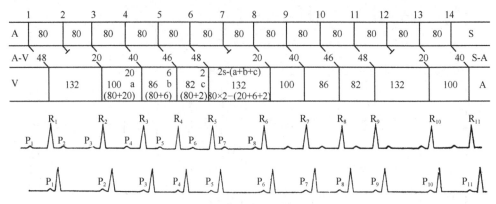

图14-10　文氏现象梯形示意图

A. 心房；A-V.房室传导时间；V. 心室；S. 窦房结；S-A. 窦房传导时间；数字单位为百分秒(0.01s)

注：PP间期恒定不变为80；PR间期为20，40，46，48，呈进行性延长；PR间期的每搏递增量为20，6，2，呈进行性减少；因RR间期＝PP间期+PR间期的递增量，故RR间期进行性缩短；第一幅心电图示二度Ⅰ型房室传导阻滞，房室传导比例5:4；第二幅心电图示二度Ⅰ型窦房传导阻滞，窦房传导比例5:4

下面以两个等式说明文氏现象

等式一：P-P间期＝P-R间期+R-P间期。由于P-P间期恒定不变(代表窦律恒定)，故在同一个P-P周期内，P-R间期延长则导致R-P间期缩短(后续的P波会相对早地落入房室结的不应期)，而R-P间期的缩短会导致下一次P-R间期更加延长，如此循环，最后P波落入阻滞部位的有效不应期内而发生传导中断。

等式二：R-R间期＝P-P间期+P-R间期的递增量。当P-R间期的递增量＝0时，R-R间期＝P-P间期，即不存在文氏现象时，室率＝房率。当发生文氏现象时，由于P-P间期恒定不变，而P-R间期的递增量却逐渐减少，故R-R间期逐渐缩短。

1. 具有典型文氏现象的二度Ⅰ型房室传导阻滞心电图特征

(1) 心房激动：一般符合窦性心律的特点。

(2) 心室激动

1) QRS波群形态、时间多呈正常，符合室上性(窦性)特点。

2) R-R间期渐短突长(是由于随着P-R间期逐渐延长，P-R间期递增量逐渐减少所致)，包含未下传P波的R-R间期短于其前R-R间期(最短的R-R间期)的2倍。

(3) 房室传导

1) P-R间期逐渐延长，直至P波后脱漏一个QRS波群，脱漏后第一个P-R间期可能延长或正常，周而复始。

2) 在一个文氏周期内，第一个P-R间期总是短于最后一个P-R间期。

3) 房室传导比例为3：2~8：7不等。

(4) 间期特点：P-P间期恒定、P-R间期逐渐延长直至脱漏QRS波和R-R间期渐短突长。

2. 实例分析：

见图14-11~图14-16。

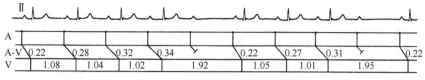

图 14-11　二度Ⅰ型房室传导阻滞(1)

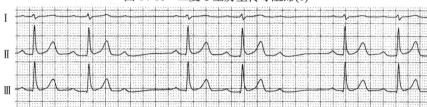

图 14-12　二度Ⅰ型房室传导阻滞(2)

注：窦性心律，心率 70 次/min；P-R 间期 0.20~0.25s，房室传导比例 3∶2

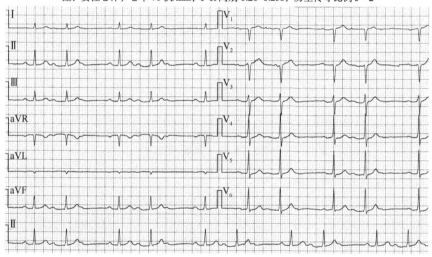

图 14-13　二度Ⅰ型房室传导阻滞(3∶2 房室传导)

注：窦性 P 波规律出现，P-P 间期恒定，频率 93 次/min；以 3 个 P 波为一个文氏周期，在每个周期中 P-R 间期逐渐延长，直至第 3 个 P 波后脱漏 QRS 波，之后 P-R 间期恢复为最短，重复以上周期；最长的 R-R 间期，短于任意 2 个最短的 R-R 间期之和

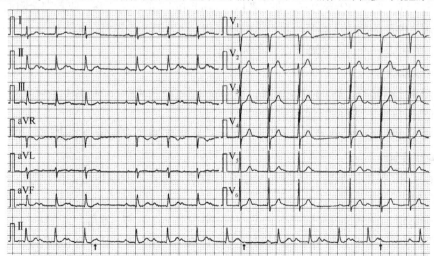

图 14-14　二度Ⅰ型房室传导阻滞(3)

注：窦性 P 波规律出现，P-P 间期恒定；在每个周期中 P-R 间期逐渐延长，直至第 5 个 P 波(箭头所示)后脱漏 QRS 波，之后 P-R 间期恢复为最短，重复以上周期；最长的 R-R 间期，短于任意 2 个最短的 R-R 间期之和

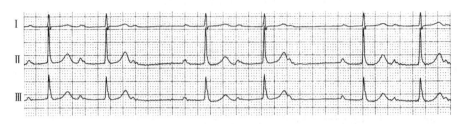

图 14-15　二度 I 型房室传导阻滞合并一度房室传导阻滞

注：窦性 P 波规律发生，频率 74 次/min；最短 P-R 间期 0.34s，一度房室传导阻滞；第 3、第 6 个 P 波后脱漏 QRS 波，房室传

导比例 3：2，二度 I 型房室传导阻滞

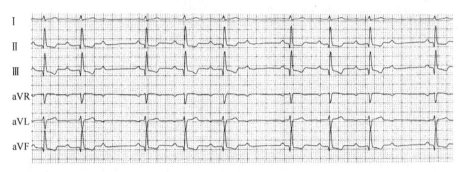

图 14-16　二度 I 型房室传导阻滞合并陈旧性心肌梗死

注：窦性心律，频率 72 次/min；P-R 间期 0.19~0.28s，房室传导比例 4：3；II、III、aVF 导联坏死性 q 波，ST 段下斜型下移，

T 波倒置，为陈旧性下壁心肌梗死

(二) 二度 II 型房室传导阻滞

二度 II 型房室传导阻滞又称为莫氏 II 型(Morbiz II 型)房室阻滞，多属器质性损害，临床最常见于急性前壁心肌梗死、心肌病、洋地黄中毒和原发性传导系统退行性改变。病变大多位于希氏束远端或双侧束支水平，易发展为完全性房室传导阻滞，预后较差。由于阻滞部位的有效不应期显著延长，相对不应期极短，甚至无相对不应期。下传的激动即使落在相对不应期，也无深浅的不同，传导速度相等；落在有效不应期则传导中断；落在应激期则正常传导。因而其对激动呈现"全"或"无"的传导方式，即或者以一定的时间全部下传心室，或者完全阻滞，其在心电图上表现为 P-R 间期固定不变，而传导中断突然发生。其心电图特征如下：

1. 心房激动　一般符合窦性心律的特点。

2. 心室激动

(1) QRS 波群形态、时间多呈正常，符合室上性(窦性)特点；但也可呈束支传导阻滞图形，说明病变位于希-浦系统远端。

(2) QRS 波群脱漏突然发生，脱漏所致的长 R-R 间期等于短 R-R 间期的 2 倍。

3. 房室传导

(1) 在 QRS 波群脱漏前，能够下传心室的激动，其 P-R 间期恒定不变，时限多数正常，少数轻度延长。

(2) 房室传导比例为 3：1、2：1、3：2，很少为 6：5、7：6 等。

4. 间期特点　P-P 间期和 P-R 间期恒定，长 R-R 间期=2×短 R-R 间期(图 14-17)。

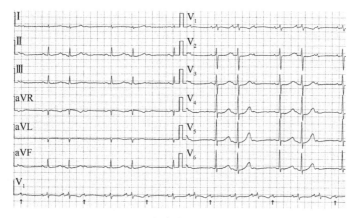

图 14-17　二度Ⅱ型房室传导阻滞

注：窦性 P 波规律出现，P-P 间期恒定，房率 98 次/min，P-R 间期恒定，可见部分 P 波(箭头所示)后脱漏 QRS 波

(三) 2∶1 房室传导阻滞

2∶1 房室传导阻滞是二度房室传导阻滞中一种特殊类型，指每 2 次心房激动中有 1 次不能下传心室，房室传导比例为 2∶1(图 14-18、图 14-19)。Ⅰ型和Ⅱ型的二度房室传导阻滞均可发生 2∶1 房室传导阻滞，但其临床意义在于根据Ⅰ型和Ⅱ型判断病损部位(参见前面各章节，通常Ⅰ型的阻滞发生在房室结，Ⅱ型的阻滞发生在希氏束远端或双侧束支水平)与根据房率判断病损程度(在较慢的房率下发生的 2∶1 房室传导阻滞，其病损程度会明显重于较快房率下发生的 2∶1 房室传导阻滞)。两者的鉴别方法是：

(1) 如果 P-R 间期延长、下传的 QRS 波群形态正常，则可能是发生于房室结的二度Ⅰ型房室传导阻滞；如果 P-R 间期正常、下传的 QRS 波群呈左右束支阻滞图形，则可能是发生于低位阻滞的二度Ⅱ型房室传导阻滞。

(2) 2∶1 房室传导阻滞与文氏型房室传导阻滞交替出现或先后出现，则此 2∶1 房室传导阻滞多为二度Ⅰ型房室传导阻滞所致。

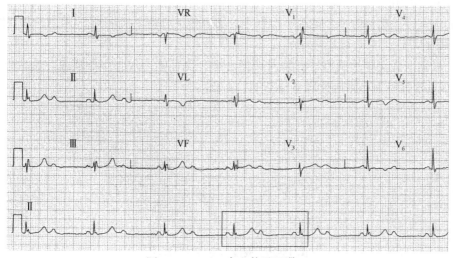

图 14-18　2∶1 房室传导阻滞(1)

注：房室传导比例 2∶1，Ⅰ、VL、V6 导联 T 波倒置，提示心肌缺血

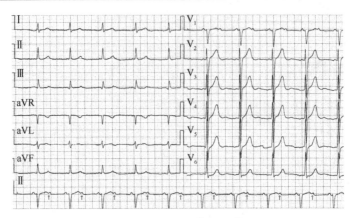

图 14-19　2:1 房室传导阻滞(2)

注：窦性 P 波规律出现，P-P 间期恒定，频率 126 次/min；QRS 波呈室上性，节律规则，频率 63 次/min；存在的 P-R 间期固定为 0.16s，为二度房室传导阻滞，房室传导比例 2:1

(3) 按摩颈动脉窦，可降低窦性频率(房率减少)，抑制房室结传导(房室传导时间延长)，从而下传心室的激动减少。此时如果 2:1 房室传导阻滞出现传导阻滞加重，房率减慢，P-R 间期延长，则此型为文氏型房室传导阻滞。如果出现传导改善，则为二度Ⅱ型。

(4) 活动或使用阿托品使房室传导比例发生变化，如果 2:1 变成 3:2 或 4:3 时，第 2 个心搏的 P-R 间期延长者，为二度Ⅰ型，P-R 间期固定不变或发展为高度房室传导阻滞者为二度Ⅱ型。

(四) 高度房室传导阻滞

指在恰当的心房率(一般≤135 次/min)时，有 2 次或 2 次以上的连续的房性激动不能下传心室(心电图上连续出现 2 次或 2 次以上的 QRS 波群脱漏)，且这种传导中断必须是由阻滞所引起，而非干扰所致，才称高度房室传导阻滞。阻滞部位多位于希氏束内或希氏束远端，反映病变严重，很可能演变为完全性房室传导阻滞。

1. 心电图特征

(1) 房室传导比例为 3:1 或 3:1 以上，能下传的心搏 P-R 间期 > 0.12s，并且恒定(图 14-20、图 14-21)。

(2) 可能出现交界性或室性逸搏及逸搏心律，也可能出现心室夺获或室性融合波，此时心电图上常表现为不完全性房室分离(图 14-22)。

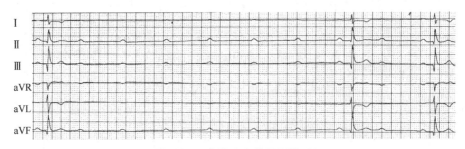

图 14-20　高度房室传导阻滞(1)

注：窦性心律；一度房室传导阻滞，P-R 间期 0.22-0.29s；连续 6 个 P 波未下传心室，高度房室传导阻滞；心室停搏 6.48s；Ⅱ、Ⅲ、aVF 导联坏死性 q 波，陈旧性下壁心肌梗死

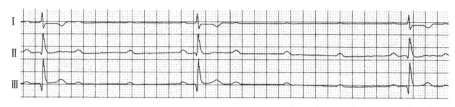

图 14-21　高度房室传导阻滞(2)

注：窦性心律，房率 70 次/min；P-R 间期 0.26s，为一度房室传导阻滞；连续 2~3 个 P 波未下传心室，高度房室传导阻滞

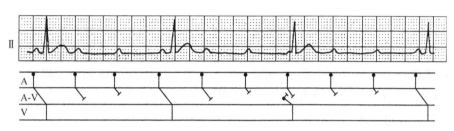

图 14-22　高度房室传导阻滞，交界性逸搏

(3) 包含 QRS 波群的 P-P 间期短于不包含 QRS 波群的 P-P 间期，致使 P-P 间期不等，称为时相性窦性心律不齐，实际上属于钩拢现象。

2. 诊断高度房室阻滞时需注意的事项

(1) 房扑时，房率高达 300 次/min，室率为 75 次/min，房室传导比例为 4∶1，表明有连续 3 个房性激动未能下传心室，此为生理性干扰所致，而非高度房室传导阻滞，所以只有在房率≤135 次/min 时才可能是高度房室传导阻滞。

(2) 交界性或室性异位心律的频率较快时，亦可导致房性激动遭遇交界性或室性起搏点发放的逸搏激动的干扰而不能下传，这种房室干扰极易误诊为高度房室传导阻滞。只有当低位起搏点功能低下，长间歇中无逸搏或逸搏频率较慢(一般指交界性或室性逸搏心律＜45 次/min)时，并且有合适下传的条件而房性激动连续未能下传者，才能认为是高度房室传导阻滞。

(五) 几乎完全性房室传导阻滞

在房室传导中，只有极个别的心房激动下传心室，是更为严重的高度房室传导阻滞，也是二度房室传导阻滞中最严重的一种类型，易发展为完全性房室传导阻滞。

心电图特征：①心房激动，P 波规律出现，绝大多数 P 波不能下传心室，仅偶有个别 P 波夺获心室；②心室激动，基本由交界性或室性自主心律控制。

三、三度房室传导阻滞

三度房室传导阻滞又称完全性房室传导阻滞，指来自房室交界区以上的激动完全不能通过阻滞部位下传心室。心房与心室分别由两个不同的起搏点激动，各保持自身的节律，彼此互不相干，形成完全性房室分离。这是由于阻滞部位的有效不应期极度延长(长于逸搏周期)，占据了全部心动周期，所有下传心室的激动均落在有效不应期而被阻断。三度房室传导阻滞部位可发生在房室结、希氏束或双侧束支水平，可呈暂时性或持久性。暂时性的三度房室传导阻滞多由一些急性病变或因素引起，如急性心肌梗死、急性心肌炎、洋地黄中毒、外科手术等，阻滞部位多在房室结，病因去除后，多可改善或消失。发生于冠心病、传导系统退行性改变、扩张性心肌病等的三度房室传导阻滞常呈持久性，阻滞部位大多在希氏束或双侧束支水平，反映传导系统的严重病变，临床需要安放暂时性或永久性人工心脏起搏器。

（一）心电图特征

1. 心房激动　可表现为窦性 P 波(可出现时相性窦性心律不齐，即钩拢现象)、或房颤、房扑、房速。

2. 心室激动　节律整齐的逸搏心律。

(1) 如果 QRS 波群正常，室率一般在 40~60 次/min，为交界性逸搏心律，提示阻滞部位较高。

(2) 如果 QRS 波群宽大畸形，室率常低于 40 次/min，为室性逸搏心律，提示阻滞部位较低。

3. 房室传导　传导完全中断，呈现完全性房室分离，P 波与 QRS 波群无固定的间距(P-R 间期不固定)，各按自己的规律出现，一般情况下房率快于室率。

（二）诊断注意事项

(1) 2∶1 房室阻滞时，由于干扰性房室分离可能形成逸搏心律。当"逸搏的室率"大于"能够下传的房率"(R-R 间期 < 2 倍的 P-P 间期 = 时)，即逸搏激动快于心房下传心室的激动，此时心房下传心室的激动被抑制，而形成干扰性房室分离，此时心电图极似三度房室传导阻滞。当"逸搏的室率"小于"能够下传的房率"(R-R 间期 > 2 倍的 P-P 间期)时，即心房下传心室的激动快于逸搏激动，此时逸搏激动被抑制，呈现 2∶1 房室传导阻滞。换句话说，2∶1 房室传导阻滞，当房率稍变慢时，可因干扰而呈三度房室传导阻滞图形，但这种三度房室传导阻滞的图形亦可因房率稍加快，而恢复为 2∶1 房室传导阻滞图形。2∶1 房室传导阻滞这一多变的心电现象，均是因房率的改变，引起干扰性完全性房室分离和继发性房室传导比例的改变所致。所以，对于三度房室传导阻滞的诊断，长程心电图记录是必须的，否则易引起误诊。

(2) 对于完全性房室传导阻滞的诊断，必须要同时满足"足够慢的心室率"+"完全性房室分离"才能成立。房室传导阻滞仅是引起房室分离原因之一，而房室传导过程中的生理性干扰造成的干扰性房室分离更是常见的原因。所以在具体分析完全性房室传导阻滞时，应同时考虑房率与室率的问题，因为房率过快或室率过快均可干扰心房激动的下传而造成干扰性房室分离，从而给三度房室传导阻滞的诊断带来困难。一般来说，心室率小于 40 次/min，干扰因素可能性很小；而当室率大于 50 次/min 时，难以排除干扰因素，其会影响心房激动的下传，造成假性病理性房室分离。对于房率，完全性房室传导阻滞时应快于室率，但一般不应超过 135 次/min，如果房率过快，可使房室结不应期延长，进而影响心房激动下传，同样可造成假性病理性房室分离。因此，体表心电图诊断三度房室传导阻滞必须满足以下条件：①完全性房室分离；②室律规整，室率足够慢，一般不宜超过 45 次/min；③房率一般不宜超过 135 次/min；④R-R 间期 > 2 倍的 P-P 间期。

（三）实例分析

见图 14-23~图 14-29。

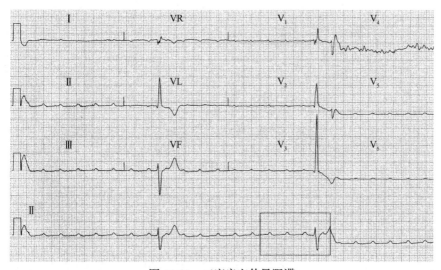

图 14-23　三度房室传导阻滞

注：窦性频率 140 次/min，室率 15 次/min，房室分离，临床发作阿-斯综合征

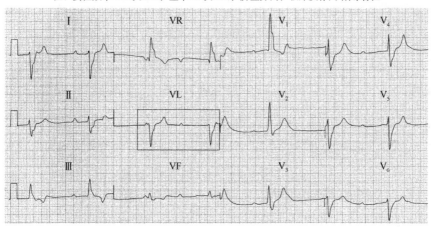

图 14-24　三度房室传导阻滞，右束支阻滞

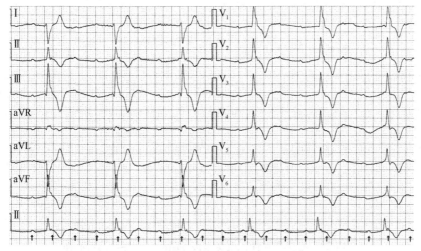

图 14-25　三度房室传导阻滞伴室性逸搏心律

注：P 波规律出现，P-P 间期恒定，房率 120 次/min；QRS 波呈室性，规律出现，室率 38 次/min；P 波与 QRS 波无固定关系，房率 > 室率

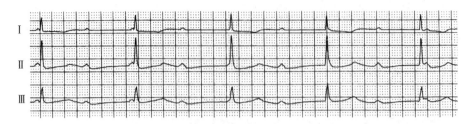

图 14-26　三度房室传导阻滞伴交界性逸搏心律、Q-T 间期延长

注：窦性心律；房率 77 次/min，R-R 间期匀齐，室率 43 次/min，QRS 波形态正常，时限 0.08s，P 波与 QRS 波毫无关系；Q-T 间期 0.61s

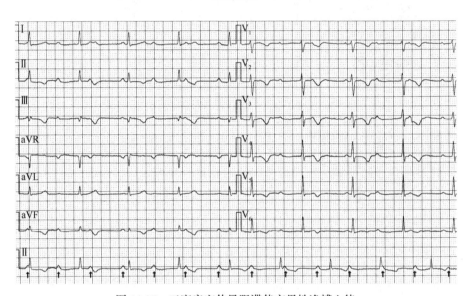

图 14-27　三度房室传导阻滞伴交界性逸搏心律

注：P 波规律出现，P-P 间期恒定，房率 85 次/min；QRS 波呈室上性，规律出现，室率 55 次/min；P 波与 QRS 波无固定关系，房率 > 室率

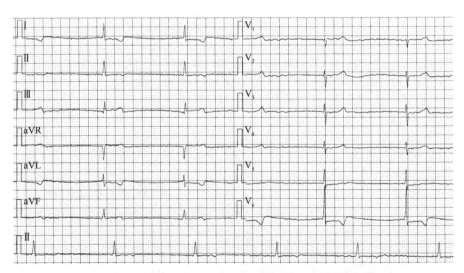

图 14-28　心房颤动伴三度房室传导阻滞、交界性逸搏心律

注：P 波消失，代之以大小不等形态各异的 f 波；QRS 波呈室上性，规律出现，室率 37 次/min；I、aVL、V₅、V₆导联 ST 段水平型压低，以 R 波为主的导联 T 波低平、双向、倒置；Q-T 间期 0.48s

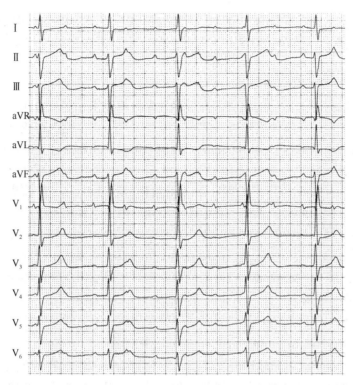

图 14-29　三度房室传导阻滞伴交界性逸搏心律；完全性右束支传导阻滞合并左前分支阻滞；Q-T 间期延长

注：窦性心动过速，房率 110 次/min；R-R 间期匀齐，室率 55 次/min，P 波与 QRS 波无关系；QRS 时限 0.13s，呈右束支阻滞并左前分支阻滞；Q-T 间期 0.58s

第四节　室内传导阻滞

希氏束进入心室后，在室间隔肌部的上缘分成细长的右束支和粗短的左束支，分别支配右室和左室。左束支又分为左前分支、左后分支以及间隔支。束支和分支的末梢部分再反复分支成浦肯野纤维，浦肯野纤维通过浦肌联结与心室肌相连。室上性激动在经以上室内传导系统传导的过程中，发生前向传导障碍(传导延缓或中断)称为室内传导阻滞(图 14-30)，简称室内阻滞，又分为束支阻滞、分支阻滞。但因心室周期长度改变而出现的暂时性室内传导异常，其发生机制与此不同。

根据左、右束支及左束支分支传导障碍部位的不同，又可分为：单支阻滞(右束支阻滞、左束支阻滞、左前分支阻滞、左后分支阻滞、左中隔支阻滞)、二分支阻滞(右束支阻滞+左前分支阻滞、右束支阻滞+左后分支阻滞、右

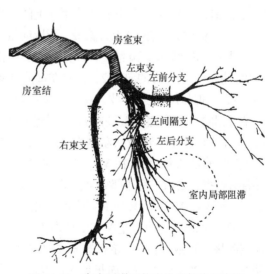

图 14-30　束支阻滞可能发生的部位示意图

束支阻滞+左中隔支阻滞、左前分支阻滞+左后分支阻滞)、三分支阻滞(右束支阻滞+左前分支阻滞+左后分支阻滞)、双侧束支阻滞(左、右束支主干传导障碍)、不定型室内传导阻滞。

一、束支传导阻滞

当一侧束支阻滞时，激动沿健侧束支下传并先激动健侧心室。与此同时，激动通过室间隔心室肌传至患侧的心室使其除极，这一过程需 40~60ms，由此造成患侧心室的除极在时间上较正常时向后延迟 40~60ms。如此，两侧心室由同步除极变为先后除极，因而心室除极时间明显延长，同时由于心室除极顺序发生改变，使心电图出现 QRS 波群时间增宽和形态畸形的改变。在心电图上，根据 QRS 波群的时限是否≥0.12s 将束支阻滞分为完全性与不完全性束支阻滞两种。然而，心电图上出现所谓完全性束支阻滞并不意味着该侧束支绝对不能下传激动，只要两侧束支的传导时间相差超过 40ms 以上，传导较慢侧的心室就会被对侧传导过来的激动所激动，从而表现出传导较慢侧束支阻滞的图形。另外，室内传导与心率密切相关，当心率增速，心动周期缩短时，可能出现室内传导阻滞。一般当心率 > 160 次/min 时，出现室内传导阻滞多属功能性；当心率在正常范围(60~100 次/min)内或稍增速时就出现束支阻滞图形，往往反映该侧束支受损，不应期异常延长。

(一) 右束支阻滞(right bundle branch block，RBBB)

右束支细长，由单侧冠状动脉分支供血，其不应期比左束支长，故传导阻滞比较多见。右束支阻滞可以发生在各种器质性心脏病，如传导系统退行性改变、心肌缺血和梗死、冠心病、高血压性心脏病、肺心病等，也可见于健康人。急性心肌梗死出现新的 RBBB 时，预后不良，病死率较高。

右束支阻滞时，心室全部除极过程大致可分为 6 步(图 14-30、图 14-31A)：首先，激动从室间隔左室面开始；第 2 步，室间隔左侧面及左室近心尖部前方的心肌激动；第 3 步，左室前侧壁激动；第 4 步，室间隔从左向右传导递激动(左心室底部除极完毕)，右室近心尖部前方的心肌同时被激动；第 5 步，右心室壁继续除极(室间隔除极完毕)；最后，右心室及/或室间隔底部除极。因此，右束支阻滞所形成的 QRS 空间向量环主要由初始左室正常除极部分和终末右室延迟除极部分组成，但其在 3 个平面上的运行方向却不尽相同(图 14-31B)：激动首先自室间隔左侧中部开始向右前及上方除极，形成向量 1，V_1、V_2、aVR 导联出现 r 波，V_5、V_6、aVF、aVL 及 Ⅰ、Ⅱ 导联出现 q 波，此部分激动过程和正常者相同；之后室间隔左侧面和左室心尖部除极，形成左前下方的向量 2，接着左室前侧壁除极形成指向左后下方的向量 3，分别在 V_1、V_2、aVR 和Ⅲ导联产生 s 波，在 V_5、V_6、aVF、aVL 及 Ⅰ 导联产生 R 波，此部分激动过程和正常者相同；之后室间隔从左向右传导递激动(此时左室底部已除极完毕)，右室近心尖部前方的心肌同时被激动，向量从左侧移向右侧，形成指向左后下的向量 4；之后右心室壁继续除极，形成指向右前的向量 5，在 V_1、V_2 及 aVR 出现 R′ 波，V_5、V_6、aVL 及 Ⅰ 导联产生 S 波，波形常有顿挫；之后右室底部完全激动，形成右前的向量 6，除极结束后 QRS 向量从右前回到起点，在 V_1、V_2 及 aVR 中 R′ 波增宽粗钝，V_5、V_6、aVL 及 Ⅰ 导联 S 波增宽。

简而言之，激动由左束支下传左室，心室除极首先始于室间隔中部，产生自左向右方向的除极，形成 V_1、V_2 导联的 r 波和 V_5、V_6 导联的 q 波；紧接着通过普肯耶纤维正常激动左心室，产生向左后的向量使 V_1、V_2 导联的形成 S 波；最后通过室间隔心室肌向右心室缓慢传导使右室除极。因此 QRS 波群前半部(60ms 以内)接近正常，主要表现在后半部 QRS

时间延迟、形态发生改变。由于右心室最后单独除极，因无方向相反的向左除极向量的抗衡，而产生一个较大的指向右前的向量，在心电图 V_1、V_2 导联的 S 波后出现一高大正向的 R'波，V_5、V_6 导联产生负向 S 波；同时，由于右室最后除极缓慢，造成各导联 QRS 波群终末波宽钝，并使 QRS 波群总时间延长(图 14-31C)。

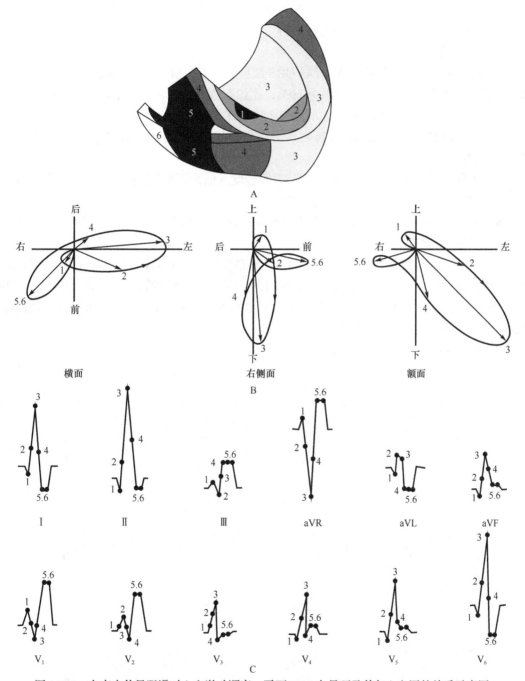

图 14-31　右束支传导阻滞时心室激动顺序、平面 QRS 向量环及其与心电图的关系示意图
A. 心室除极 6 个过程；B.QRS 向量环在 3 个平面上的运行方向及 6 个瞬时向量；C. 各导联的 QRS 波群图解，向量 1~6 在各导联轴上的瞬时投影分别形成点 1~6

右束支阻滞时，由于心室除极顺序发生改变，在右心室除极尚未结束时，左心室的复极已开始，复极方向从心外膜向心内膜，复极向量指向左后，引起继发性 ST-T 改变。ST-T 向量环均投影在 V₁导联轴的负侧段，V₅导联轴的正侧段。表现为 ST-T 在 V₁导联压低和倒置，在 V₅抬高和直立。aVR 与 V₁相似，Ⅰ、Ⅱ和 aVL 导联与 V₅相似。

1. 心电图特征

(1) 心房激动：一般符合窦性心律特点。

(2) 心室激动

1) QRS 波群形态：①V₁或 V₂导联 QRS 波群呈 rsR'或 M 型，此为最具特征性的改变。②其他导联 QRS 终末波宽钝，时限≥0.04s；比如Ⅰ、V₅、V₆导联 S 波增宽而有切迹，aVR 导联呈 QR 型，其 R 波宽而有切迹。③V₁导联 VAT > 0.05s。

2) QRS 波群时间：时限≥0.12s 者，为完全性右束支阻滞；时限 < 0.12s，为不完全性右束支阻滞。

3) 继发性 ST-T 改变：V₁、V₂导联 ST 段轻度压低，T 波倒置；Ⅰ、V₅、V₆导联 T 波方向一般与终末 S 波方向相反，仍为直立。

4) QRS 电轴：右束支阻滞时，在不合并左前分支阻滞或左后分支阻滞的情况下，QRS 电轴一般仍在正常范围。

右束支阻滞合并心肌梗死时，梗死的特征性改变出现在 0.04s 之前，而右束支阻滞的特征性改变出现在 0.06s 之后，一般不影响两者的诊断。右束支阻滞合并右心室肥大时，心电图可表现为心电轴右偏，V₅、V₆导联的 S 波明显加深(> 0.5mV)，V1 导联 R'波明显增高(> 1.5mV)，但此标准并不完全可靠。

2. 实例分析　见图 14-32~图 14-37。

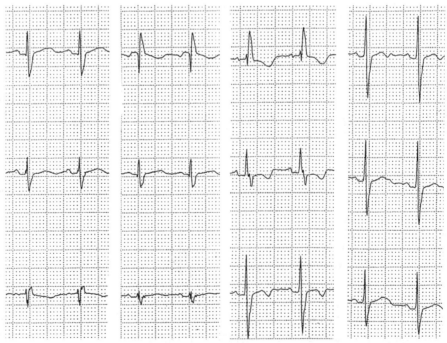

图 14-32　不完全性右束支传导阻滞

(二) 左束支阻滞(left bundle branch block，LBBB)

左束支粗而短，由双侧冠状动脉分支供血，不易发生传导阻滞。如一旦发生，大多提示有器质性心脏病(如高血压、冠心病、心肌病、心脏瓣膜病等)，或传导系统的退行性改变，罕见于正常人。急性心肌梗死出现新的左束支阻滞时，可能为完全性房室传导阻滞的先兆，病死率较高。

左束支阻滞时，由于激动先沿右束支下传至右室前乳头肌根部才开始向不同方面扩布，因此引起心室除极顺序从开始就发生一系列改变，其过程也大致分为 6 步(图 14-30、图 14-38A)：心尖右前方的心肌最先激动形成第 1 步；第 2 步，室间隔从右向左以及右心室心肌激动；第 3 步，左间隔与右心室壁激动完毕；第 4 步，左心室底部心肌激动；第 5 步，左室后壁、侧壁及前壁的心肌激动；最后，左室前壁除极。因此，左束支阻滞后 QRS 空间

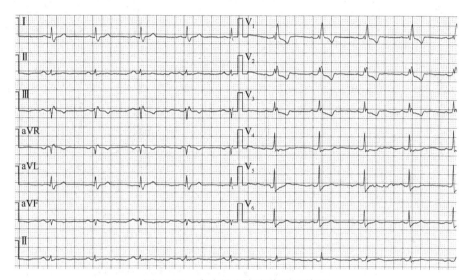

图 14-33　完全性右束支传导阻滞(1)

注：V₁导联呈 rsR′型，QRS 波时限≥0.12s，Ⅰ、aVL、V₅、V₆导联 S 波宽而粗钝，右胸导联呈继发性 ST-T 改变

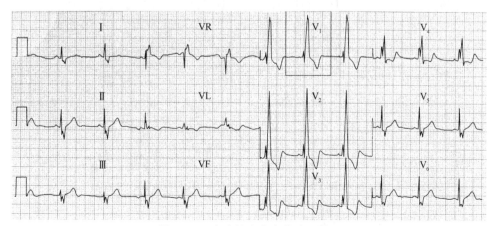

图 14-34　完全性右束支传导阻滞(2)

注：窦性心律，V₁导联呈 rsR′型，V₆导联 S 波增宽且有顿挫

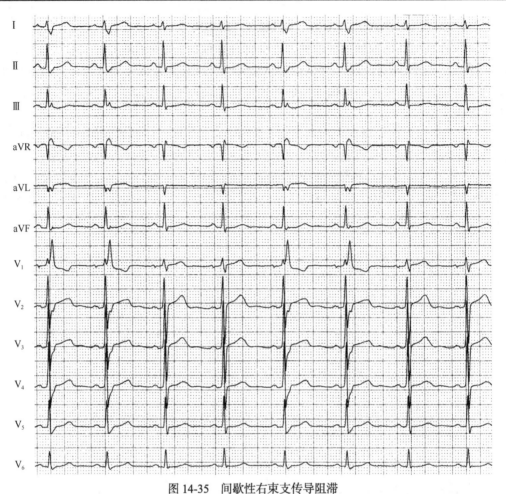

图 14-35　间歇性右束支传导阻滞

注：窦性心律，心率 62 次/min；间歇性出现右束支传导阻滞，QRS 时限 0.13s

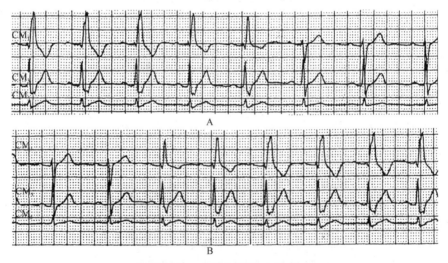

图 14-36　右束支阻滞(文氏型)

A.右束支阻滞逐渐恢复正常传导；B.由正常传导、不完全性右束支阻滞进展为完全传导阻滞

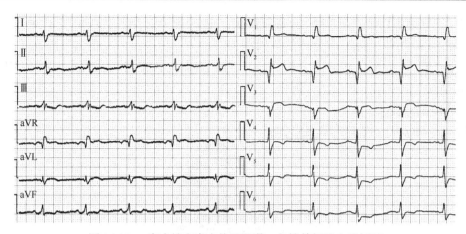

图 14-37 完全性右束支传导阻滞，急性前间壁心肌梗死

注：QRS 波时限≥0.12s，VAT$_{V1}$ > 0.05s，I、aVL、V$_5$、V$_6$ 导联 S 波增宽粗钝，aVR 导联的 R 波增宽有切迹，考虑完全性右束支传导阻滞；V$_1$、V$_2$ 导联呈 QR 型，V$_3$ 导联现病理性 Q 波及胚胎 r 波，V$_2$、V$_3$ 导联 ST 段抬高(完全性右束支阻滞的继发性 ST-T 改变消失)

向量环在 3 个平面上的运行特点是(图 14-38B)：激动首先自室间隔右侧的前乳头肌部位开始，产生指向左前下的 1 向量，由于此时右侧室间隔肌群仅少数被激动，产生向量较小，因此在许多左束支阻滞的病例中开始向量可以向右，V$_1$、V$_2$ 导联出现 r 波，持续时间约 0.01s；之后激动经室间隔肌层向左侧间隔下部及右室壁传导，产生指向左后及上或下方 2 向量，形成 V$_1$、V$_2$ 导联中的 S 波下降支和 V$_5$、V$_6$ 导联 R 波的上升支，由于室间隔左侧不同时激动，因此产生 QRS 的顿挫或切迹，持续时间 0.05~0.06s；之后激动再传至室间隔左上部及右室底部，产生左后下方的向量 3，形成 V$_5$、V$_6$ 导联 R 波顶峰切迹及 V$_1$、V$_2$ 导联 S 波增宽切迹，持续时间 0.03~0.04s；最后为左室壁激动，产生指向左、上及稍向后的 4、5、6 向量，形成 V$_5$、V$_6$ 导联 R 波顶峰的末端部分及其下降支和 V$_1$、V$_2$ 导联 S 波的末端部分及其上升支。

虽然初始室间隔除极由正常的右前向量变为左后向量，与此同时右室游离壁除极产生朝向右前的向量，但由于室间隔除极向量占优势，故心室起始除极向量指向左后，造成 V$_1$ 导联正常的 r 波减小甚至消失反而产生负向波，I、V$_5$、V$_6$ 导联正常室间隔除极波(q 波)消失而产生正向波；紧接着左室开始除极，但左室的除极不再来自左束支及浦肯野纤维的传导，而是经由室间隔心肌向左后方的缓慢传导，故心室除极时间明显延长(使 QRS 波群总时间明显延长)；由于心室除极的中部及终末部为单纯左心室除极，除极过程缓慢，造成 QRS 波群中后部(R 或 S 波)增宽、粗钝或有切迹；当左心室侧壁及后壁除极行将结束时，其他心室壁的除极早已结束，所以 V$_5$、V$_6$ 导联也不再出现 S 波而呈现宽大的 R 型。简而言之，由于大部分 LBBB 患者起始向量与终末向量都朝向左后，故产生单向波，在 V$_1$ 导联产生 QS 波，在 V$_6$ 导联产生 R 波。但大约有 30% 的病例可能由于右室游离壁除极早于室间隔右室面，故产生向右前的起始向量，在 V$_1$ 导联可能产生 r 波(但 V$_5$、V$_6$ 导联不出现 q 波)(图 14-38C)。

同样，左束支阻滞时，由于心室除极顺序发生改变，左心室除极缓慢，在左心室除极尚未结束，右心室的复极已开始，复极方向从心外膜向心内膜，复极向量指向右前，最后向左，引起继发性 ST-T 改变。ST 向量环投影在 V$_1$ 导联轴的正极侧，V$_5$ 导联轴的负极侧。表现为 ST 段在 V_1 导联抬高和直立，在 V_5 压低及倒置，aVR 与 V_1 相似，I 和 aVL 导联与 V_5 相似，而 T 向量环的前段指向右前方，后段指向左前方，因此 T 波在 V_1 导联直立，在 V_5 导联负正双向。同样，T 波的表现在 aVR 与 V_1 相似，I 和 aVL 导联与 V_5 相似。

1. 心电图特征

(1) 心房激动：一般符合窦性心律特点。

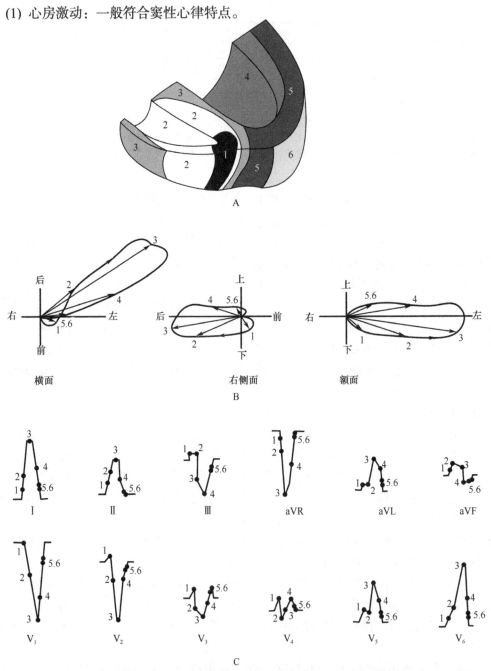

图 14-38　左束支传导阻滞时心室激动顺序、平面 QRS 向量环及其与心电图的关系示意图

A. 心室除极 6 个过程；B. QRS 向量环在 3 个平面上的运行方向及 6 个瞬时向量；C. 各导联的 QRS 波群图解，向量 1~6 在各导联轴上的瞬时投影分别形成点 1~6

(2) 心室激动

1) QRS 波群形态：①Ⅰ、aVL、V$_5$、V$_6$导联呈 R 型，R 波增宽、顶端粗钝或有切迹；②V$_1$、V$_2$导联呈 rS 波(其 r 波极小，S 波明显深宽，约占 30%病例)或呈宽而深的 QS 波；③Ⅰ、V$_5$、V$_6$导联 q 波一般消失；④V$_5$、V$_6$导联 VAT > 0.06s。

2) QRS 波群时间：时限≥0.12s 者，为完全性左束支阻滞；时限 < 0.12s，为不完全性左束支阻滞。

3) 继发性 ST-T 改变：ST-T 方向与 QRS 主波方向相反，即Ⅰ、aVL、V$_5$、V$_6$导联 ST 段下移，T 波倒置；V$_1$或 V$_2$导联 ST 段斜直型抬高，T 波高耸。

4) QRS 电轴：QRS 心电轴在正常范围或轻度左偏。若电轴明显左偏，预后更差。

不完全性左束支阻滞，其图形有时与左室肥大心电图表现十分相似，需要鉴别诊断。当左束支阻滞合并心肌梗死时，常掩盖梗死的图形特征，给诊断带来困难。

2. 实例分析　图 14-39~图 14-49。

二、分支传导阻滞

左束支粗而短，从希氏束分出后很快发出许多分支，在左室心内膜面呈扇形展开，主要分成左前分支(分布于左室前上壁，除极向量偏向左上方)、左中隔支(室间隔左室面，除极向量偏向右前方)及左后分支(左室后下壁，除极向量偏向右下方)三个分支。左心室激动时三个分支几乎同时除极，正常情况下，左心室除极的起始向量，由于左后分支和左前分

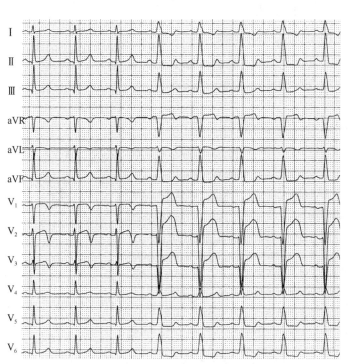

图 14-39　阵发性左束支传导阻滞
注：窦性心律，自第 4 个心搏起转为完全性左束支传导阻滞

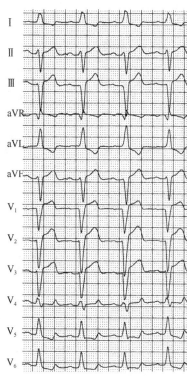

图 14-40　完全性左束支传导阻滞(1)
注：窦性心律，心率 75 次/min；完全性左束支传导阻滞，QRS 电轴 -64°

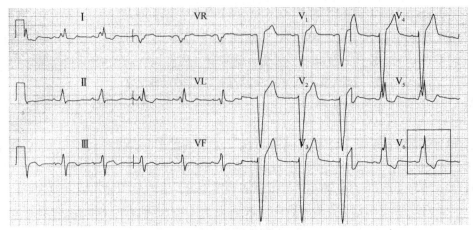

图 14-41　完全性左束支传导阻滞(2)

注：窦性心律，Ⅰ、VL、V₅、V₆导联 QRS 增宽，且 R 波有切迹

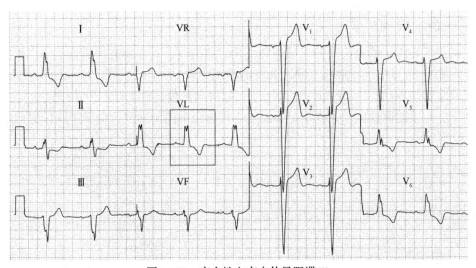

图 14-42　完全性左束支传导阻滞(3)

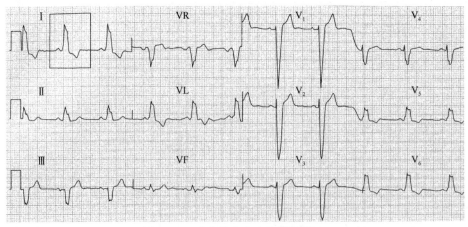

图 14-43　完全性左束支传导阻滞(4)

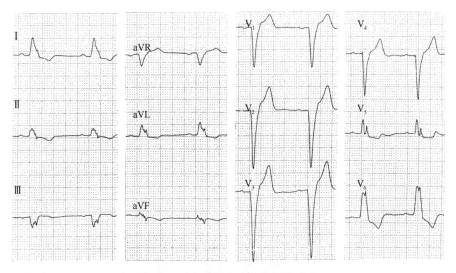

图 14-44 完全性左束支传导阻滞(5)

注：各导联 QRS 时限 0.12s，V_1 导联呈深 QS 波，V_5 导联为粗钝的 R 波，其前无 q 波，其后无 s 波；Ⅰ、Ⅱ、aVL 的 QRS 形态酷似 V_5，说明左心室壁缓慢的除极指向左后方，投影于 Ⅰ、aVL 导联轴的正侧；另外，Ⅰ、Ⅱ、aVL、V_5 导联的 ST 段均下降，T 波呈双向或倒置，而 V_1、V_3 导联的 ST 段抬高 T 波直立，为继发性 ST-T 改变

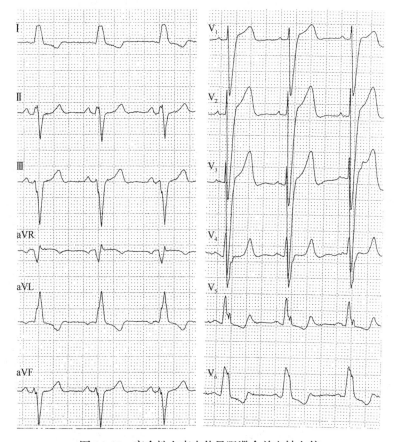

图 14-45 完全性左束支传导阻滞合并电轴左偏

注：本例高血压、冠心病患者；窦性心律，额面 QRS 电轴-58°，P-R 间期 0.13s，QRS 时限 0.14s，V_1、V_2 呈 rS 型，Ⅰ、aVL、V_6 呈 R 型

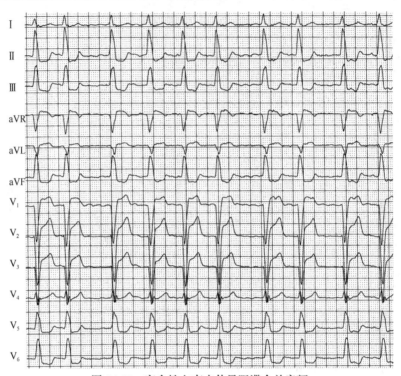

图 14-46　完全性左束支传导阻滞合并房颤

注：房颤，P 波消失代之以 f 波；QRS 波时限 0.13s，呈完全性左束支传导阻滞

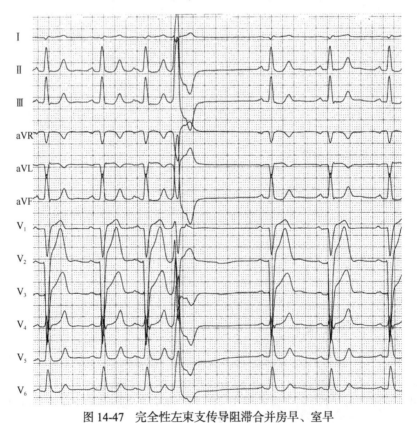

图 14-47　完全性左束支传导阻滞合并房早、室早

注：窦性心律，心率 58 次/min；QRS 时限 0.12s，呈完全性左束支传导阻滞；第 3 个心搏为房性早搏；第 4 个 QRS 波为室性早搏

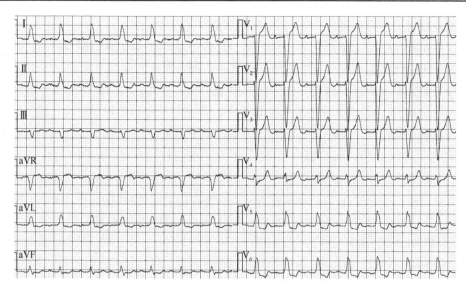

图 14-48　完全性左束支传导阻滞合并一度房室传导阻滞

注：Ⅰ、aVL、V₅、V₆导联呈单向高宽、顶部粗钝的 R 波，QRS 波时限≥0.12s，左胸导联呈继发性 ST-T 改变；P-R 间期 0.22s，
为一度房室传导阻滞

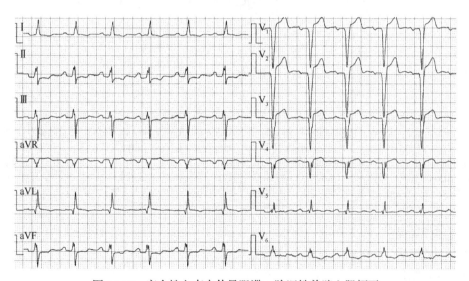

图 14-49　完全性左束支传导阻滞，陈旧性前壁心肌梗死

注：男性，52 岁，心肌梗死病史半年；Ⅰ、V₆导联呈单向高宽、顶部粗钝的 R 波，QRS 波时限≥0.12s，左胸导联呈继发性 ST-T
改变，考虑完全性左束支传导阻滞；V₁~V₄呈 QS 型，aVL 可见 q 波，胸导联 R 波递增不良，考虑前壁心肌梗死

支的起始向量方向相反，相互抵消，因而由左中隔支决定其除极向量朝向右前方；而左心
室的后续除极向量主要由左前分支与左后分支共同影响，两者的 QRS 综合向量朝向左后下
(图 14-50A)。当发生分支传导阻滞时，左中隔支阻滞只影响起始向量，而左前分支或左后
分支阻滞时，健侧分支区域先除极，然后激动逆传至患侧分支区域使其除极，故左前或左
后分支阻滞时将影响整个 QRS 环的除极方向。由于三个分支之间均有丰富的网状纤维相
连，传导速度较快，故分支阻滞时心室总的除极时间无明显延长，但由于心室除极过程发
生变化，故在不同导联会出现有别于正常的 QRS 波形变化。

(一) 左前分支传导阻滞(left anterior fascicular block，LAFB)

左前分支传导阻滞又称左前半传导阻滞。左前分支细长，支配左室左前上方，左前分支由单侧冠状动脉供血，故易发生阻滞，多见于各种器质性心脏病，少见于正常人。

左前分支传导阻滞时，导致其支配的心肌最后除极，其除极向量主要变化在前额面，QRS 环逆钟向运行，此时激动首先由右束支及左后分支下传至其所支配的区域，产生向右前下方的初始除极向量，故在下壁导联(Ⅱ、Ⅲ、aVF 导联)产生 r 波，而在高侧壁导联(Ⅰ、aVL 导联)产生 q 波。在 30ms 之内，左心室激动迅速通过浦肯野纤维网，经左下方向逆行转向左上方向，传至左前分支分布的区域，因无方向相反的抵消向量，故在心室除极的中后期产生一个最大的朝向左上方的除极向量，其投影在下壁导联(Ⅱ、Ⅲ、aVF 导联)负极一侧，产生较深的 S 波，投影在高侧壁导联(Ⅰ、aVL 导联)正极一侧，产生较高的 R 波；QRS 环体时间略有延长，额面 QRS 电轴显著左偏(图 15-30、图 15-50B)。由于前侧壁心肌虽然延迟除极，但激动仍沿着浦肯野纤维进行，所以 QRS 时间不增宽或只轻度增宽，一般不超过 0.11s。

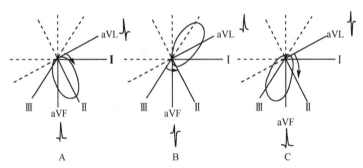

图 14-50　左前分支传导阻滞和左后分支传导阻滞 QRS 额面向量环与心电图的关系示意图

A. 正常的 QRS 向量环，综合向量轴多在+30°~+60°范围；B. 左前分支传导阻滞时，开始的 0.02s，向下并略偏右，以后的 QRS 环逆钟向运行，主要部分向上向左，综合向量轴在-30°~ -90°，投影在Ⅱ、Ⅲ、aVF 导联的负侧，形成这些导联的深 S 波；其最大向量几乎平行于 aVL 导联，故其 R 波振幅最高；心电图 QRS_Ⅰ、_{aVL}呈 qR 型，QRS_Ⅱ、_Ⅲ、_{aVF}呈 rS 型；C. 左后分支传导阻滞时，开始的 0.02s 向左向上，以后 QRS 环呈顺钟向运行，并较正常明显偏右，综合向量轴在+90°~+120°，其投影在Ⅱ、Ⅲ、aVF 导联的正侧，产生较高的 R 波，同时投影在Ⅰ、aVL 导联的负极侧，产生较深的 S 波；心电图 QRS_Ⅰ、_{aVL}呈 rS 型，QRS_Ⅱ、_Ⅲ、_{aVF}呈 qR 型

1. 心电图特征

(1) 心房激动：一般符合窦性心律特点。

(2) 心室激动

1) QRS 电轴：心电轴左偏在-30°~-90°，以等于或超过-45°有较肯定的诊断价值。

2) QRS 波群形态：Ⅱ、Ⅲ、aVF 导联 QRS 波呈 rS 型，Ⅲ导联 S 波大于Ⅱ导联 S 波；Ⅰ、aVL 导联呈 qR 型，aVL 导联的 R 波大于Ⅰ导联的 R 波。

3) R 波波群时间：同步心电图描记时，Ⅲ导联 R 波波峰时间早于Ⅱ导联出现；aVL 导联的 R 波波峰时间早于 aVR 导联出现。其重要性超过电轴左偏的意义。

4) QRS 波群时间：QRS 时间轻度延长，但<0.12s。

心电图诊断左前分支阻滞，电轴左偏是其重要条件，但应先排除其他可引起电轴左偏的病变，如左心室肥大、下壁心肌梗死以及肺气肿所致的假性电轴左偏等。

2. 实例分析　见图 14-51~图 14-55。

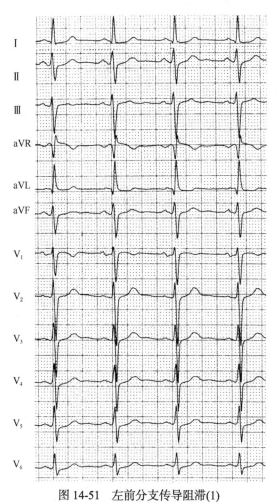

图 14-51　左前分支传导阻滞(1)

注：窦性心律，心率 73 次/min；QRS 电轴-40°，呈左前分支传导阻滞

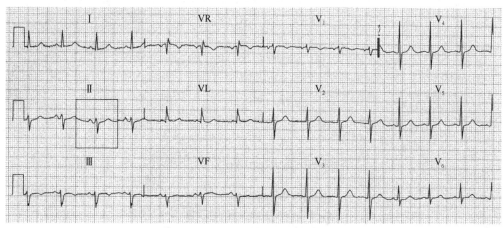

图 14-52　左前分支传导阻滞(2)

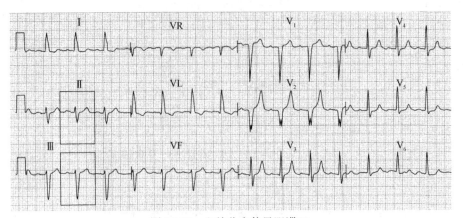

图 14-53　左前分支传导阻滞(3)

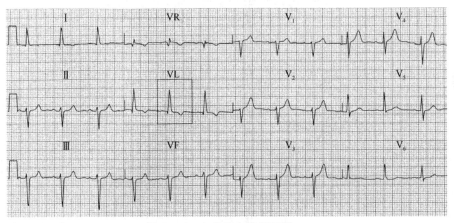

图 14-54　左前分支传导阻滞(4)

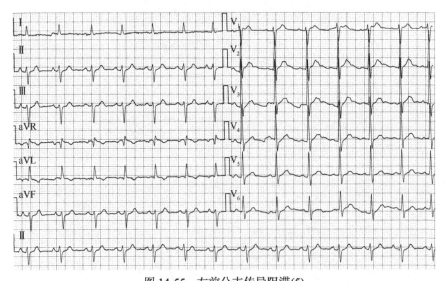

图 14-55　左前分支传导阻滞(5)

注：QRS 电轴-47°，Ⅰ、aVL 导联 QRS 波主波向上，Ⅱ、Ⅲ、aVF 导联呈 rS 型，S$_Ⅲ$>S$_Ⅱ$

(二) 左后分支传导阻滞(1eft posterior fascicular block，LPFB)

左后分支传导阻滞又称左后半传导阻滞。左后分支粗而短，向下向后散开分布于左室的隔面，且接受左、右冠状动脉的双重供血。故左后分支传导阻滞比较少见，但一旦出现左后分支传导阻滞，常提示有较广泛和严重的病变。左后分支传导阻滞常与右束支或左前分支传导阻滞同时存在，单独的左后分支传导阻滞十分少见。临床上左后分支传导阻滞多见于器质性心脏病者，罕见于正常人。

当左后分支传导阻滞时，左后分支分布的区域最后除极。其除极向量主要变化在前额面，QRS环顺钟向运行，此时激动首先由右束支及左前分支传至其所支配的区域，激动先沿左前分支进行，故产生向左前上方的初始除极向量，在下壁导联(Ⅱ、Ⅲ、aVF 导联)产生 q 波，而在高侧壁导联(Ⅰ、aVL 导联)产生 r 波。之后，除极转向左后分支分布的左室后下壁以及右束支分布的右心室，产生较大的指向右下后方的除极向量。其投影在下壁导联(Ⅱ、Ⅲ、aVF 导联)正极一侧，产生较高的 R 波，投影在高侧壁导联(Ⅰ、aVL 导联)负极一侧，产生较深的 S 波。综合 QRS 向量介于+90°~+120°之间，致额面 QRS 电轴右偏(图 14-50C)。因初始 0.02sQRS 向量向上向左，故无Ⅰ、aVL 导联的 S 波和Ⅱ、Ⅲ、aVF 导联的 R 波。由于膈面心肌虽然延迟除极，但激动仍沿着浦肯野纤维进行，所以 QRS 时间不增宽或增宽不显著。其心电图特征：

1. 心房激动 一般符合窦性心律特点。

2. 心室激动

(1) QRS 电轴：心电轴右偏在+90°~+180°(≥+120°有较肯定的诊断价值)。

(2) QRS 波群形态：①Ⅱ、Ⅲ、aVF 导联 QRS 波呈 qR 型，Ⅲ导联 R 波大于Ⅱ导联 R 波，且 q 波时限<0.025s；Ⅰ、aVL 导联呈 rS 型(图 14-56)；②出现 $S_1Q_{Ⅲ}T_{Ⅲ}$，即Ⅰ导联出现 S 波，Ⅲ导联出现 q 波，以及Ⅲ导联 T 波倒置。

(3) QRS 波群时间：<0.12s。

左后分支传导阻滞无特征性心电图改变，故临床上在确定诊断时应首先排除引起心电轴右偏的其他原因，如右位心、垂位心、右心室肥大及侧壁心肌梗死等。

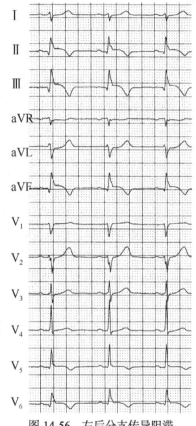

图 14-56 左后分支传导阻滞

注：窦性心律，心率 65 次/min；QRS 电轴+105°，呈左后分支传导阻滞

(三) 左中隔支传导阻滞(left septal fascicular block，LSFB)

左中隔支多起于左束支主干，亦可起于左前或左后分支。当发生阻滞时，心电向量图改变主要在水平面上，QRS 环仍呈逆钟向运转，但室间隔除极的初始向量由正常的朝向右前变为朝向左后。故Ⅰ、aVL、V_5、V_6导联的间隔性 Q 波消失，V_1、V_2导联的间隔性 r 可能消失或变小。左中隔支传导阻滞可呈持续性，多见于病理状态，也可呈一过性，出现于心率增快、R-R间期缩短时，多无病理意义。以下的诊断标准可供参考，但尚未被普遍接受。

1. 间隔性 Q 波消失 V_5、V_6导联的无起始的 q 波，此为必须条件。但要求 V_5、V_6、aVL、aVF 导联心室激动时间正常(QRS 时间比阻滞前可增加 10ms，但 QRS 时间≤110ms)，Ⅰ、V_5、V_6导联 R 波升支无粗钝，额面 QRS 电轴无变化。

2. 间隔性 r 波消失 V_1、V_2 导联的 r 可能消失或变小，还可能出现 Q 波，但非必须条件。

3. 间隔除极时间延长 室间隔除极向量仍朝向右前，但传导明显延迟，QRS 环体前移，V_1、V_2 导联 R/S > 1，横面最大或平均 QRS 向量位于 0°附近，V_1、V_2 导联的 VAT > 35ms。

三、双侧束支传导阻滞

左右束支主干均发生传导阻滞时，称为双侧束支传导阻滞，心电图上可因左右束支阻滞程度、传导速度、传导比例以及同步与否而呈多种表现形式，其心电图改变较为复杂，确切诊断需希氏束电图定位，临床上一般均有器质性心脏病。如果均为完全性，则来自心房的激动不能下传，心电图上表现为三度房室传导阻滞。

四、双分支传导阻滞

(一) 右束支阻滞合并左前分支传导阻滞

心室的除极向量可分为三个时相，第一时相除极向量向下偏右，在Ⅰ、aVL 导联产生 q 波，在Ⅱ、Ⅲ、aVF 导联产生 r 波；第二时相除极向量朝向左上，在Ⅰ、aVL 导联产生 R 波，在Ⅱ、Ⅲ、aVF 导联产生 S 波；第三时相除极向量朝向右前，可偏上、偏下、或位于水平线，在Ⅰ、aVL、V_5、V_6 导联产生宽钝 S 波，在 V_1、V_2 导联产生 R′ 波，在Ⅱ、Ⅲ、aVF 导联偶可产生 r′ 波。所以，其心电向量的改变在额面主要反映左前分支传导阻滞的特点，而在水平面主要反映右束支阻滞的特点。其心电图特征：

1. 右束支阻滞 V_1、V_2 导联呈 rsR′ 型或 rSR′ 型，V_5、V_6 导联 qRs 型；QRS 时间≥0.12s。

2. 左前分支传导阻滞 Ⅰ、aVL 导联呈 qRs 型，Ⅱ、Ⅲ、aVF 导联呈 rS 型，偶可呈 rSr′ 型；QRS 电轴左偏超过–45°(图 14-57~图 14-59)。

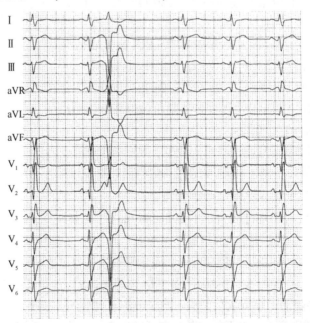

图 14-57 完全性右束支传导阻滞合并左前分支传导阻滞

注：窦性心动过缓，心率 55 次/min；P 波时限 0.12s，不完全性心房内传导阻滞；QRS 时限 0.16s，QRS 电轴–90°，完全性右束支传导阻滞合并左前分支阻滞；第 3 个心搏为室早

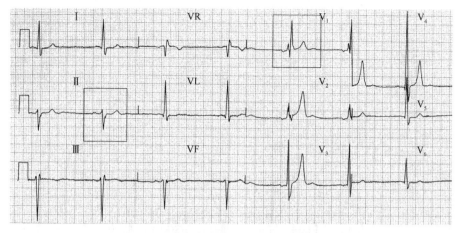

图 14-58 右束支阻滞合并左前分支传导阻滞

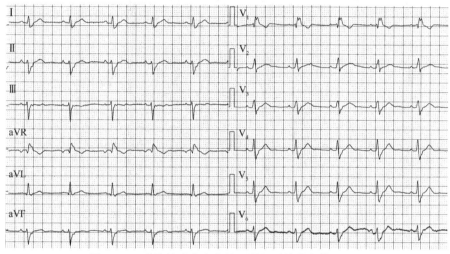

图 14-59 完全性右束支传导阻滞，左前分支传导阻滞

注：V_1 导联呈 rSR' 型，QRS 波时限 ≥0.12s，Ⅰ、aVL、V_5、V_6 导联 S 波宽而粗钝，右胸导联呈继发性 ST-T 改变；QRS 电轴 −82°，Ⅰ、aVL 导联 QRS 波主波向上呈 qRs 型，Ⅱ、Ⅲ、aVF 导联呈 rS 型，SⅢ＞SⅡ

(二) 右束支阻滞合并左后分支传导阻滞

心室的除极向量可分为三个时相，第一时相除极向量朝向左下，在Ⅰ、aVL 导联产生 r 波，在Ⅱ、Ⅲ、aVF 导联产生 q 波；第二时相除极向量朝向右下(+100°以右)，在Ⅰ、aVL 导联产生 S 波，在Ⅱ、Ⅲ、aVF 导联产生 R 波；第三时相除极向量朝向右前，在Ⅰ、aVL 导联使 S 波继续加深、加宽，在 V_1、V_2 导联产生 R' 波，在 V_5、V_6 导联产生宽的 S 波，在Ⅱ、Ⅲ、aVF 导联可无影响，也可产生 r' 波。所以，其心电向量的改变在额面主要反映左后分支传导阻滞的特点，而在水平面主要反映右束支阻滞的特点。其心电图特征：

1. 右束支阻滞 V_1、V_2 导联呈 rSR' 型，V_5、V_6 导联 qRs 型；QRS 时间 ≥0.12s。

2. 左后分支传导阻滞 Ⅰ、aVL 导联呈 rS 型，Ⅱ、Ⅲ、aVF 导联呈 qR 型或 qRr' 型；QRS 电轴右偏超过+100°(图 14-60)。

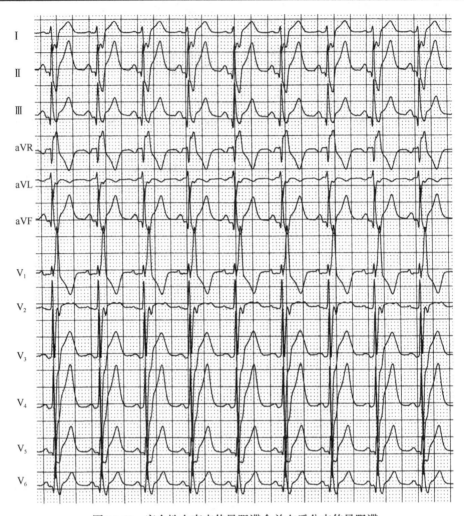

图 14-60　完全性右束支传导阻滞合并左后分支传导阻滞

注：窦性心动过速，心率 110 次/min；QRS 时限 0.13s，QRS 电轴+130°，完全性右束支传导阻滞合并左后分支传导阻滞

(三) 右束支阻滞合并左中隔支传导阻滞

心室的除极向量可分为三个时相，第一时相除极向量朝向左后，I 、V₅、V₆导联起始 Q 波消失，V₁、V₂导联 r 波消失或变小；第二时相除极向量继续朝向左后，V₁、V₂导联出现 S 波，V₅、V₆导联出现 R 波；第三时相除极向量转向右前形成附加环，在 V₁、V₂导联形成 R′ 波，在 V₅、V₆导联形成宽的 S 波。所以，其心电向量主要改变在水平面，呈现右束支阻滞的特点，但起始向量朝向左后。

心电图特征：表现为右束支传导阻滞的特点，但 V₁、V₂导联 r 波消失或变小，V₅、V₆导联起始 Q 波消失。

(四) 左前分支传导阻滞合并左后分支传导阻滞

心电图可有下列几种表现。

1. 呈现完全性左束支阻滞　当左前分支、左后分支同时发生三度传导阻滞时，心电图呈现完全性左束支传导阻滞图形，此时很难与左束支主干发生三度传导阻滞所致的完全性左束支传导阻滞图形鉴别。如果曾出现左前分支传导阻滞或左后分支传导阻滞图形，或两者交替出现者方可诊断为左前分支传导阻滞合并左后分支传导阻滞；而单纯的完全性左束支传导阻滞则无上述表现。有学者认为，当 QRS 时间≥0.14s 时多为左束支主干发生三度传导阻滞；当 QRS 时间在 0.12~0.13s 时多为左前分支传导阻滞合并左后分支传导阻滞。

2. 呈现完全性左束支传导阻滞伴显著电轴左偏　此为左前分支传导阻滞比左后分支传导阻滞严重所致。但也可能为一度左束支主干传导阻滞合并三度左前分支传导阻滞所引起。

3. 呈现完全性左束支传导阻滞伴显著电轴右偏　此为左后分支传导阻滞比左前分支传导阻滞程度严重所致。关于左束支主干发生传导延缓合并一侧分支传导阻滞时，能否从心电图上诊断，尚无定论。

五、三分支阻滞(右束支阻滞+左前分支传导阻滞+左后分支传导阻滞)

心电图可有下列几种表现：

(一) 三分支完全阻滞

心电图表现为三度房室阻滞伴缓慢的室性逸搏心律。

(二) 三分支不完全阻滞

心电图表现为双分支阻滞+房室阻滞，双分支通常为完全性阻滞，而房室阻滞实际系另一分支的一度或二度阻滞所致。

1. 右束支阻滞+左前分支阻滞+一度或二度的房室阻滞　右束支和左前分支通常为三度阻滞，一度或二度的房室阻滞实际系左后分支的一度或二度阻滞所致(图 14-61、图 14-62)。

2. 右束支阻滞+左后分支阻滞+一度或二度的房室阻滞　右束支和左后分支通常为三度阻滞，一度或二度的房室阻滞实际系左前分支的一度或二度阻滞所致。

3. 右束支阻滞+交替出现的(左前分支阻滞、左后分支阻滞、QRS 波群脱漏)　右束支通常为三度阻滞，另两分支出现间歇性传导阻滞，若出现 QRS 波群脱漏多为二度。

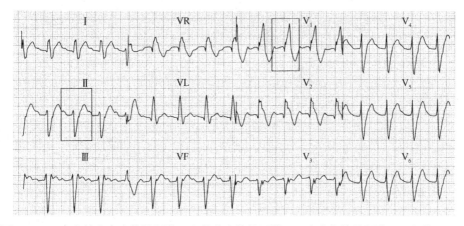

图 14-61　完全性右束支传导阻滞，左前分支传导阻滞，一度房室传导阻滞(P-R 间期 0.28s)

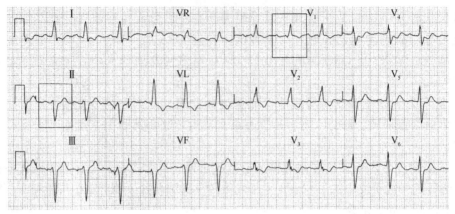

图 14-62　　完全性右束支传导阻滞、左前分支传导阻滞、一度房室传导阻滞(P-R 间期 0.224s)

六、不定型室内传导阻滞

不定型室内传导阻滞亦称末梢型室内传导阻滞、非特异性室内传导阻滞、非特异性心室内传导障碍，系室内传导系统的末梢阻滞。其阻滞部位在束支的细小分支以下或在浦肯野纤维网，阻滞范围较广泛，有学者称之为"心室肌阻滞"。其心电图特点是 QRS 波群增宽≥0.12s，形态畸形，但无典型的左束支传导阻滞或右束支传导阻滞的图形，QRS 波群可有粗钝或切迹，说明激动在心室内的传导有被阻滞的现象。可伴有 ST-T 继发性改变及 Q-T 间期延长。患者多有冠心病、高血压病、心肌病等疾病，病变多涉及双侧束支。

第十五章 传导途径异常——预激综合征

正常的房室传导途径是房室结—希氏束—浦肯野纤维系统，并且激动在房室结内有一定的生理性延迟。预激综合征(pre-excitation syndrome)是指室上性激动在通过正常途径到达心室，使心室除极之前，部分心室肌已经被预先除极。这是由于在正常的房室传导途径之外，在心房和心室之间还存在附加的传导束，即旁道(或旁路)传导。一般情况下，旁道的传导速度快于正常的房室传导速度，故激动通过旁道下传使部分心室肌提前除极，与此同时沿着正常房室途径下传的室上性激动也到达心室，使尚未除极的心室产生除极活动，进而在心电图上表现为两者的心室融合波图形(QRS 波群增宽，起始部位产生 delta 波)。

第一节 旁道的预激特性及影响因素

1. 隐匿性预激(隐匿性旁路) 该旁路只能逆向传导、无前传功能。这是由于旁路的前向传导不应期极长，故造成永久性前向传导阻滞，故在窦性心律时从不出现预激图形，心电图上 P-R 间期正常，QRS 起始部无预激波，但此旁路有逆传功能，可作为逆传支参与反复发作房室折返性心动过速的形成。临床上隐匿性预激并发房室折返性心动过速者远比显性预激多见。

2. 显性预激(显性旁路) 该旁路具有双向传导能力，故在窦性心律时可表现出典型的预激图形。当存在快速性异位心律时，该旁道可参与其中，形成顺传型或逆传型 AVRT。

3. 持续性预激 是指每次描记心电图均出现预激图形，动态心电图监测可见预激图形持续存在，但预激程度可不完全相同，此型患者旁路的不应期较短。

4. 间歇性预激 是指预激的心电图表现可间歇性出现，有时完全恢复正常，P-R 间期和 QRS 时间恢复正常，delta 波和继发性的 ST-T 改变均消失。间歇性预激的出现与预激程度的改变有变，此型患者旁路的不应期较长，心电图上不出现预激的图形，并不表示旁路束不能前向传导，而只是激动经旁路束传导和经正常房室传导的时间关系发生改变，因此，即使房室旁路有前向传导功能，亦可在体表心电图上不显现预激的表现。

影响预激程度的常见因素有运动(交感张力增高而迷走张力减退，正常房室传导加快而经旁路的预激减小)、自主神经张力的变化(迷走神经张力增高对房室结的传导有显著抑制作用可使预激增大，反之则减小预激)、左侧旁室旁路(因其距离窦房结较远，冲动进入旁道较晚而预激较小)、旁路的不应期延长(可使冲动经旁路前传减少而使预激程度减小)、房内传导时间(心房病变如果波及旁路，使冲动抵达旁路的时间延缓可形成间歇性预激)、起搏点位置改变(心房激动点位于旁道的远侧或心房冲动抵达旁路和房室结的相对时间关系的变化，可形成间歇性预激)、房室旁路内的隐匿性传导(房颤或室性早搏的隐匿性传导可侵入房室旁道可使预激程度减轻或消失)、假性正常(两条房室旁路同时预激心室)、旁路的传导阻滞(可使预激程度减小)。

需要注意，隐匿性预激和间歇性预激两者在心电图上都无预激表现，但其临床意义和电生理学特性完全不同，间歇性预激的房室旁路束具有前传功能，只是暂时被掩盖。因此在房颤时，间歇性预激如伴短不应期旁路，则同样可出现危及生命的室颤或猝死。隐匿性预激则无前向传导功能，故在房颤时不会出现快速的心室反应。如发生折返性室上性心动过速，室率可很快(多数超过 160 次/min)，可有明显的临床症状。

第二节　预激综合征的分类

预激综合征解剖学基础是房室旁道的存在，典型的预激综合征是存在 Kent 束，其直接连接心房和心室(图 15-1)。不典型的预激综合征可能存在 James 束或 Mahaim 纤维，前者起自心房下端，绕过房室结上中部，与房室结下端连接，后者起自希氏束下端，直接连接心室肌。

一、典型的预激综合征(WPW 综合征)

(一) WPW 综合征的心电图特征

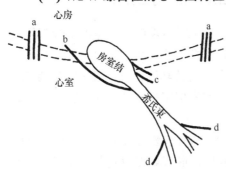

图 15-1　各种预激旁道示意图

a. 房室旁路(Kent 束)；b. 房-希束旁路(James 束)；
c. 结室旁路(Mahaim 纤维)；d. 束室旁路(Mahaim 纤维)

1930 年 Wolff、Parkinson 和 White 三位医生首次发现 11 例青年人预激综合征，其心电图表现为 P-R 间期短，QRS 波群宽，同时伴有心动过速特征，随后 3 人联合首次对本综合征进行描述，因此又将典型的预激综合征称为吾-巴-怀(Wolff-Parkinson-White，WPW)综合征。其解剖学基础为 Kent 束直接连接心房和心室，位于左右心房和心室游离壁或室间隔之间。室上性激动(窦房结激动或心房激动)可经传导很快的旁路纤维下传并预先激动部分心室肌，同时，室上性激动也经正常房室结途径下传激动其他部分心室肌，进而形成特殊的心电图特征(图 15-1的 a 部分和图 15-2)，即预激三联征(以下 1~3 条)。

1. P-R 间期缩短<0.12s　由于旁道传导速度较正常房室传导途径快，因此 P-R 间期小于 0.12s。

2. QRS 起始部有预激波(delta 波)　QRS 波群起始部出现明显钝挫，类似希腊字母 δ，是由于来自旁道的激动首先使部分心室肌除极所致。

3. QRS 增宽≥0.12s　由于旁道影响，使心室除极时间提前，但正常心室肌除极的结束时间不变，至使心室除极的全过程时间延长，通常≥0.12s。

4. P-J 间期正常　由于旁道传导不影响正常的心房除极开始至心室除极结束的时间，故 P-J 间期正常。

5. 继发性 ST-T 改变　由于房室旁道使心室除极顺序发生改变，进而引起复极顺序改变而出现 ST-T 异常。

需要注意：心电图 delta 波的大小、QRS 波的宽度及 ST-T 改变的程度与预激成分的多少有关，少数预激患者 QRS 波的时间可<0.12s。

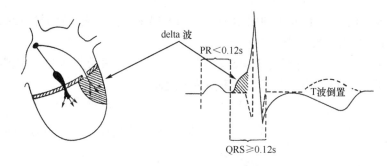

图 15-2　WPW 综合征心电图特征示意图

(二) WPW 综合征的分型和旁路的定位

1. 确定 delta 波(δ 波)的极性　测定标准由 Lemery 等首先提出,将具有预激特征的 QRS 波群起始 40ms 规定为 δ 波,如果某导联起始 40ms 向量在等电位线上方,为正向 δ 波,表示为(+);如果某导联起始 40ms 向量在等电位线下方,则为负向 δ 波,表示为(−);如果某导联有明确预激波,而与其同步记录的其他导联在预激时无可见的 δ 波,或 δ 波起始时偏离等电位线,但在 QRS 波开始之前又回到了等电位线,则为等电位线 δ 波,表示为(±)(图 15-3)。

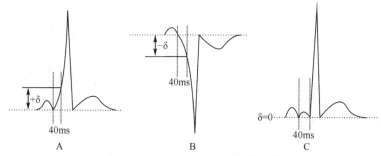

图 15-3　delta 波(δ 波)极性的确定
A. 正向 δ 波; B. 负向 δ 波; C. 等电位线 δ 波

2. 传统的分型和定位　传统的分型方法是由 Rosenbaum 和 Wilsonr 在 1945 年提出的,根据 V_1 导联δ波极性及 QRS 主波方向对旁路进行初步定位,此方法简单易行,便于记忆,但与旁路的解剖位置不完全相符(图 15-4~图 15-10)。

(1) A 型预激　V_1~V_5 导联为正向δ波,QRS 波群呈 R 波为主型,δ波平均向量指向前方,则一般为左侧旁路,位于左心房与左心室之间,偏向后基底部,特异性较高。

(2) B 型预激　V_1、V_2 导联为负向δ波,或 QRS 波群呈 S 波为主型,$V_{4\sim6}$ 的δ波向上及 QRS 波群以 R 波为主型,δ波平均向量指向左前方,则大多为右侧旁路,位于右心房与右

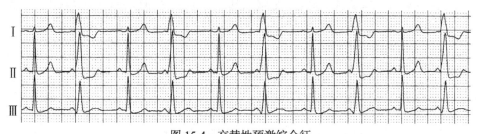

图 15-4　交替性预激综合征
注:窦性心律,心率 88 次/min;交替性心室预激,P-R 间期 0.06s

心室之间。此时如果同时合并Ⅰ导联 R>S，则高度提示右侧旁路，特异性较高；如果Ⅰ导联 R≤S，则不一定为右侧旁路。

(3) C 型预激　V$_1$、V$_2$ 导联为正向δ波，Ⅰ、avL、V$_6$ 导联为负向δ波，预激波平均向量指向右前，则提示旁路多位于左房与左室前侧壁之间。

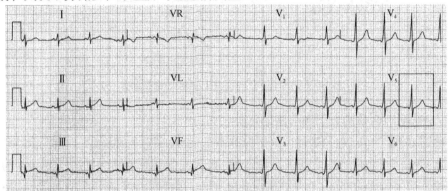

图 15-5　WPW 综合征 A 型(1)

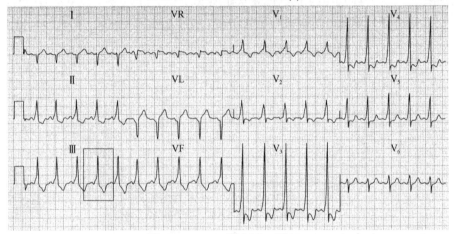

图 15-6　WPW 综合征 A 型(2)

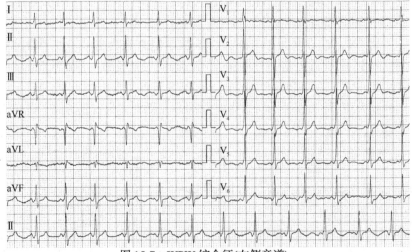

图 15-7　WPW 综合征(左侧旁道)

注：P-R 间期<0.12s，QRS 波时限≥0.12s，QRS 波起始部见预激δ波，V$_1$导联的δ波向上且 QRS 波主波向上，提示为左侧预激旁道

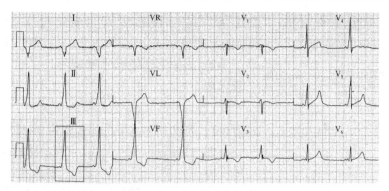

图 15-8 WPW 综合征 B 型

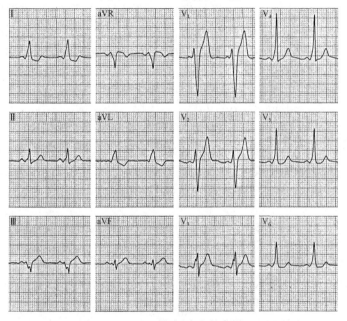

图 15-9 WPW 综合征(右侧旁道)(1)

注：Ⅰ、Ⅱ、V_4~V_6 导联上可见 QRS 波初始部分粗钝，预激波直立，P-R 间小于 0.12s，QRS 时限大于 0.10s，P-J 间期 0.24s；ST-T 呈继发性改变，符合 WPW 综合征；经电生理检测和射频消融证实为右侧游离壁旁路

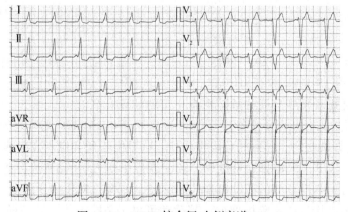

图 15-10 WPW 综合征(右侧旁道)(2)

注：P-R 间期 < 0.12s，QRS 波时限≥0.12s，QRS 波起始部见预激 δ 波，V_1 导联的 δ 波向下且 QRS 波主波向下，提示为右侧预激旁道

3. 新近的分型与定位　由于传统的分型方法不完全符合实际，故陆续有 Gullagher、Yuan、Milstein、Iwn 和 Adam 等学者提出多种体表心电图旁路的定位方案，下面选取有较高敏感性和特异性的定位方案，供大家参考。

(1) 利用 V_1 导联和肢体导联δ波的极性定位(Iwa 方案)：1980 年 Iwa 等提出先根据 V_1 导联δ波极性定出左右侧，再据Ⅲ、aVF、Ⅰ、aVL 导联δ波极性分出前后等部位，见表 15-1。

(2) 利用 V_1 导联 QRS 波方向和肢体导联δ波的极性定位：利用 V_1 导联 QRS 主波方向大体上分出旁路的左右位置，再根据肢体导联(Ⅰ、avL、Ⅱ、Ⅲ、avF)δ 波的方向大体判断旁路的前后位置，见图 15-11。

表 15-1　据体表心电图定位 Iwa 方案

旁道部位	δ波的极性
右游离壁	$V_1(\pm)$
前壁	Ⅲ、aVF(+)
侧壁	Ⅲ、aVF(−/±)
后壁	Ⅲ、aVF(−)
右间壁	$V_1(-)$
前间壁	Ⅲ、aVF(+)
后间壁	Ⅲ、aVF(−)
左侧	$V_1(+)$
前壁	Ⅲ、aVF(+)
侧壁	Ⅰ(±/−)、aVL(−)
后壁、后间壁	Ⅲ、aVF(−)

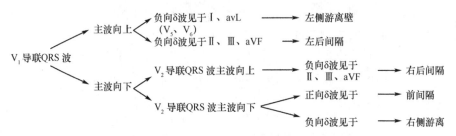

图 15-11　利用 V_1 和支体导联判断旁路位置

(三) 预激综合征合并房颤(或房扑)致猝死的危险性评估

预激综合征多见于健康人，其主要危害是常可引发房室折返性心动过速(见前述)。当预激综合征患者并发房颤或房扑时，由于旁道较房室结传导速度快，且旁道的不应期短，若心房冲动沿旁路下传，会产生极快的心室率，如果落入心室的易损期，则可演变为室颤，引起猝死，属一种严重类型的心律失常(图 15-12)。故利用体表心电图评估该类患者发生猝死的危险性有一定的临床意义。

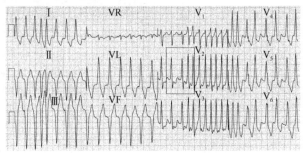

图 15-12　WPW 综合征伴房颤
注：室率 300 次/min，节律不齐，预激波明显

(1) 如果预激综合征合并房颤或房扑时 R-R 间期≤250ms，则猝死的危险性较大。

(2) 间歇性预激患者，猝死的危险性较低，这是由于此类患者发生房颤时心室率相对较慢，故危险性较低。但需排除室性早搏和交界性早搏之后的δ波消失造成的假性正常不属于间歇性预激。室性早搏的激动可逆传至旁路，使旁路发生传导阻滞，故预激波消失；交界性早搏的激动接近心室除极部位，其激动可早于旁路下传，故预激波消失。

(3) 持续性预激患者，合并房性早搏，如果 P-P′ 间期>270ms 时，房性早搏所产生的 QRS 波群无预激波或出现房室传导阻滞，则说明旁路的不应期>270ms，此时如果发生房颤则心室率相对较慢，猝死的危险性较低。

由于预激综合征合并房颤(或房扑)风险性极高，故应尽快中止这种心动过速。此时应禁用毛花苷 C、维拉帕米、美托洛尔等，可以选用静脉滴注胺碘酮或普罗帕酮，如果发生血流动力学障碍，立即使用直流电击复律。近年，采用导管射频消融术已可对预激综合征进行彻底根治。

二、LGL 综合征

1952 年由 Lown、Ganong 和 Levine 三人首次联合报道了一种"P-R 间期缩短，QRS 波群正常，临床常伴有阵发性心动过速"的综合征，即短 P-R 综合征，因此又称 LGL 综合征(Lown-Ganong-Levine syndrome)。关于其发生机制：①推测存在绕过房室结传导而连接于房室结下部或房室束的旁路纤维 James 束(图 15-1b)，故又称 James 型预激综合征，但缺乏解剖学证据；②目前多倾向于认为房室结内存在一条传导异常快的通道引起房室结加速传导，或房室结较小，发育不全引起。心电图特征：

(1) P-R 间期缩短<0.12s。

(2) QRS 起始部无预激波，无 QRS 波群增宽(图 15-13、图 15-14)。

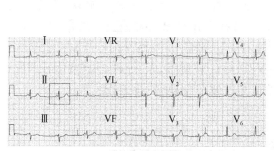 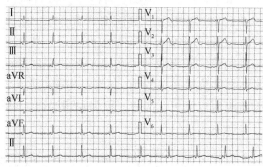

图 15-13 LGL 综合征 　　　图 15-14 短 P-R 综合征

注：P-R 间期 < 0.12s，QRS 波形态和时限正常

三、Mahaim 型预激综合征

1937 年由 Mahaim 首先报道了两种旁道(图 15-1 的部分 c 和部分 d)，即结–室旁路(起源于房室结连接到心室肌的结室纤维)和束–室旁路(起源于房室束或束支连接到心室的束室纤维)，并用以解释本型预激，后来称此旁道为 Mahaim 纤维，此型预激为 Mahaim 型预激综合征。但近来的电生理研究证实本型预激是由于房–束旁路(起源于右心房三尖瓣环侧壁上方，连接到右束支或右束支附近的心室肌)形成的。此旁路具有类房室结样特征，传导缓慢，其不应期短于房室结，传导速度亦慢于房室结，呈递减性传导，是一种特殊的房室旁路。因 Mahaim 型旁路多位于右侧，故心动过速发作时可以引发宽 QRS 波心动过速并呈左束支阻滞图形。此类旁路只有前传功能，没有逆传功能，故其参与诱发的房室折返性心动过速均为逆向传导型。其心电图特征：

(1) PR 间期正常或长于正常值。

(2) QRS 波起始部可见预激波。

第十六章　逸搏与逸搏心律

当窦房结发生病变或受到抑制出现窦性停搏或窦性心动过缓，或由于窦房传导阻滞、房室传导阻滞使窦性激动不能下传，或其他原因造成长间歇时(如窦性心律不齐的长周期、期前收缩后的代偿间歇等)，为了防止出现长时间的心室停搏，作为一种生理性保护机制，低位起搏点就会发出激动，激动心房或心室。如仅发生 1~2 个称为逸搏，连续 3 个以上称为逸搏心律(escape rhythm)。按发生的部位分为房性、房室交界性和室性逸搏，其形态特点与各相应的期前收缩相似，两者的差别是期前收缩为提前发生，属主动节律，而逸搏则在长间歇后出现，属被动节律。临床上以房室交界性逸搏最为多见，室性逸搏次之，房性逸搏较少见。

第一节　房性逸搏与逸搏心律

由于窦房结出现病变时往往会影响到心房的异位起搏点，所以临床上房性逸搏较少见。房性 P′ 波形态视异位起搏部位而不同：起自右房上部者，P′ 波与窦性 P 波相似；起自右房后下部者(有学者称为冠状窦性心律，图 16-1)，P′ 波在 I 和 aVR 导联直立，在 II、III、aVF 导联倒置，P′-R 间期≥0.12s；起自左房后壁者，I、V$_6$ 导联 P′ 波倒置，V$_1$ 导联 P 波直立，具有前圆顶后高尖特征；起自左房前壁者，V$_3$~V$_6$ 导联 P′ 波倒置，V$_1$ 导联 P′ 波浅倒或双向；对于起搏点位于左房者，称为左房心律，其特征为 P′ 波在 V$_6$(V$_5$)导联倒置。

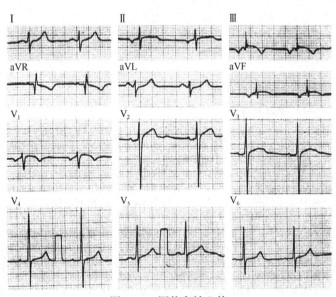

图 16-1　冠状窦性心律

注：II、III、aVF 导联 P 波倒置，aVR 导联 P 波直立，P-R 间期 0.14s(大于 0.12s)，QRS 时限及 ST-T 均正常。这类心电图过去称为"冠状窦性心律"，后称为交界性心律，目前认为其机制更可能为起源于冠状静脉窦附近的房性节律或房性心动过速

1. 心电图特征

(1) P′ 波在长间歇后出现，形态与窦性 P 波不同。P′ 波的形态可以相同(单源性)，也可以不同(多源性)。若房性激动和窦性激动同时发出，则可出现房性融合波。

(2) P′-R 间期≥0.12s 或略短于窦性 P-R 间期。

(3) P′波后继的 QRS 波与窦性者相同。

(4) 若出现 1~2 个称为房性逸搏；若连续出现 3 个以上称为房性逸搏心律，频率多为 50~60 次/min，但较同导联窦性频率为慢。

2. 实例分析 见图 16-2~图 16-4。

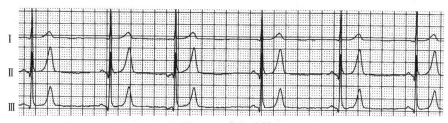

图 16-2　房性逸搏

注：窦性心动过缓，心率 47 次/min，第 3 个心搏为房性逸搏

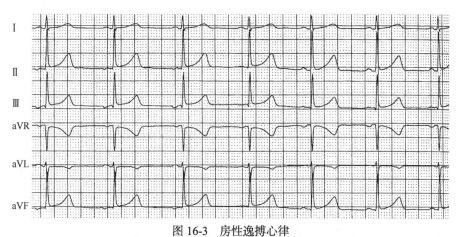

图 16-3　房性逸搏心律

注：第 1~3 个心搏为房性逸搏，P′-R 间期 0.14s，第 4 个 P 波为窦性房性的融合波，后 3 次心搏为窦性

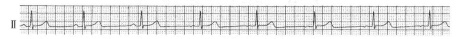

图 16-4　房性逸搏心律

注：前 3 次为窦性心动过缓，心率 52 次/min，自第 4 个心搏起为房性逸搏心律，频率 50 次/min

第二节　交界性逸搏与逸搏心律

交界性逸搏是最常见的被动性异位搏动，临床多见于窦房结病变(窦性心动过缓、窦性停搏或窦房阻滞)、二度以上房室传导阻滞或其他原因的长间歇之后。

1. 心电图特征

(1) 在一个较窦性心室周期长的间歇之后出现 QRS 波群，呈交界性搏动特征(参见第十一章第三节交界性期前收缩)。

(2) 若出现 1~2 个称为交界性逸搏；若连续出现 3 个以上称为交界性逸搏心律，室率多为 40~60 次/min，节律匀齐。

2. 实例分析 见图 16-5~图 16-9。

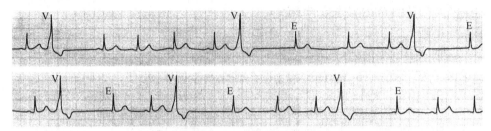

图 16-5 交界性逸搏

注：本例为室性期前收缩引起的交界性逸搏，图中 V 为室性期前收缩，E 为交界性逸搏，其特征为 QRS 波延迟发生，形态与窦性者相同，其后的窦性 P 波被干扰

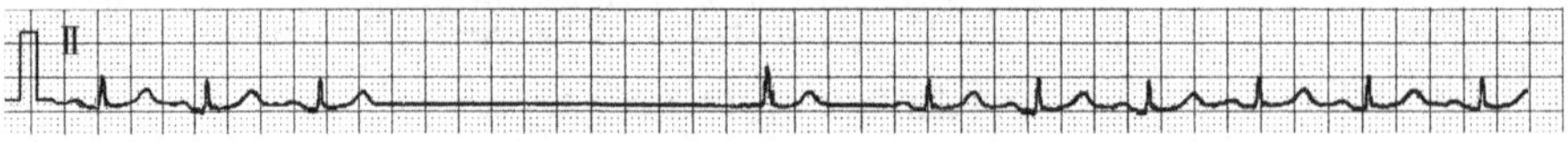

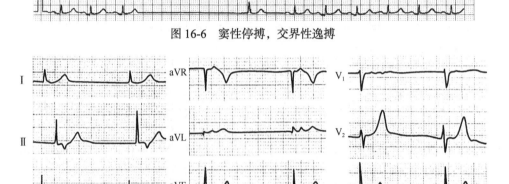

图 16-6 窦性停搏，交界性逸搏

图 16-7 交界性逸搏心律

注：心率约 44 次/min，QRS 波后在 ST 段上都有一逆行 P 波；P′ 波在 II、III、aVF、V₃、V₅ 导联倒置，aVR 导联直立，R- P′ 间期 0.12s

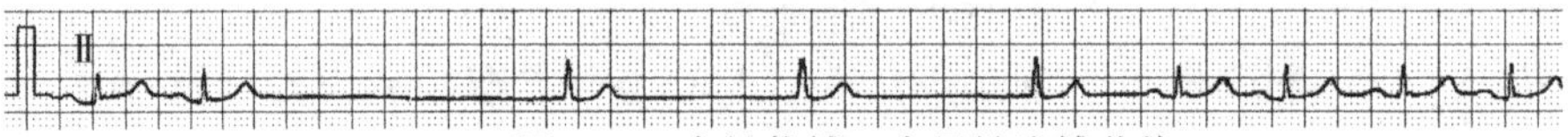

图 16-8 窦性停搏，交界性逸搏节律

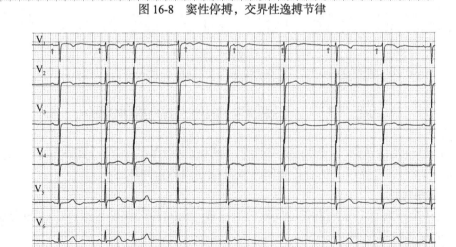

图 16-9 房性期前收缩，交界性逸搏节律

注：第 1、第 2、第 7、第 8、第 9 次搏动为窦性心动过缓；第 3 次搏动为房性期前收缩；第 4、第 5、第 6 个 QRS 波为交界性逸搏并形成节律

第三节 室性逸搏与逸搏心律

临床上当出现严重的双结病变或发生于束支水平的三度房室传导阻滞，窦房结、心房及交界区均无法产生激动或产生的激动无法下传心室，而交界区又不能及时产生逸搏时，心室起搏点便发出激动形成逸搏或逸搏心律。

1. 心电图特征

(1) 在一个较交界性心动周期长的间歇之后出现宽大畸形的 QRS 波群，QRS 波的形态可以相同(单源性)，也可以不同(多源性)。一般来说，异位起搏点越接近束支分叉处，QRS波的形状越接近正常。若与下传的窦性激动同时相遇，可出现室性融合波。

(2) 若出现 1~2 个称为室性逸搏；若连续出现 3 个以上称为室性逸搏心律，室率多为20~40 次/min，节律基本匀齐(单源性)，亦可不匀齐(多源性者)。

(3) 室性逸搏心律时，窦性 P 波可规律出现(三度房室传导阻滞)，但 P 波与 QRS 波群无任何传导关系；亦可无窦性 P 波(窦性停搏)。

2. 实例分析 见图 16-10~图 16-13。

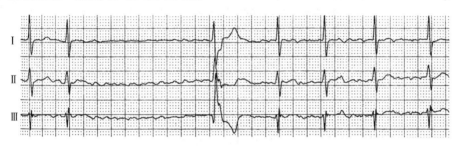

图 16-10 室性逸搏

注：房颤，延迟出现的室性逸搏，逸搏间期 2.30s

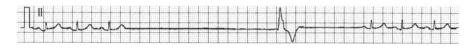

图 16-11 窦性停搏，室性逸搏

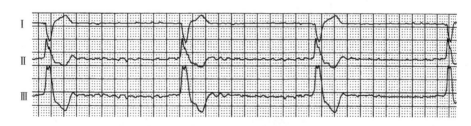

图 16-12 室性逸搏心律

注：房颤，完全性房室传导阻滞，室性逸搏心律，室率 27 次/min

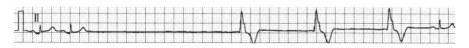

图 16-13 窦性停搏，室性逸搏节律

第四节　逸搏-夺获心律

在交界性或室性逸搏心律中，适逢某窦性激动下传心房，而心房已脱离不应期，即产生一个正常的窦性 P 波，此时如果交界区和心室均脱离了不应期，则窦性激动继续下传夺获心室产生一个 QRS 波群，即为逸搏-夺获心律，属假反复心律(图 16-14)。其与交界性或室性反复搏动的区别是：前者的两个 QRS 波之间夹有一窦性 P 波而不是逆行的 P′ 波。

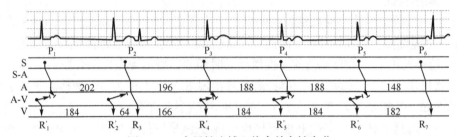

图 16-14　交界性逸搏心律合并窦性夺获

注：显著的窦性心动过缓伴窦性心律不齐，合并交界性逸搏心律，由于两者频率接近，相互发生干扰；图中 P_1、P_3、P_4、P_5 均发生于交界区尚处于绝对不应期时，故未发生心室夺获；P_2 激动到达交界区时，交界区已脱离了的绝对不应期，随即夺获了心室，形成逸搏-夺获情况；P_6-QRS-T 为 1 次窦性搏动

第十七章 反复搏动

反复搏动(reciprocal beat)，又称反复心律(reciprocal rhythm)，属于一种特殊形式的折返激动，其电生理基础是房室交界区存在双径路传导。任何起搏点发出的激动引起心房或心室除极后，沿房室交界区的另一传导途径折返回来，再次激动心房或心室，即形成反复搏动。因此反复搏动的存在，必须具备以下条件：①存在至少两条折返传导径路(图17-1)；②其中一条径路单向传导阻滞；③另一条径路传导缓慢，以保证足够长的环路折返时间(图17-2)。

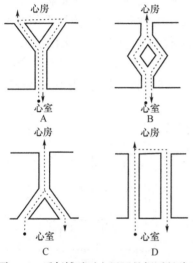

图 17-1 反复搏动时交界区的折返径路示意图

A. 下共通径路；B. 上下共通径路；C. 上共通径路；D. 无共通径路

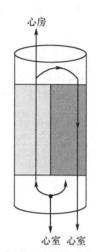

图 17-2 交界区反复搏动产生机制示意图

反复搏动常见于洋地黄中毒、冠心病和心肌炎等。根据反复搏动的起源部位可分为三类，如图17-3。

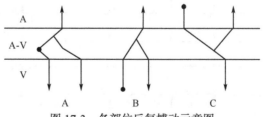

图 17-3 各部位反复搏动示意图

A. 起源于交界区的反复搏动；B. 起源于心室的反复搏动；C. 起源于窦房结或心房的反复搏动

第一节 窦性或房性反复搏动

窦性(或房性)反复搏动多发生于窦性激动伴一度房室传导阻滞出现 P-R 间期显著延长之后、房性期前收缩或房性逸搏伴有 P-R 间期延长之后，房室传导时间的延长为激动在该处形成折返成为可能。窦性或异位心房激动使心房除极后下传到达心室，在下传至心室的途中，又通过交界区的另一径路折返回来，再次激动心房，产生 P-(或 P′)-QRS-P′ 序列。即 A-V-A 顺序，首先是一个窦性 P 波或房性异位 P′ 波，其后 P-R 间期延长，最后为逆传型 P′ 波(图 17-4)。

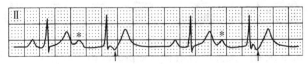

图 17-4　房性反复搏动

注：*为房性早搏，其后的 P-R 间期明显延长，紧随 QRS 波群之后出现倒置的 P′ 波(箭头)，为反复心搏

第二节　交界性反复搏动

交界性反复搏动在反复心律中最为常见，多由起源于交界区的各种心律失常所引起，如交界性逸搏心律、交界性期前收缩等。从交界区发出的激动通过交界区下传心室，同时逆传心房，激动在逆传途中又沿交界区另一传导途径折返回来，再次激动心室，产生 QRS$_J$- P′-QRS 序列(图 17-5、图 17-6)。即 V-A-V 顺序，交界性 QRS 波后出现一个逆行的 P′ 波，其 R-P′ 间期延长，常大于 0.20s(足够长的室房传导时间延缓，使激动在另一途径的折返成为可能)，之后又继以一个 QRS 波。

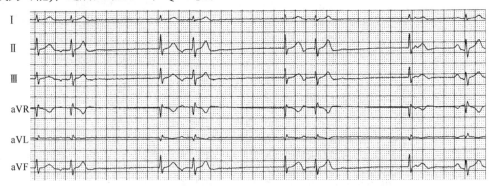

图 17-5　交界性反复搏动(1)

注：窦性停搏，交界性激动沿房室结慢径路逆传心房，经快径路前传心室形成交界性反复搏动二联律；倒数第 2 个心搏的 ST 段有未下传的 P 波，最后 1 个心搏为窦性搏动

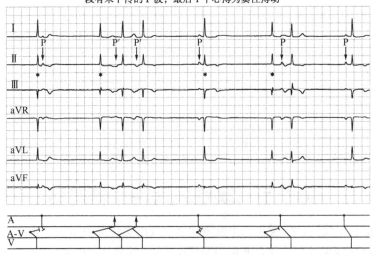

图 17-6　交界性反复搏动(2)

注：*为交界性逸搏，结合梯形图分析，部分窦性 P 波因受干扰无法下传心室，第 2 个交界性逸搏逆传心房产生倒置的 P′ 波，并沿另一径路折返再次激动心室，产生 QRSJ- P′-QRS 序列，形成两次反复搏动

第三节　室性反复搏动

室性反复搏动常见于室性期前收缩、室性逸搏心律等异位心室搏动之后。异位心室激动在心室除极之后，又逆传心房，在逆传的途中又沿交界区另一传导途径折返回来，再次激动心室，产生 QRS$_v$-P'-QRS 序列(图 17-7)。即 V-A-V 顺序，首先出现一个宽大畸形的室性 QRS 波，之后出现一个逆行的 P' 波，其 R-P' 间期延长，常大于 0.24s，之后又继以一个 QRS 波。

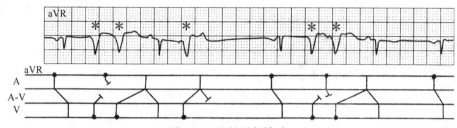

图 17-7　室性反复搏动

注：基础心律为窦性，*下方的 QRS 波群为室性早搏，其中第 3、第 8 个 QRS 波群的 R-P' 间期明显延长，其后的 QRS 波群时间、形态正常，为反复搏动；第 5 个 QRS 波群逆传至心房产生逆行 P'，但因逆传时间过短(R-P' 间期较短)，发生折返时交界区未脱离不应期而下传中断，未形成反复搏动

室性和交界性反复搏动，共同的心电图特征是：①两个 QRS 波之间均有一个逆行 P' 波；②两个 QRS 波间距(R-R 间距)一般不超过 0.40~0.50s；③R-P' 间期均延长，>0.20s。

第十八章　并行心律与游走性心律

第一节　并行心律

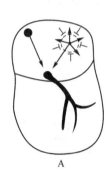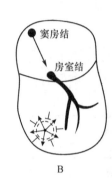

图 18-1　并行心律产生机制示意图
A. 房性并行心律；B. 室性并行心律

并行心律(parasystole rhythm)是指心脏内除了主导心律(通常是窦性心律)外，还存在一个或多个异位起搏点。由于该异位起搏点周围具有保护性传入阻滞(entrance block)，可以阻止其他外来激动传入，保护异位起搏点不受主导节律点或其他外来激动的干扰，而异位起搏点始终能有规律地以自己固有的频率按时向外发出激动(图 18-1)。若周围的心肌组织脱离了不应期，就会使心房或心室除极，呈显性激动；若周围的心肌组织尚处于不应期，则激动不能向外传播，呈隐匿性激动。这样，主导心律与异位心律同时存在并竞争性控制心房或心室，构成并行心律。如果主导心律的激动和异位起搏点的激动同时到达心肌组织，则产生融合波。

按照异位起搏点的部位，并行心律可分为房性、交界性和室性三种，以室性最为常见。并行心律的典型心电图特征(图 18-2~图 18-4)：

(1) 由于起搏点部位的不同，各异位搏动的形态可分别呈房性、交界性和室性特征。

(2) 各异位搏动与主导节律之间的联律间距明显不等，联律间距相差>0.08s。

(3) 各异位搏动间的距离总是某一公约数的整倍数关系。

(4) 伴有或不伴有融合波。

(5) 异位起搏点的频率一般较主导节律慢，通常是其自身的固有频率，房性 35~55 次/min，交界性 40~60 次/min，室性 30~40 次/min。如果频率>60 次/min，又无传导阻滞时，形成并行心律性心动过速。

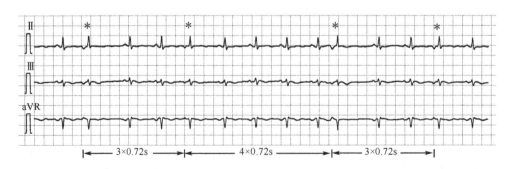

图 18-2　交界性并行心律
注：窦性心律，*标注者为交界性早搏，其联律间期不固定，早搏之间存在约 0.72s 的倍数关系

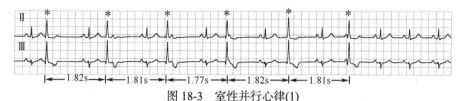

图 18-3　室性并行心律(1)

注：窦性心律，*为室性早搏，其联律间期不固定，早搏之间存在约 1.80s 的倍数关系

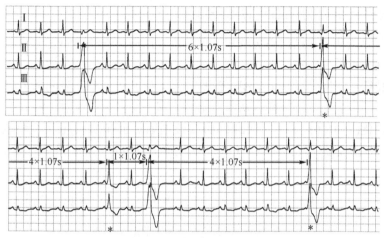

图 18-4　室性并行心律(2)

注：连续心电图记录，基础心律为窦性，图中室性早搏的联律间期不固定，早搏之间存在 1.07s 的倍数关系，其中*上方的 QRS
波群前有窦性 P 波，QRS 形态介于窦性与室性之间，属室性融合波

第二节　游走性心律

　　游走性心律(wandering rhythm)是指控制心脏的节律点不固定在某一点，而是不断地变换位置，它可以在窦房结内、心房内、交界区内及心室内的不同部位来回游走，也可游走于窦房结、心房与交界区之间。节律点游走不定往往在窦房结的自律性降低而低位节律点的自律性轻度增高且不稳定时发生。常见的有窦房结内游走、窦房结至交界区游走和窦房结至心房内游走。临床多见于儿童，迷走神经张力增强的成年人，或与洋地黄作用、风湿活动有关。

一、窦房结内游走性心律

　　窦房结分头、体、尾三部分。头部的自律性最高，迷走神经分布的最多；尾部的自律性最低，迷走神经分布少；体部的自律性介于两者之间。当迷走神经兴奋性增高时(如安静时)抑制了头部，激动由尾部发出，于是心率减慢；当迷走神经兴奋性减低时(如活动时)，激动由头部发出，心率则增快。当窦房结的节律点发生周期性转移，从窦房结头部逐渐转移至体部及尾部，而后又从尾部逐渐转移至体部及头部，此即窦房结内游走性心律，仍属于窦性心律不齐的范围。

　　心电图特征　因节律点在窦房结内游走不定，在同一导联上 P 波的形态略有不同，但均符合窦性特征(Ⅱ 导联直立，aVR 倒置)，不出现逆行；可有明显的心律不齐，P-P 间距差>0.12s；P-R 间期也可略有差别，但均大于 0.12s(图 18-5)。

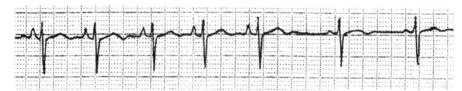

图 18-5　窦房结内游走心律

二、窦房结至交界区游走性心律

指心脏节律点从窦房结向心房及交界区游走，而后又逐渐移回窦房结，P 波有窦性、房性、交界性三种类型，室律不齐。

心电图特征　在同一导联上心率、P 波的形态及 P-R 间期三者间随节律点的游走存在着内在关联的同步变化。当节律点从窦房结→心房→交界区游走时，P 波由窦性→房性→交界性特征转化(图 18-6)，P-R 间期由≥0.12s 逐渐缩短至<0.12s，心率逐渐减慢；当节律点反向游走时，P 波逐渐恢复为窦性，P-R 间期也逐渐恢复至正常，心率逐渐加快。

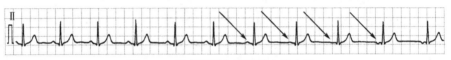

图 18-6　窦房结至交界区游走性心律

三、窦房结至心房游走性心律

在窦房结至交界区游走性心律中如果不出现交界性特征的 P 波，且 P-R 间期均≥0.12s，则考虑为窦房结至心房游走性心律(图 18-7)。

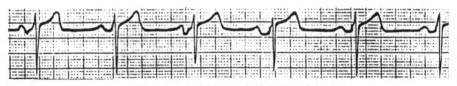

图 18-7　窦房结至心房游走性心律

第五篇
人工心脏起搏器
第十九章　起搏心电图基础知识

人工心脏起搏器是一种医用电子治疗仪器，由脉冲发生器、电源、导线及电极组成，它通过发放一定形式的电脉冲，模拟心脏冲动的形成和传导，刺激心脏并使之兴奋，产生收缩泵血功能，主要用于治疗某些心律失常所致的心脏功能障碍。

心脏起搏技术属于心律失常的介入性治疗，起搏器被植入体内后，可根据机体的需要，在体外用程序控制器改变其工作方式及工作参数，使起搏器发挥最好的效能。

第一节　人工心脏起搏器的构成

一、脉冲发生器

脉冲发生器是起搏系统的中心部件，采用微电子芯片技术完成，能够精准地发放输出电压很低的起搏脉冲，并能通过电极导线"感知"心脏自身的电活动，根据患者的需要调整起搏功能。

二、电池

电池是起搏器最大的部件，占总容量的50%。现代起搏器都使用锂碘电池，其体积小、容量大、自放电少及电流稳定，并可预期电池耗竭时间，一般寿命在10年左右。大多数起搏器都是低电压电池，约2.8伏。当输出高于2.8伏的电脉冲时，电压倍增器先将输出脉冲增强到相应的输出能量再释放出来。

脉冲发生器和电池一起被密闭在钛合金的金属外壳里，外壳呈长方形或椭圆形，外壳上面有环氧乙烷消毒的连接器来连接导线，接通内外电信号。目前基本实现了起搏器小、薄、轻的特点，大约40mm×50mm×6mm，重量20~30g。

三、导线和电极

1. 导线　由特殊的绝缘金属丝制成，经静脉系统送入心脏，其尾端插入到起搏器连接器的接口，头端连接特殊的固定装置(翼状或鳍状固定的被动固定电极、或连接螺旋固定的主动固定电极)，将导线固定于心脏。每根导线内含两根导丝，一根将起搏信号传递至心脏，另一根将自身的心电信号回传至起搏器。

2. 电极　分为被动固定电极和主动固定电极，被动固定电极为翼状或鳍状，植入心腔后嵌顿在心内膜密集的肌小梁而固定；而主动固定电极为螺钉、挂钩或锥状螺旋，植入时必须旋入心肌组织才能被固定。电极被植入到适当位置后，周围可形成纤维包裹使其非常稳定，几乎使电极导线变成心脏的一部分，如果植入时间很长则很难拔出。

第二节　人工心脏起搏器编码

为了描述起搏器的功能和起搏方式，1987 年北美起搏电生理学会(NASPE)和英国起搏电生理学会(BPEG)修订了人工心脏起搏器编码，即 NBG 编码。2001 年 4 月，在 NASPE 组委会主席 David 和 Layes 的倡导下又进行了 NBG 编码的修订(表 19-1)。

表 19-1　NBG 起搏器编码

字母位置 字母功能	第 1 位 起搏心腔	第 2 位 感知心腔	第 3 位 感知后反应方式	第 4 位 程序控制功能	第 5 位 抗心动过速功能
	A	A	T	P	P
编	V	V	I	M	S
码	D	D	D	C	D
字	O	O	O	R	O
母	S	S		O	

说明：第 1 位表示起搏心腔　A(atrium) = 心房起搏，V(ventricle) = 心室起搏，D(dual) = 心房心室双腔顺序起搏，O = 不起搏，S(single) = 单个心腔(心房或心室)起搏，厂家使用的符号，属于非正式的 NBG 编码，将电极导线植入心房时可起搏心房，植入心室时可起搏心室。如 SSI 起搏器电线导线植入心房时标志为 AAI 起搏器。

第 2 位表示感知心腔(检测自身心电信号)　A = 心房感知，V = 心室感知，D = 心房心室双腔感知，O = 不感知，S = 单个心腔(心房或心室)感知，厂家使用的符号，植入后能感知心房或心室的电信号。

第 3 位表示感知后反应方式　T(triggered) = 感知后触发，I(inhibited) = 感知后抑制，D = 感知后触发+抑制，O = 无反应。例如，VVI 起搏器表示感知到自身心室的电信号后，便抑制起搏器发放下一次心室起搏脉冲；VVT 起搏器表示感知到自身心室的电信号后，便触发起搏器发放下一次心室起搏脉冲，多用于临时程控，评价起搏器的功能；DDD = AAI(感知心房自身心电活动后，抑制下一次心房起搏脉冲的发放)+VAT(感知心房自身心电活动时，触发一次心室起搏脉冲)+VVI(感知心室自身心电活动后，抑制下一次心室起搏脉冲的发放)。

第 4 位表示程序控制功能　P(programmable) = 可程控心率和(或)输出，M(multi- programmable)=多项程控功能，C = 遥测功能，R = 频率应答功能，O = 无程控功能。由于现代埋植型起搏器都具有 M 和 C 功能，所以一般情况下第 4 位只表示起搏器的频率适应性。字母 R 只表示起搏器具有根据患者活动量的需要而调整起搏频率的功能，但无法表明起搏器传感器的类型(压力、加速度、每分钟通气量、体温传感器)。例如，VVIR 起搏器表示心室起搏、心室感知，感知自身心室的心电活动后抑制下一次心室起搏脉冲的发放，并且，起搏器感知患者运动量改变时(但不能确定具体的调控参数),能自动调整心室起搏频率。如果没有频率应答功能,则字母"O"通常省略。

第 5 位表示抗心动过速功能 P = 抗心动过速起搏,S = 电击,D = 双重(P+S),O = 无功能。由于抗快速心律失常的功能不常见,故第 5 位较少使用。

生产厂家通常根据最高级工作模式对起搏器进行标志,而其植入心腔后常根据起搏方式的需要选择程控参数进行程控。例如,DDDR 表示双腔频率应答起搏器,植入后可程控为 DDD、VVIR 等工作模式;SSI 起搏器植入心室时,标志为 VVI 起搏器,代表具有心室起搏、心室感知功能,为方便观察患者的自身心律,可将其程控为 OOO 模式(既无起搏也无感知功能),或 VOO 模式(关闭心室感知功能)。

第二十章 不同类型起搏器及其心电图表现

第一节 起搏器的类型

起搏器按照计时周期，能否与自身的心房和(或)心室搏动保持同步，可分为非同步型起搏器和同步型起搏器。①非同步型起搏器，又称固定频率起搏器。可分为AOO、VOO、DOO，无感知功能，仅能按固定的频率发放起搏脉冲，不受患者自身心律的影响，即不能与患者自身的心律保持同步。因而可能与患者的心律形成竞争心律，如果起搏脉冲落入心室易颤期时，还可能诱发严重的室性心律失常，故目前临床较少应用，仅用于程控评估起搏器的功能、或用于三度房室传导阻滞而无室性期前收缩、或作超速起搏治疗异位快速心律失常。②同步型起搏器，具有感知和起搏双重功能，可以感知患者自身心电信号，并与患者自身心律保持同步，使心脏能够保持房室1：1的同步协调收缩关系，维持良好的血流动力学，其较少引起竞争心律，更不会诱发心室颤动。例如，AAI、VVI、DVI、VAT、DDI、VDD、DDD。

起搏器按照其起搏的心腔分为3类：①单腔起搏器，仅有1根电极导线置于右室心尖部或右心耳进行起搏；②双腔起搏器，心房和心室内各放置1根电极导线(多为右心耳及右室心尖部)；③三腔起搏器，有3根电极导线分别置于双心房+右室，或右房+双心室，但临床应用很少。

结合以上分类，目前永久性人工心脏起搏器大致分为5种类型：

1. 单腔起搏器 ①非同步型心房起搏(AOO)；②抑制型按需心房起搏(AAI)；③触发型按需心房起搏(AAT)；④非同步型心室起搏(VOO)；⑤抑制型按需心室起搏(VVI)；⑥触发型按需心室起搏(VVT)。

2. 双腔起搏器 ①非同步房室起搏(DOO)；②房室顺序起搏(DVI)；③心房和心室抑制型房室顺序起搏(DDI)；④房室同步型(心房跟踪型)心室起搏(VAT)；⑤心房同步心室抑制型起搏(VDD)；⑥房室全自动型起搏(DDD)。

3. 频率适应性起搏器 ①频率适应性心房起搏(AAIR)；②频率适应性心室起搏(VVIR)；③频率适应性心房同步心室抑制型起搏(VDDR)；④频率适应性房室全自动型起搏(DDDR)；⑤双传感器频率适应性单腔起搏器(dual sensor SSIR)；⑥双传感器频率适应性双腔起搏器(dual sensor VDDR和DDDR)。

4. 心脏再同步起搏器(cardiac resynchronization therapy，CRT) 在传统的右心房、右心室双腔起搏基础上增加左心室起搏，遵照一定的房室间期和室间间期顺序发放刺激，恢复心脏运动的同步性，从而改善心脏功能，治疗心室收缩不同步的心力衰竭患者。

5. 植入型心律转复除颤器(implantable cardioverter defibrillator，ICD) 具有支持性心动过缓起搏、抗心动过速起搏、低能量复律和高能量除颤等多种功能，是治疗恶性室性心律失常的主要模式。

第二节　起搏器心电图的图形特点

1. 起搏脉冲信号　也称为刺激信号、起搏信号、脉冲信号、刺激标记或钉样标记，是由脉冲发生器发出的脉冲电流所产生，其时限(脉宽)为 0.5ms 左右，故在体表心电图表现为基线上的一条窄且近乎垂直的线，即钉样标记(图 20-1)。

2. 心房起搏波　由钉样标记和其后出现的 P 波组成(图 20-2)。P 波的形态与起搏电极在心房内的位置相关。在右房的上外侧(靠近窦房结)起搏时，起搏的 P 波形态与窦性 P 波近似；在右房下部、房间隔或左房(冠状静脉

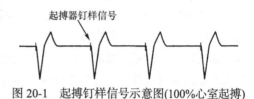

图20-1　起搏钉样信号示意图(100%心室起搏)

窦)等部位起搏时，起搏的 P 波形态与窦性 P 波差异明显，这是由于此时心房的除极顺序发生明显改变所致。

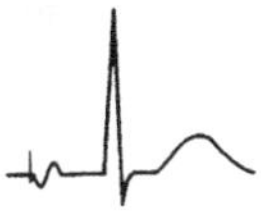

3. 心室起搏波　由钉样标记和其后出现的 QRS-T 波组成(图 20-3)。QRS 波群的形态取决于心室起搏的部位，左右心室的起搏波差异明显；T 波的方向与 QRS 波群的主波相反。

图 20-2　心房起搏示意图

(1) 右室起搏:QRS 波群呈左束支阻滞的图形,是由于右室除极早于左室除极所致。但因为电极所放置的位置不同，故同时可引起额面 QRS 电轴发生不同的变化。

1) 右室心尖部起搏：是常见的理想起搏位置，不论电极置于心内膜、心肌内或心外膜，体表心电图均呈左束支阻滞合并额面 QRS 电轴显著左(上)偏图形，多在 –90°~–30°，即右室心尖部起搏 = LBBB+LAD。其机制是：右室心尖部首先除极，紧接着除极波经心室肌缓慢地从右向左并从心尖部向心底部(从下向上)扩布所致。但是胸前导联的 QRS 波形有两种可能，一种是 V₅、V₆ 呈宽阔向上的波形；

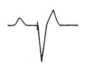

图 20-3　心室起搏示意图

另一种是 V$_5$、V$_6$ 以 S 波为主的宽阔的 QRS 波形。两者的发生率大致相仿，后一种稍多于前者，这种以 S 波为主的不典型的左束支阻滞图形，是由于心室除极的后半部分从前向后引起的。

2) 右室流入道(三尖瓣水平)或流出道起搏：不常用的起搏位置，体表心电图呈左束支阻滞图形，但其额面 QRS 电轴正常或偏右(下)，是由于心脏基底部的除极早于心尖部的原因。

因此，临床上右室心尖部起搏的患者，如果其起搏心电图的额面心电轴从显著左偏变为正常或右偏，应考虑到电极导线的顶端已从右室心尖部移至流入道或流出道。

(2) 左室起搏：起搏电极通常是在开胸时缝在左心室前壁或侧壁的外膜面，现临床少用。QRS 波群呈右束支阻滞的图形，是由于左室除极早于右室除极所致。其额面 QRS 电轴因植入电极在左室壁的位置偏上或偏下而不同，其心室除极波向前或向后扩布，也与植入的电极位置偏后或偏前相关。

第三节　起搏心电图的计时间期和工作模式

一、单腔起搏器

1. 逸搏间期　从感知事件(心房自身的电活动 P 波或心室自身的电活动 QRS 波)到下一个起搏事件(起搏信号)之间的时间(图 20-4)。

2. 起搏间期(ms)　两次连续的心房起搏信号(或心室起搏信号)之间的间期，用来程控起搏器的基础起搏频率，也称自动间期(图 20-5)。在起搏或逸搏间期内，起搏器对感知到的心脏自身心搏可做出反应的这段时间称为"警觉期"(图 20-6)。在警觉期内，起搏器可感知并对任何进入该期的自身心脏活动能产生反应。起搏周期时刻不停地被设置和重整。如果起搏间期结束时仍然没有感知到自身心电活动，起搏器将会发放一次起搏脉冲。从发放起搏脉冲开始，起搏器将重整计时间期。如在起搏间期结束之前感知到自身的心电信号，起搏脉冲将被抑制发放，进而计时间期也被重整。

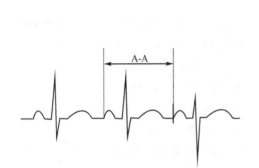

图 20-4　逸搏间期测量示意图

第 1、第 2 个 P 波为自身 P 波，第 3 个 P 波为起搏 P 波

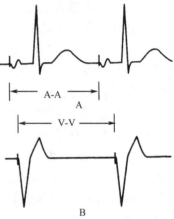

图 20-5　单腔起搏间期测量示意图

A. 心房起搏，测定 A-A 间期；B. 心室起搏，测定 V-V 间期

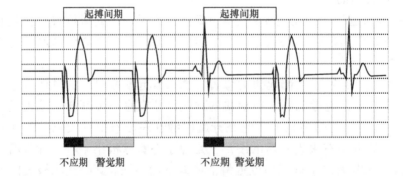

图 20-6　起搏器的不应期与警觉期示意图

注：VVI 起搏器的起搏和感知功能正常，当警觉期内感知了心脏自身电活动时，将抑制起搏器发放脉冲并重整计时间期。在不应期内，起搏器对自身心电信号不会做出任何反应

3. 各型单腔起搏器的计时间期和工作模式

AOO：属心房单腔起搏，无感知功能，对自身的电信号无反应，不能与患者的自身心律保持同步，起搏器以设定的固定频率(起搏间期)起搏心房，起搏信号可落入自身的任何时相，只要心房肌处于反应期就能起搏心房(图 20-7、图 20-8)。

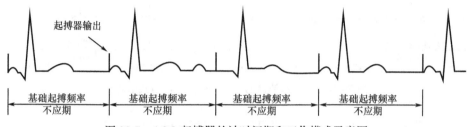

图 20-7　AOO 起搏器的计时间期和工作模式示意图

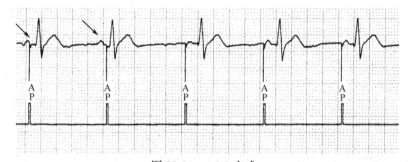

图 20-8　　AOO 方式

注：箭头处为心自身心房 P 波，但起搏器无感知功能，仍按固定频率发放刺激脉冲；AP 为心房起搏脉冲

VOO：属心室单腔起搏，无感知功能，对自身的电信号无反应，起搏器以设定的固定频率(起搏间期)起搏心室，起搏信号可落入自身的任何时相，只要心室肌处于反应期就能起搏心室引起 QRS 波。如果脉冲落入心室易颤期，可能诱发室颤(图 20-9)。

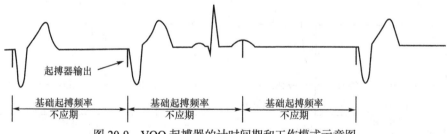

图 20-9　VOO 起搏器的计时间期和工作模式示意图

AAI：属心房单腔起搏，心房起搏—心房感知—抑制型。当起搏器在设定的逸搏间期内无自身心房电活动，则按起搏间期自动发放一次电脉冲起搏心房；如在设定的逸搏间期内有自身心房电活动，则抑制起搏器发放一次电脉冲；之后起搏器重新计时(图 20-10、图 20-11)。

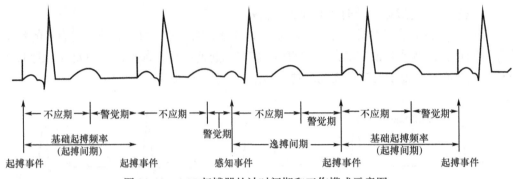

图 20-10 AAI 起搏器的计时间期和工作模式示意图

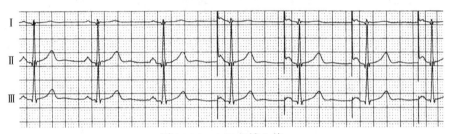

图 20-11 AAI 起搏心律

注：前 3 个心搏为窦性，心率 61 次/min，自第 4 个心搏起为 AAI 起搏心律，起搏频率 60 次/min

VVI：属心室单腔起搏，与自身心房活动无关，心室起搏-心室感知-抑制型。当起搏器在设定的逸搏间期内无自身心室电活动(自身室率低于起搏频率时)，则按起搏间期自动发放一次电脉冲起搏心室，并开始一个新的计时周期；如在设定的逸搏间期内有自身心室电活动，则抑制起搏器发放一次电脉冲，之后起搏器重新计时。但当出现持续的心室起搏心律时，则无法区分心室按需起搏(VVI)与非同步心室起搏(VOO)(图 20-12、图 20-13)。

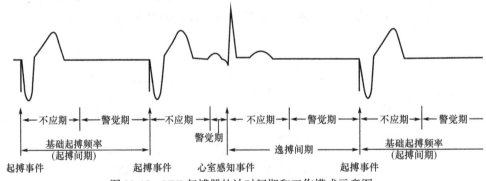

图 20-12 VVI 起搏器的计时间期和工作模式示意图

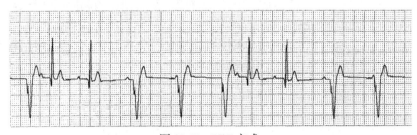

图 20-13 VVI 方式

AAT：属心房单腔起搏，心房起搏-心房感知-触发型。当起搏器在设定的逸搏间期内无自身心房电活动，则按起搏间期自动发放一次电脉冲起搏心房；如在设定的逸搏间期内有自身心房电活动，则立即触发起搏器发放一次电脉冲，刺激信号融于 P 波内，但由于该刺激落在患者自身心房电活动的有效不应期内，因而是无效起搏；之后起搏器重新计时(图20-14)。

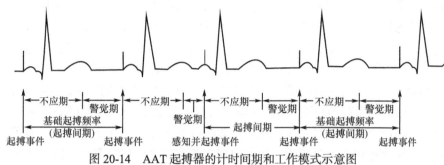

图 20-14　AAT 起搏器的计时间期和工作模式示意图

VVT：属心室单腔起搏，心室起搏-心室感知-触发型。当起搏器在设定的逸搏间期内无自身心室电活动，则按起搏间期自动发放一次电脉冲起搏心室；如在设定的逸搏间期内有自身心室电活动，则立即触发起搏器发放一次电脉冲，刺激信号融于 QRS 波内，但由于该刺激落在患者自身心室电活动的有效不应期内，因而是无效起搏；之后起搏器重新计时(图20-15)。

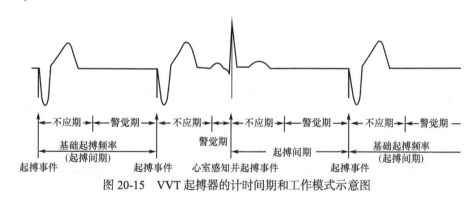

图 20-15　VVT 起搏器的计时间期和工作模式示意图

二、双腔起搏器

1. A-V 间期　又称 A-V 延迟，相当于心电图的 P-R 间期，它是指感知的 P 波或起搏的心房波与继之出现的心室起搏或感知的心室波之间的间期。出现心室事件后，此间期即刻终止。A-V 间期长短可以程控设定(图 20-16)。

2. V-A 间期　在感知的或起搏的心室事件开始计时至继之出现的心房波，相当于 A-A 间期减去 A-V 间期。

3. 心室后心房不应期(post-ventricular atrial refractory period，PVARP)　心室激动出现后开始计时，此时心房感知器对在这一时段内的任何心电活动不做反应。此期结束后，心房警觉期开始。

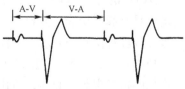

图 20-16　双腔起搏 A-V 间期和 V-A 间期测量示意图

4. 心房不应期　由心房事件启动，此时段心房感知器对任何输入的信号不反应。此时段包含 A-V 间期和 PVARP。

5. 心室不应期　由心室事件启动，此时段心室感知器对任何输入的信号不反应，此期同时启动心房感知器的 PVARP。此期结束后心室警觉期开始。

6. 心室空白期和交叉感知窗　由于电极导线放置、患者心腔结构等原因，心房的激动有可能被心室电极导线感知而误判为心室电活动，为防止将该交叉感知现象而设置了心室空白期和交叉感知窗。在空白期内，心室对各种电信号不感知。在交叉感知窗内，心室可感知电信号，但不做出反应。因为心房自身的电活动不会发生交叉感知，故这两个计时间期仅在心房起搏事件后出现，而心房自身电活动后不出现。

7. 上限频率　即心室起搏事件之间的频率，反映起搏器允许的心室能够以 1∶1 跟踪心房活动时的最高心室起搏频率。当房率低于上限频率时，心室以同样的频率 1∶1 跟踪；但当房率过快超过上限频率时，从血流动力学的角度来看，1∶1 跟踪就不适宜了，因此程控起搏器，强制执行频率上限行为，于是出现起搏器的高度房室阻滞，以起搏器的文氏下传或 2∶1 下传来表达。

8. 下限频率　即起搏器的基础起搏频率，是起搏器所允许的心房或心室起搏频率。

9. 常见双腔起搏器的计时间期和工作模式

DOO：相当于 AOO+VOO，属双腔起搏，无感知功能，对自身的电信号无反应，起搏器以设定的固定频率(起搏间期)顺序起搏心房和心室，起搏信号可落入自身的任何时相(图20-17)。

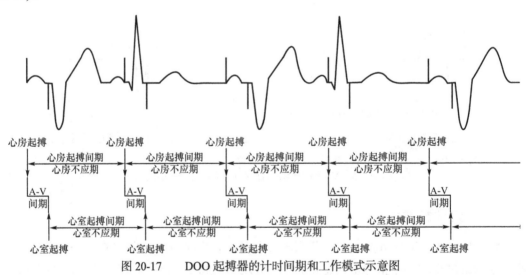

图 20-17　　DOO 起搏器的计时间期和工作模式示意图

DVI：相当于 AOO+VVI，属房室顺序起搏模式，心室电极具有感知和起搏功能，心房电极仅具有起搏功能，而自身的心房电活动不会抑制心房起搏脉冲的发放。该模式下心房电极发放脉冲使心房激动，并启动 A-V 间期，如在 A-V 间期末无感知心室自身电活动时立即起搏心室，如 A-V 间期内感知心室自身电活动，则抑制心室电脉冲的发放。心房电极按预设的固定频率起搏心房，可出现心房节律的竞争(图 20-18)。

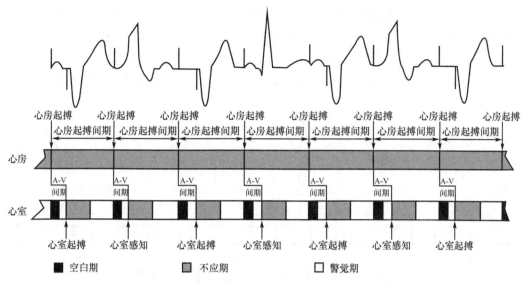

图 20-18　DVI 起搏器的计时间期和工作模式示意图

DDI：相当于 AAI+VVI，属房室顺序起搏模式，心房及心室均具有感知与起搏功能，但感知后的反应方式均为抑制电脉冲的发放，不发生 P 波跟踪(心室跟踪心房)，其起搏的心室率不能超过程控的下限频率。在心室事件(感知自身心室电活动或心室起搏波)之后，启动 V-A 间期，如果在 V-A 终了时未感知自身 P 波则起搏心房，并开始下一次 A-V 计时；如果感知到自身心室波则开始新的 V-A 计时，然后再去感知心房；如果在 V-A 间期内感知自身 P 波，则抑制心房脉冲的发放并关闭 A-V 间期，而在 V-V 间期末按预设的频率起搏心室，这样可以防止过快的心房率使心室起搏增加。如果在 V-A 间期内感知的是心房起搏事件，则启动 A-V 间期，之后心室电极如能感知自身心室活动，则抑制心室起搏，如未能感知则在 A-V 间期末起搏心室(图 20-19)。

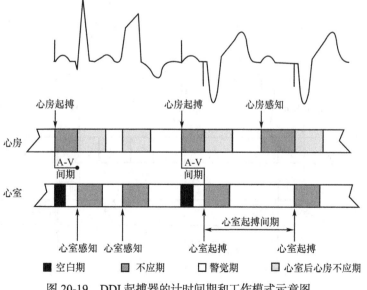

图 20-19　DDI 起搏器的计时间期和工作模式示意图

VAT：心房感知心室起搏模式，感知自身心房电活动(P波)后，在预设的 A-V 延迟结束时触发心室起搏，之后启动下一次 V-A 间期，心室起搏的频率随窦性 P 波的快慢而增减。当无心房信号被感知时，则在预设的 V-V 间期结束时起搏器发放脉冲使心室起搏。因其不能感知心室的电活动，故可与室性期前收缩发生竞争，有引起室性快速心律失常的危险(图 20-20)。

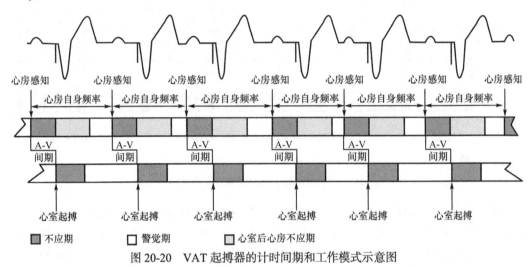

图 20-20　VAT 起搏器的计时间期和工作模式示意图

VDD：相当于 VVI+VAT，可以感知心房和心室的电活动，但心房电极不具备起搏功能。在感知自身心房电活动后启动 A-V 间期，如在 A-V 间期末无感知心室自身电活动时立即起搏心室，如 A-V 间期内感知心室自身电活动，则抑制心室电脉冲的发放。之后启动 V-A 间期和 V-V 间期，如果感知自身心房活动则启动下一个 A-V 周期；如果感知自身心室活动则重整 V-V 间期并开始新的计时；如果心房和心室活动均未感知，则在本次 V-V 间期末按预设的频率起搏心室(图 20-21)。

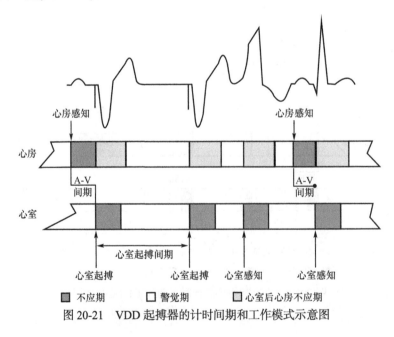

图 20-21　VDD 起搏器的计时间期和工作模式示意图

DDD：属全能型起搏器，心房和心室均具备感知及起搏功能，可程控为不同模式，也可在不同的自身心律情况下，自动地以 AAI、VVI、DVI、VAT 等起搏模式工作。心房电极在感知心房信号(自身 P 波或起搏的 A 波)后，即刻开始 A-V 间期计时，如在 A-V 间期内感知自身心室活动(QRS 波)则抑制起搏器发放心室电脉冲，之后开始一个新的 V-A 计时；如在 A-V 间期末仍未感知到自身心室活动则触发起搏器起搏心室，之后开始重新计时 V-A 间期。心室电极在感知心室信号(自身 QRA 波或心室起搏波)后，即刻开始 V-A 间期计时，如在 V-A 间期内感知自身的心房活动(P 波)则抑制起搏器发放心房电脉冲，之后开始一个新的 A-V 计时周期；如在 V-A 间期末仍未感知到自身心房活动则触发起搏器起搏心房，之后重整计时。也就是当自身的心率慢于预设的起搏频率时，则会出现心房起搏波和心室起搏波。房室起搏信号之间的距离(A-V 间期)以及心室与下一个心房起搏信号之间的距离(V-A 间期)即为预设的起搏计时间期。简而言之，DDD 起搏器的工作模式可分为以下 4 种：

1) 自身房率大于程控低限频率，P-R 间期小于起搏的 A-V 间期时，心房与心室起搏均被抑制，表现为窦性心律(图 20-22b、图 20-22f)。

2) 自身房率大于程控低限频率，P-R 间期大于起搏的 A-V 间期时，心房同步(感知)、心室起搏，执行 VAT 起搏模式(图 20-22c、图 20-22g)。

3) 自身房率小于程控低限频率，P-R 间期小于起搏的 A-V 间期时，心房起搏、心室抑制(心室由自身下传激动控制)，执行 AAI 模式(图 20-22a)。

4) 自身房率小于程控低限频率，P-R 间期大于起搏的 A-V 间期时，执行房室顺序 DVI 起搏(图 20-22d、图 20-22e)。

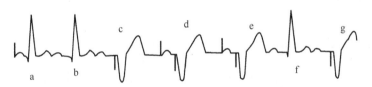

图 20-22 DDD 起搏器的工作模式示意图

第四节 起搏器心电图的阅读步骤

(一) 确定心电图的基础节律

(1) 如果整幅心电图均为起搏图形，则为完全起搏(图 20-1)。

(2) 如果存在自身窦性节律，使起搏器输出脉冲被抑制导致起搏不稳定，为按需方式起搏(图 20-23)。

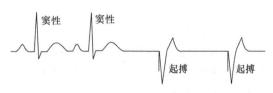

图 20-23 按需方式心室起搏示意图

(二) 确定起搏心腔

由起搏钉样标记与其后的 P 波或 QRS 波的共同构成心房起搏或心室起搏(图 20-2、图 20-3)。

(三) 确定起搏方式(单腔或双腔)

如果起搏脉冲只存在于心房或心室，则为单腔起搏；如果房室均存在起搏脉冲，则为双腔起搏(表 20-1)。但需要注意，体表心电图的单腔心室起搏既可由单腔心室起搏器引起，也可由双腔起搏器引起。

表 20-1　起搏方式

起搏方式	心房单腔起搏	心室单腔起搏		双腔起搏		
心房起搏脉冲	+	−	+	+	−	−
心室起搏脉冲	−	+	+	−	+	−

注："+" 有起搏脉冲；"−" 无起搏脉冲

(四) 确定感知心腔

在评价感知功能时，体表心电图必须要记录到一次患者自身的心电活动，并且以此为基础观察是否重整起搏器的计时周期，以确定感知功能是否正常。如果每个心动周期均为起搏引起，将无法判断感知功能是否正常。

1. 单腔心房起搏器　在明确是单腔起搏时，如果自身的心房信号(自身 P 波)后出现以下情况，说明心房感知功能正常：①自身 P 波的 P-P 间期短于起搏的 A-A 间期；或②逸搏间期等于 A-A 间期(图 20-24)。

2. 单腔心室起搏器　在明确是单腔起搏时，如果自身的心室信号(自身 QRS 波)后出现以下情况，说明心室感知功能正常：①自身 QRS 波的 R-R 间期短于起搏的 V-V 间期；或②逸搏间期等于 V-V 间期(图 20-25)。

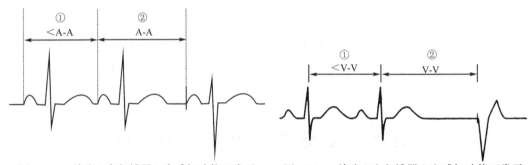

图 20-24　单腔心房起搏器心房感知功能正常示意图　　　图 20-25　单腔心室起搏器心室感知功能正常示意图

3. 双腔起搏器

(1) 心房感知：在明确为双腔起搏时，如果自身的心房信号(自身 P 波)之后出现：①自身 QRS 波的 A-V 间期短于预设的 A-V 间期；②逸搏间期等于 A-V 间期(图 20-26)，表明是心房感知。

(2) 心室感知：在明确为双腔起搏时，如果自身的心室信号(自身 QRS 波)之后出现：①自身 P 波的 V-A 间期短于预设的 V-A 间期；②逸搏间期等于 V-A 间期(图 20-27)，表明是心室感知。

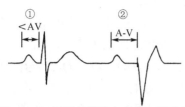

图 20-26　双腔起搏器心房感知示意图

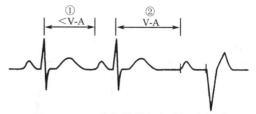

图 20-27　双腔起搏器心室感知示意图

第五节　起搏器功能障碍

起搏器功能障碍一般包括：感知不良、感知过度、起搏无效、起搏停止、频率改变等。

(一) 感知不良

感知不良指起搏器对本应感知到的自身心电信号(P 波或 R 波)无法感知,以致自发性心搏不能抑制或触发起搏器的起搏信号,起搏器仍按设定的起搏间期发放起搏脉冲。按需型起搏器感知失灵后将变为频率固定型起搏器而工作。

1. 产生原因　自身心电信号太小(急性心肌梗死、药物中毒、电解质紊乱等)、电极移位、不恰当的感知参数设置(感知阈值过高)、电路故障(电极导线受损、连接器问题、电子元件失灵)等。

2. 心电图表现　自身 P 波或 QRS 波后,仍然出现心房或心室起搏脉冲信号,且此信号可落在自身 P 波或 QRS 波之内或其后的不同部位(图 20-28)。

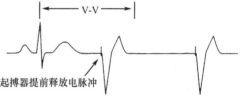

图 20-28　心室感知不良示意图

注：逸搏间期小于预设的 V-V 间期,说明心室感知不良

(二) 感知过度

感知过度指起搏器对不应被感知的信号(T 波,肌电活动,外界电磁干扰如手机、雷达、微波炉等)进行感知,意味着起搏器应该发放的起搏脉冲被抑制导致不起搏,受抑制的起搏节律被患者的逸搏心律替代。

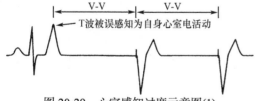

图 20-29　心室感知过度示意图(1)

注：逸搏间期长于预设的 V-V 间期,说明心室感知过度

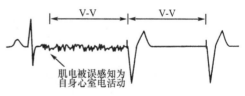

图 20-30　心室感知过度示意图(2)

注：心室感知过度,将肌肉收缩产生的肌电位误感知为
QRS 波

1. 产生原因　感知程控值过低、电极导线移位、肌电干扰、电磁干扰、交叉感知(心室电极导线将心房输出脉冲误认为自身的心室信号时发生交叉感知)等。

2. 心电图表现　心房或心室起搏脉冲信号的间距不规则延长,这是因为感知后对起搏脉冲发放产生抑制,并重新计算起搏间期的结果(图 20-29、图 20-30);心房超感知后经 A-V间期触发心室起搏,甚至引发起搏器介导性心动过速(VAT)。

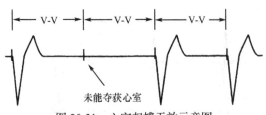

图 20-31　心室起搏无效示意图

(三) 起搏无效

起搏无效指起搏器可正常发放起搏脉冲，但不能使心肌除极，心电图表现为起搏信号之后无激发的 P 波或 QRS 波(图 20-31)。产生原因常为电极导线移位或与心肌接触不良、心肌起搏阈值增高(急性心肌梗死、电解质紊乱、药物中毒、电极周围心肌纤维化而发生局部传出阻滞)、脉冲发生器输出太低。

(四) 起搏停止

起搏停止指起搏器停止发放起搏脉冲。心电图表现为自身心搏的周期长于设定的起搏逸搏间期，却不见起搏信号出现。多由电极导线与起搏器接触不良、电极导线断裂、起搏器电池耗竭、电子元件失灵等原因造成。

(五) 频率改变

频率改变指起搏器的脉冲频率比原来设定的频率减慢、增快或明显不规则。多由线路故障、电池耗竭、电子元件失灵等原因造成。

参 考 文 献

陈凤荣. 2003. 实用心电图图谱. 北京：北京大学医学出版社

陈灏珠. 2007. 实用心脏病学. 上海：上海科学技术出版社

陈文彬，潘祥林. 2013. 诊断学. 北京：人民卫生出版社

陈新. 2012. 黄宛临床心电图学. 北京：人民卫生出版社

崔超英，柯元南，张矛，等. 1999. 预激综合征单旁道的体表心电图定位方案评价. 中日友好医院学报，13(3)：135～138

戴万亨. 2014. 简明心电图教程. 北京：中国中医药出版社

杜林燕，黄织春. 2009. 阵发性室上性心动过速的发生机制与体表心电图研究. 内蒙古医学杂志，41(8)：955～1022

葛均波，徐永健. 2013. 内科学. 北京：人民卫生出版社

郭继鸿，张萍，王斌. 2003. 动态心电图学. 北京：人民卫生出版社

郭继鸿. 2005. 心电图学. 北京：人民卫生出版社

胡大一，张建军. 2001. 明显除极异常引起的继发性 ST-T 改变的诊断与评价. 临床心电学杂志，10(1)：1～2

黄织春. 2004. 房室阻滞心电图. 中国临床医生，32(9)：13～15

黄织春. 2004. 束支阻滞心电图. 中国临床医生，32(10)：18～20

贾忠伟. 2004. 心房颤动心电图. 中国临床医生，32(11)：19～20

晋军，黄岚. 2013. 临床心电图解析与应用. 北京：人民卫生出版社

林绍芳，宋洪发，曹钧. 1983. 心电向量图学. 北京：人民卫生出版社

刘松涛，王永军，高迎春，等. 2009. 心电轴的测量方法. 中国实用医药，4(34)：93～94

卢喜烈，卢亦伟. 2007. 12 导同步动态心电图学. 北京：化学工业出版社医学出版分社

秦永文，徐晓璐. 2005. 新编心电图诊断学. 上海：上海科学技术出版社

上海市第一人民医院内科、心电图室，上海第二医学院附属第三人民医院内科、心电图室等. 1981. 心电图、心电向量图学. 上
海：上海科学技术出版社

王斌. 2005. 心动过速心电图. 中国临床医生，33(1)：19～20

王军. 2008. 宽 QRS 波心动过速的鉴别诊断流程及防治方针. 现代电生理学杂志，15(3)：167～172

王青云. 2010. 意外传导的临床意义探讨. 实用心电学杂志，19(3)：218

王肖龙，胡伟国. 2013. 心电图读图进阶教程. 上海：上海科学技术出版社

王志毅. 2009. 梯形图在复杂心电图诊断中的应用[DB/OL]. http://www.365heart.com/show/29748.shtml

徐玉东. 2007. 人体解剖生理学. 北京：人民卫生出版社

许克诚. 1982. 临床心电图学教程. 北京：人民卫生出版社

许亚琴，潘双花. 2012. 室性心动过速的体表心电图线索. 现代医学，40(3)：339～341

薛松维. 2012. 预激综合征. 中国乡村医药杂志，19(1)：85～86

薛松维. 2012. 预激综合征. 中国乡村医药杂志，19(7)：78～80

闫明昌，赵春芝，张东菊. 2013. 不定型室内传导阻滞的心电图临床分析. 中外医学研究，11(3)：101～102

杨东辉，林治湖. 1999. 窦房结折返性心动过速. 临床心电学杂志，8(1)：47～48

杨钧国，李治安. 1997. 现代心电图学. 北京：科学技术出版社

余承志，陈栋梁，秦达念，等. 2007. 图表生理学. 北京：中国协和医科大学出版社

袁少英. 1981. 心电图诊断基础知识. 天津：天津科学技术出版社

张海澄. 2005. 心室扑动与心室颤动心电图. 中国临床医生，33(2)：19～20

张文博，李跃荣. 2007. 心电图诊断手册. 北京：人民军医出版社

张文博，尹兆燦，刘传木. 1995. 心电图精粹. 北京：科学技术文献出版社

张文博，张俊，张艳敏. 2007. 房性心动过速诊治的新近观点. 滨州医学院学报，30(3)：199～203

张新民. 2007. 临床心电图分析与诊断. 北京：人民卫生出版社

中华医学会心电生理和起搏分会心电图学学组. 1999. 心电图测量标准化. 临床心电学杂志，8(1)：59～61

Astrand I. 1960. Aerobic work capacity in men and women with special reference to age. Acta Physiol Scand Suppl，49(168):1～92

Bonow, Mann, Zipes, et al. 2012. Braunwald's Heart Disease: A Textbook of Cardiovasxular Medicine. 9th ed. Philadelphia: WB

Saunders Company

Dan L，Anthony F，Dennis K，et al. 2012. Harrison's Principles of Internal Medicine. 18th ed. NY:McGraw - Hm

Folarin VA，Fitzximmons PJ，Kruyer WB. 2001. Holter monitor findings in asymptomatic male military aviators without structural heart disease. Aviat Space Environ Med，72(9):836～838

Hampton J R. 2004. 轻松应用心电图第 4 版. 郭继鸿，孙健玲译. 北京：北京大学医学出版社

Hancock EW，Deal BJ，Mirvis DM，et al. 2009. Recommendations for the Standardization and Interpretation of the Electrocardiogram. Part Ⅴ: Electrocardiogram Changes Associated with Cardiac Chamber Hypertropy. A Scientific Statement from the American Heart Association Electrocardiography and Arrhythmias Committee. Council on Clinical Cardiology，the American College of Cardiology Foundation，and the Heart Rhythm Society. J Am Coll Cardiol，53：992～1002

Kenny T. 2009. 心脏起搏器基础教程. 郭继鸿，张玲珍，李学斌译. 天津：天津科技翻译出版公司

Kligfield P，Gettes LS，Bailey JJ，et al. 2007. Recommendations for the Standardization and Interpretation of the Electrocardiogram. Part Ⅰ: the Electrocardiogram and Its Technology. A Scientific Statement from the American Heart Association Electrocardiography and Arrhythmias Committee. Council on Clinical Cardiology，the American College of Cardiology Foundation，and the Heart Rhythm Society. J Am Coll Cardiol，49：1109～1127

Mason JW，Hancock EW，Gettes L，et al. 2007. Recommendations for the Standardization and Interpretation of the Electrocardiogram. Part Ⅱ: Electrocardiography Diagnostic Statement List. A Scientific Statement from the American Heart Association Electrocardiography and Arrhythmias Committee. Council on Clinical Cardiology，the American College of Cardiology Foundation，and the Heart Rhythm Society. J Am Coll Cardiol，49：1128～1135

Miller JM，Das MK，Yadav AV，et al. 2006. Value of the 12-lead ECG in wide QRS tachycardia. Cardiol Clin，24(3):439～451

O'Keefe JH，Hammill SC，Freed MS，et al. 2004. 临床心电图全解. 刘正湘，吴杰译.北京：科学出版社

Ruautaharju PM，Surawicz B，Gettes LS，et al. 2009. Recommendations for the Standardization and Interpretation of the Electrocardiogram. Part Ⅳ: the ST Segment，T and U Waves，and the QT Interval. A Scientific Statement from the American Heart Association Electrocardiography and Arrhythmias Committee. Council on Clinical Cardiology，the American College of Cardiology Foundation，and the Heart Rhythm Society. J Am Coll Cardiol，53：982～991

Scott RC，Kaplan S，Fowler NO，et al. 1955. The eletrocardiographic pattern of right ventricular hypertrophy in chronic cor pulmonale. Circulation，11(6):927～936

Smirk FH. 1949. R waves interrupting T waves. Br Heart J，11(1):23～36

Surawicz B，Childers R，Deal BJ，et al. 2009. Recommendations for the Standardization and Interpretation of the Electrocardiogram. Part Ⅲ: Intraventricular Conduction Disturbances. A Scientific Statement from the American Heart Association Electrocardiography and Arrhythmias Committee. Council on Clinical Cardiology，the American College of Cardiology Foundation，and the Heart Rhythm Society. J Am Coll Cardiol，53：976～981

Thurmann M，Janney JG Jr. 1962. The diagnostic importance of fibrillatory wave size. Circulation，25:991～994

Vassallo JA，Cassidy DM，Marchlinski FE，et al. 1984. Endocardial activation of left bundle branch block. Ciuculation，69:91～923

Wagner GS，Macfarlane P，Wellens H，et al. 2009. Recommendations for the Standardization and Interpretation of the Electrocardiogram. Part Ⅵ: Acute Ischemia/Infarction. A Scientific Statement from the American Heart Association Electrocardiography and Arrhythmias Committee. Council on Clinical Cardiology，the American College of Cardiology Foundation，and the Heart Rhythm Society. J Am Coll Cardiol，53：1003～1011

附录　临床心电图常用表

附表一　以 R-R 间期(单位 0.01s)推算心率(次/min)表

R-R	心率	R-R	心率	R-R	心率	R-R	心率	R-R	心率	R-R	心率
461	13	184	33	112	54	72	83	52	115	32	187
428	14	180	33	108	56	71	85	51	118	31	193
400	15	176	34	104	58	70	86	50	20	30	200
375	16	172	35	100	60	69	87	49	122	29	207
353	17	168	36	98	61	68	88	48	125	28	214
333	18	164	37	96	63	67	90	47	128	27	222
316	19	160	38	94	64	66	91	46	130	26	230
300	20	156	38	92	65	65	92	45	133	25	240
286	21	152	39	90	67	64	94	44	136	24	250
273	22	150	40	88	68	63	95	43	139	23	261
261	23	148	41	86	70	62	97	42	143	22	273
250	24	144	42	84	71	61	98	41	146	21	286
240	25	140	43	82	73	60	100	40	150	20	300
230	26	136	44	80	75	59	102	39	154	19	316
222	27	132	45	78	77	58	103	38	158	18	333
214	28	130	46	77	78	57	105	37	162	17	353
207	29	128	47	76	79	56	107	36	167	16	375
200	30	124	48	75	80	55	109	35	171	15	400
193	31	120	50	74	81	54	111	34	176	14	428
187	32	116	52	73	82	53	113	33	182	13	461

附表二　以 Ⅰ、Ⅲ 导联 QRS 波群测量心电轴表　　　单位：度

III ＼ I	-10	-9	-8	-7	-6	-5	-4	-3	-2	-1	0	+1	+2	+3	+4	+5	+6	+7	+8	+9	+10
-10	-120	-118	-116	-114	-112	-109	-106	-103	-99	-95	-90	-84	-78	-72	-66	-60	-53	-47	-41	-35	-30
-9	-122	-120	-118	-116	-113	-111	-108	-104	-100	-96	-90	-83	-77	-70	-63	-56	-49	-42	-36	-30	-25
-8	-124	-122	-120	-118	-115	-113	-109	-105	-101	-97	-90	-82	-75	-68	-59	-51	-43	-37	-30	-24	-19
-7	-126	-124	-122	-120	-117	-115	-111	-107	-103	-98	-90	-81	-73	-64	-55	-45	-37	-30	-23	-17	-13
-6	-128	-126	-125	-123	-120	-117	-114	-109	-104	-99	-90	-80	-70	-60	-49	-39	-30	-22	-16	-11	-7
-5	-131	-129	-127	-125	-123	-120	-116	-112	-106	-100	-90	-77	-65	-53	-41	-30	-19	-14	-9	-4	0
-4	-134	-132	-130	-129	-126	-124	-120	-116	-109	-102	-90	-74	-58	-43	-30	-19	-11	-5	-1	+3	+6
-3	-137	-135	-134	-132	-130	-128	-125	-120	-114	-105	-90	-68	-50	-30	-15	-7	-1	+4	+8	+11	+13
-2	-140	-139	-138	-137	-136	-133	-130	-126	-120	-110	-90	-54	-30	-10	-1	+6	+11	+13	+16	+18	+19
-1	-145	-144	-143	-142	-141	-140	-137	-135	-130	-120	-90	-30	-2	+8	+14	+18	+20	+21	+22	+23	+24
0	-150	-150	-150	-150	-150	-150	-150	-150	-150	-150		+30	+30	+30	+30	+30	+30	+30	+30	+30	+30
+1	-154	-156	-157	-158	-160	-162	-166	-173	+178	+150	+90	+60	+50	+44	+42	+40	+39	+38	+37	+36	+35
+2	-161	-163	-165	-167	-170	-175	+179	+168	+150	+124	+90	+70	+60	+52	+50	+47	+45	+43	+42	+41	+40
+3	-168	-170	-172	-176	+180	+173	+163	+150	+132	+112	+90	+75	+66	+60	+56	+52	+50	+48	+46	+44	+43
+4	-174	-176	+179	+175	+169	+161	+150	+137	+120	+106	+90	+78	+70	+65	+60	+56	+54	+52	+50	+48	+47
+5	+180	+176	+172	+166	+159	+150	+139	+127	+114	+103	+90	+80	+74	+68	+64	+60	+57	+55	+53	+51	+49
+6	+173	+169	+164	+158	+150	+141	+130	+120	+110	+100	+90	+82	+76	+71	+67	+63	+60	+58	+56	+54	+52
+7	+167	+162	+157	+150	+143	+134	+125	+116	+107	+99	+90	+83	+77	+73	+69	+66	+63	+60	+58	+56	+54
+8	+161	+156	+150	+144	+136	+129	+120	+112	+105	+98	+90	+83	+79	+75	+71	+68	+65	+62	+60	+58	+56
+9	+155	+150	+145	+138	+131	+125	+116	+110	+103	+97	+90	+84	+80	+76	+73	+70	+67	+64	+62	+60	+58
+10	+150	+145	+140	+135	+127	+120	+114	+108	+101	+96	+90	+85	+81	+77	+74	+71	+68	+66	+64	+62	+60

附表三　以 Ⅰ、aVF 导联 QRS 波测量心电轴表　　　　单位：度

Ⅰ / aVF	-10	-9	-8	-7	-6	-5	-4	-3	-2	-1	0	+1	+2	+3	+4	+5	+6	+7	+8	+9	+10
-10	-135	-132	-129	-125	-121	-117	-112	-106	-101	-96	-90	-84	-79	-73	-68	-63	-59	-55	-51	-48	-45
-9	-138	-135	-132	-128	-124	-119	-114	-108	-103	-96	-90	-84	-77	-72	-66	-61	-56	-52	-48	-45	-42
-8	-141	-138	-135	-131	-127	-122	-116	-111	-104	-97	-90	-83	-76	-69	-63	-58	-53	-49	-45	-42	-39
-7	-145	-142	-139	-135	-131	-126	-120	-113	-106	-98	-90	-82	-74	-67	-60	-54	-49	-45	-41	-38	-35
-6	-149	-146	-143	-139	-135	-130	-124	-117	-108	-99	-90	-81	-72	-63	-56	-50	-45	-41	-37	-34	-31
-5	-153	-151	-148	-144	-140	-135	-128	-121	-112	-101	-90	-79	-68	-59	-51	-45	-40	-36	-32	-29	-27
-4	-158	-156	-153	-150	-146	-141	-135	-126	-116	-104	-90	-76	-63	-53	-45	-39	-34	-30	-27	-24	-22
-3	-163	-162	-159	-157	-153	-149	-143	-135	-124	-108	-90	-72	-56	-45	-37	-31	-27	-23	-21	-18	-17
-2	-169	-167	-166	-164	-162	-158	-153	-146	-135	-117	-90	-64	-45	-34	-27	-22	-18	-16	-14	-13	-11
-1	-174	-174	-173	-172	-171	-168	-166	-161	-153	-135	-90	-45	-27	-18	-14	-11	-9	-8	-7	-6	-6
0	+180	+180	+180	+180	+180	+180	+180	+180	+180	+180	+180	0	0	0	0	0	0	0	0	0	0
+1	+174	+174	+173	+172	+171	+168	+166	+161	+153	+135	+90	+45	+27	+18	+14	+11	+9	+8	+7	+6	+6
+2	+169	+167	+166	+164	+162	+158	+153	+146	+135	+117	+90	+64	+45	+34	+27	+22	+18	+16	+14	+13	+11
+3	+163	+162	+159	+157	+153	+149	+143	+135	+124	+108	+90	+72	+56	+45	+37	+31	+27	+23	+21	+18	+17
+4	+158	+156	+153	+150	+146	+141	+135	+126	+116	+104	+90	+76	+63	+53	+45	+39	+34	+30	+27	+24	+22
+5	+153	+151	+148	+144	+140	+135	+128	+121	+112	+101	+90	+79	+68	+59	+51	+45	+40	+36	+32	+29	+27
+6	+149	+146	+143	+139	+135	+130	+124	+117	+108	+99	+90	+81	+72	+63	+56	+50	+45	+41	+37	+34	+31
+7	+145	+142	+139	+135	+131	+126	+120	+113	+106	+98	+90	+82	+74	+67	+60	+54	+49	+45	+41	+38	+35
+8	+141	+138	+135	+131	+127	+122	+116	+111	+104	+97	+90	+83	+76	+69	+63	+58	+53	+49	+45	+42	+39
+9	+138	+135	+132	+128	+124	+119	+114	+108	+103	+96	+90	+84	+77	+72	+66	+61	+56	+52	+48	+45	+42
+10	+135	+132	+129	+125	+121	+117	+112	+106	+101	+96	+90	+84	+79	+73	+68	+63	+59	+55	+51	+48	+45

附表四　正常 P-R 间期的最大时限表

心率(次/min)	< 70	71~90	91~110	111~130	> 130
0~1.5 岁	0.16	0.15	0.145	0.135	0.125
1.5~6 岁	0.17	0.165	0.155	0.145	0.135
7~13 岁	0.18	0.17	0.16	0.15	0.14
14~17 岁	0.19	0.18	0.17	0.16	0.15
成年人	0.20	0.19	0.18	0.17	0.16

附表五　不同心率的 Q-T 间期正常最高值表

心率(次/min)	Q-T 间期最高值(s) 男	Q-T 间期最高值(s) 女	心率(次/min)	Q-T 间期最高值(s) 男	Q-T 间期最高值(s) 女	心率(次/min)	Q-T 间期最高值(s) 男	Q-T 间期最高值(s) 女
30	0.62	0.64	52	0.47	0.49	83	0.37	0.39
31	0.61	0.63	53	0.46	0.49	86	0.36	0.38
32	0.59	0.62	54	0.46	0.48	88	0.36	0.38
33	0.58	0.62	55	0.45	0.48	91	0.35	0.37
34	0.58	0.61	56	0.45	0.47	94	0.35	0.36
35	0.57	0.60	57	0.45	0.47	97	0.34	0.36
36	0.56	0.59	58	0.44	0.46	100	0.34	0.35
37	0.55	0.58	59	0.44	0.46	103	0.33	0.35
38	0.55	0.57	60	0.43	0.46	107	0.32	0.34
39	0.54	0.57	61	0.43	0.45	111	0.32	0.34
40	0.53	0.56	63	0.42	0.45	115	0.31	0.33
41	0.52	0.55	64	0.42	0.44	120	0.31	0.32
42	0.52	0.54	65	0.42	0.44	125	0.30	0.32
43	0.51	0.54	67	0.41	0.43	130	0.29	0.31
44	0.51	0.53	68	0.41	0.43	136	0.29	0.30
45	0.50	0.53	70	0.40	0.42	143	0.28	0.30
46	0.49	0.52	71	0.40	0.42	150	0.27	0.29
47	0.49	0.51	73	0.39	0.41	158	0.27	0.28
48	0.48	0.51	75	0.39	0.41	167	0.26	0.27
49	0.48	0.51	77	0.38	0.40	176	0.26	0.27
50	0.48	0.50	79	0.38	0.40	187	0.25	0.26
51	0.47	0.50	81	0.37	0.39	200	0.24	0.25